よくわかる
こどもの麻酔

福岡市立こども病院・感染症センター 編

編集責任　森本文子

PEDIATRIC ANESTHESIA

永井書店

●執筆者一覧

●編集責任
森本　文子　（福岡市立こども病院・感染症センター麻酔科　部長）

●執筆者（執筆順）
秦　　恒彦　（福岡市立こども病院・感染症センター　医療主幹[手術部・集中治療部総括担当]）

総崎　直樹　（福岡市立こども病院・感染症センター新生児循環器科　部長）

自見　宣郎　（福岡市立こども病院・感染症センター麻酔科）

住吉理絵子　（福岡市立こども病院・感染症センター麻酔科）

桶谷　庸子　（福岡市立こども病院・感染症センター麻酔科）

水野圭一郎　（福岡市立こども病院・感染症センター麻酔科）

森本　文子　（福岡市立こども病院・感染症センター麻酔科　部長）

北村　英恵　（名古屋大学医学部附属病院麻酔科）

編集にあたって

　21世紀のわが国は、少子高齢化社会となっており、平均寿命は世界でもトップです。病院の外来では高齢者を多くみかけますし、高齢者を対象とした医療施設も多数新設されています。それに対して、小児人口の減少から小児を対象とする医療機関は危機を感じているようです。わが国の平均寿命を延ばしているのは、高齢者に対する医療の進歩だけではなく、新生児・小児医療の進歩に負うところが多いことを忘れてはいけないと思います。数年前では治療が不可能であった症例が治療可能になり、生存不可能と思われる未熟児が立派に成長しています。福岡市立こども病院・感染症センターは、九州地区の新生児および小児医療の最前線に位置しており、開院以来、治療が困難なさまざまな症例を経験してきました。

　小児麻酔の教科書として古くからある『小児麻酔マニュアル』の初版は1981年に出ています。福岡市立こども病院・感染症センターの開設が1980年ですから、開院当初は大人の麻酔の経験をもとに手探りの状態で出発しました。現在では、多くの小児麻酔に関する本が出ており、今回の企画のお話があった際にもいったんお断りしましたが、現在われわれが実践していることをわかりやすく書いて頂きたいという出版社のご意向と、当院に見学にみえた先生方の"カルチャーショックを受けました、目から鱗でした"というお言葉に、他の施設とはどこか違うらしいという思いでお引き受けすることになりました。

　本書は、小児麻酔の臨床に限定しました。執筆は福岡市立こども病院・感染症センターの麻酔科医師が主となり、新生児科の医師にもお手伝い頂きました。特徴は、題名「よくわかるこどもの麻酔」に表れているように「理解しやすい」ということに主眼をおいています。これは経験をもとにして書いたからこそ実現できたと思っています。現場の麻酔医だけではなく、小児麻酔を勉強してみようと思われる医師ならびに研修医、医師を目指して勉強している医学生、さらに医療現場で働くコメディカルやコメディカルコースの学生の方々にも理解しやすいよう、執筆者の先生方にお願い致しました。今回の企画は、われわれ自身が臨床を見直し考える、またとない機会となりました。

　本書が麻酔医だけではなく、多くの医師・学生の方々に利用され、新生児および小児医療のさらなる進歩・発展に貢献し、多くのこどもたちの役に立つことを願ってやみません。

　最後に、本書の出版の労をとってくださった永井書店、高山静氏に厚く感謝致します。

2005年5月吉日

編集責任　森本文子

CONTENTS

総　説 ··· 1

   1．小児麻酔の歴史 ─────────────────── 1
   2．麻酔合併症 ───────────────────── 2
   3．小児麻酔の問題点 ───────────────── 6

I 麻酔に関連した小児の特徴 ························· 10

   1．小児の身体発育 ───────────────── 10
      ①胎児の身体発育(10)　②在胎週数と出生体重(13)　③新生児期から乳児期、幼児期にかけての身体発育(13)　④乳幼児期以降の身体発育(15)　⑤小児期の臓器発育パターン(16)
   2．解剖学的、生理学的発達 ─────────────── 16
      ①呼吸器系の発達(16)　②循環器系の発達(19)　③中枢神経系の発達(24)　④小児の運動感覚機能発達と言語精神心理発達(25)　⑤小児の体温調節(27)　⑥小児の体液調節(30)　⑦小児の免疫系(32)　⑧小児の栄養(33)
   3．新生児の呼吸障害と心不全の評価 ─────────── 34
      ①呼吸障害チェックリストと心不全チェックリスト(34)
   4．小児麻酔で問題になる場合 ──────────────── 34
      ①風邪症候群(34)　②発疹性疾患と免疫(36)　③歯科疾患と心臓病(36)

II モニター ··· 37

   1．フルモニタリングではない症例 ──────────── 40
   2．少しモニタリングが増える症例 ──────────── 41
   3．フルモニタリングの症例 ────────────── 42

III 術前準備、評価のポイント ······················· 44

   1．術前準備 ────────────────────── 44
      ①手術を中止にするべきかどうか(48)
   2．ポイント ────────────────────── 49
      ①情報収集(49)　②麻酔の説明とインフォームド・コンセント(49)　③絶飲食(51)　④術前食(51)　⑤前投薬(51)

IV 術中管理 ... 54

1 呼 吸 ... 54

1．気道確保 ... 54
①マスク(マスク保持の注意点)(54)　②ラリンゲルマスク(56)　③気管挿管(57)　④喉頭鏡(61)　⑤気道確保困難をきたす症例とその対処法(62)

2 循 環 ... 66

1．循環の評価 ... 66
①評価のポイント(66)　②ショック時の対応(66)
2．心血管作動薬 ... 67
3．モニター ... 68
①動脈圧ライン(68)　②中心静脈ライン(70)
4．消毒法 ... 72

V 各科の代表的疾患に対する麻酔法 ... 74

1 小児外科の麻酔 ... 74

1．先天性食道閉鎖 ... 74
①随伴症(74)　②治療(75)　③麻酔管理(75)　④術後管理(77)　⑤晩期の合併症(77)
2．先天性横隔膜ヘルニア(Bochdalek孔ヘルニア) ... 78
①麻酔管理(78)
3．肥厚性幽門狭窄症 ... 79
①手術(79)　②術前管理(79)　③麻酔管理(79)
4．腸閉鎖症 ... 80
①術前管理(80)　②麻酔管理(81)
5．腸重積症 ... 81
①術前管理(81)　②麻酔管理(81)
6．メッケル憩室 ... 82
①麻酔管理(82)
7．ヒルシュスプルング病 ... 82
①術前管理(82)　②麻酔管理(82)
8．急性虫垂炎 ... 83
①術前管理(83)　②麻酔管理(83)
9．胆道閉鎖症 ... 83
①術前管理(84)　②麻酔管理(84)　③術後管理(84)
10．臍ヘルニア・臍過長症 ... 84
11．臍帯ヘルニア・腹壁ヘルニア ... 85

　　　　　①術前管理(85)　②麻酔管理(86)　③術後管理(86)
　12．鼠径ヘルニア ────────────────────────── 86
　　　　　①麻酔管理(87)
　13．胃・食道異物 ────────────────────────── 87

2　心臓外科の麻酔 ───────────────────────── 89

　1．術前評価 ────────────────────────────── 89
　2．術前説明 ────────────────────────────── 89
　3．麻酔前投薬 ──────────────────────────── 89
　4．モニタリング ────────────────────────── 90
　5．麻酔導入開始 ────────────────────────── 90
　　　　　①麻酔導入：気管挿管(91)　②麻酔維持(93)
　6．体外循環導入 ────────────────────────── 93
　　　　　①対外循環中の麻酔維持(94)
　7．大動脈遮断解除から人工心肺離脱まで ───────────── 94
　8．手術終了 ────────────────────────────── 96
　　　　　①患者搬送(97)　②ICU入室時(97)
　9．術後管理 ────────────────────────────── 98
　10．各論 ──────────────────────────────── 99
　　　　　①麻酔導入から人工心肺導入までの一般的注意(99)　②非開心姑息術の麻酔管理のポイント(100)　③非開心根治術の麻酔管理のポイント(101)　④開心術の麻酔管理のポイント(102)

3　整形外科の麻酔 ───────────────────────── 108

　1．前投薬 ────────────────────────────── 108
　2．麻酔導入およびモニター ──────────────────── 109
　3．代表的疾患の麻酔管理 ───────────────────── 110
　　　　　①骨折の手術(110)　②下肢の手術(110)　③股関節手術(111)　④上肢の手術(113)　⑤側彎症の手術(113)　⑥骨形成不全症患児の手術(117)　⑦骨系統疾患患児の手術(118)　⑧アルトログリポーシス患児の手術(119)　⑨斜頸(119)　⑩環軸椎亜脱臼(119)　⑪Klippel-Feil症候群(121)

4　泌尿器科の麻酔 ───────────────────────── 123

　1．膀胱外反症、総排泄腔外反症 ────────────────── 124
　2．腎結石 ────────────────────────────── 125
　3．膿腎 ─────────────────────────────── 125
　4．腎盂尿管移行部(PUJ)狭窄 ─────────────────── 125
　5．膀胱尿管逆流(VUR) ────────────────────── 125
　6．停留精巣 ───────────────────────────── 125
　7．陰嚢水瘤 ───────────────────────────── 126
　8．尿道下裂 ───────────────────────────── 126
　9．真性包茎 ───────────────────────────── 126

5 耳鼻科の麻酔 ……………………128

1. ポイント ——————————————————128
2. 術前評価 ——————————————————128
3. 術中管理 ——————————————————129
   ①麻酔前投薬(129) ②麻酔導入(129) ③人工気道の選択(131) ④気管チューブの選択(131) ⑤麻酔維持(131)
4. 術後管理 ——————————————————132
   ①麻酔覚醒(132) ②術後鎮痛(132) ③術後経口摂取指示(132)
5. 各論 ——————————————————133
   ①アデノイド切除(133) ②口蓋扁桃摘出(133) ③口蓋扁桃摘出術後出血に対する止血(133) ④咽頭弁形成(134) ⑤咽後膿瘍、喉頭血管腫、喉頭蓋嚢胞摘出(134) ⑥気道異物摘出(134) ⑦気道切開・開窓(135) ⑧鼓膜切開、鼓膜チュービング(136) ⑨鼓室形成(136)

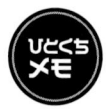

ひとくちメモ

- FISスコアについて 4
- 喉頭痙攣は、どうしたら防げるか 6
- 喉頭痙攣が発生したら、どう対処するか 7
- 精神面の管理 8
- 麻酔の説明とインフォームド・コンセント 50
- 患児の取り違え防止 52
- ASAのリスク分類 53
- ラリンゲルマスクプロシール 58
- 福岡市立こども病院式チューブ固定ワイヤー 60
- 気管チューブの種類 60
- エピネフリンの少量持続投与 68
- 酸素濃度21%の麻酔器 70
- 術中の保温 76
- 食道異物 77
- 意識下挿管 80
- 傍臍ブロック 85
- カテーテルサイズ一覧 91
- 動脈圧モニタリングの注意 91
- 中心静脈圧モニタリングについて 92
- 完全体外循環中の気道内圧について 94
- 復温時体温の不均等是正について 95
- 体外循環離脱前の気道分泌物について 96
- 体外循環離脱前後の換気について 97
- ラテックスアレルギー 112
- 腋窩神経ブロック：動脈貫通法 114
- 低血圧麻酔 116
- 褥瘡対策 117
- 小児における鎮痛薬の適応外使用 120
- 鎮痛に用いられる坐剤 120
- 体温管理 122
- 眼球心臓反射(oculo-cardiac reflex) 138
- ケタミン 144
- 筋弛緩薬なし挿管 148
- 硬膜外麻酔の合併症 164
- PALSの到達目標 170
- 呼吸不全の分類 172
- 意識レベル：刺激に対する反応を評価（AVPUスケール） 173
- 循環状態の分類 173
- 挿管患者の呼吸急変時の初期対応 175
- 挿管患者の急変時のチェック項目：DOPE 175
- 人工呼吸とバリアデバイス 180
- カテコラミンの調整 189
- 輸血について 200

6 眼科の麻酔 ……………………………… 137
　1．ポイント ———————————————————— 137
　2．未熟児網膜症に対する光凝固 ———————————— 138
　3．術後鎮痛 ———————————————————— 139

7 形成外科の麻酔 ………………………… 140
　1．口唇、口蓋裂 —————————————————— 140
　　①麻酔導入時の注意点(140)　②術中の注意点(141)　③術後の注意点(141)
　2．漏斗胸 ————————————————————— 142
　3．瘢痕形成 ———————————————————— 143

8 検査の麻酔 ……………………………… 145
　1．心臓カテーテル検査 ———————————————— 145
　2．MRI、CT 検査 —————————————————— 146
　3．食道・胃内視鏡検査 ———————————————— 147
　4．気管支ファイバー検査 ——————————————— 147
　5．眼底検査 ———————————————————— 148

VI 特殊な疾患の麻酔 ……………………………… 149
　1．術前評価 ———————————————————— 149
　　①発育遅延・精神発達遅滞(150)　②気道(顔面・舌・咽頭・喉頭・気管)の奇形(150)　③胸郭・肺の奇形(151)　④先天性心疾患の合併(152)　⑤脳・神経・筋の異常(152)　⑥骨格(脊椎)の異常(153)　⑦腎機能障害(153)　⑧内分泌障害・血液学的異常(153)
　2．前回麻酔記録の参照 ———————————————— 153
　3．成長による変化 —————————————————— 154
　4．他科とのコンサルテーション ———————————— 154
　5．精神面での配慮 —————————————————— 154
　6．各論 —————————————————————— 154

VII 術後鎮痛 ………………………………………… 162
　1．硬膜外鎮痛 ——————————————————— 162
　　①適応(162)　②方法(163)　③手技(163)　④固定(163)　⑤合併症(164)
　2．麻薬持続皮下注 —————————————————— 165
　　①適応(165)　②方法(165)　③合併症(166)
　3．持続静注 ———————————————————— 166
　　①適応(166)　②方法(166)　③合併症(166)

4．非ステロイド性抗炎症薬(NSAIDs) ―――――――――――――167
5．その他の鎮痛薬 ――――――――――――――――――――168

VIII 小児の救急蘇生 ･････････････････････････170

1．早期介入を必要とする対象の見極め ――――――――――――171
　①早期介入を必要とする状態(171)
2．迅速な呼吸循環の評価：Rapid Cardiopulmonary Assessment ――172
　①呼吸の評価(172)　②循環の評価(173)　③特別な蘇生の状況の評価(174)
3．呼吸不全の治療 ――――――――――――――――――――174
　①呼吸窮迫の初期治療(174)　②呼吸不全の初期治療(174)　③呼吸状態が改善しない場合や，陽圧人工呼吸時の状態急変の要因(175)
4．一次救命処置：Basic Life Support(BLS) ―――――――――175
　①蘇生のABC(176)　②気道異物による窒息(乳児)(180)　③気道異物による窒息(幼児・小児)(181)
5．二次救命処置：Advanced Life Support(ALS) ――――――――182
　①酸素投与(182)　②エアウェイ(182)　③吸引(182)　④輸液(183)　⑤心停止に対する薬剤投与(184)
6．各論 ―――――――――――――――――――――――――185
　①病態別のPALS治療アルゴリズム(185)　②救急蘇生で用いる薬剤(185)

付　録

1　小児の薬用量　　193
2　小児に多い感染症とその対策　　196
3　輸血　　198

MANUAL OF PEDIATRIC ANESTHESIA

総　説

1.　小児麻酔の歴史

　小児麻酔の歴史を語るには、まず麻酔の歴史[1]を語らねばならない。全身麻酔が安全に施行できるようになるまでは、先人たちの長い歴史があった。紀元前5世紀から紀元2世紀頃のギリシャ・ローマ時代には、医聖として有名なヒポクラテスやガレノスは阿片を外科的処置時の疼痛緩和に用いたらしい。吸入全身麻酔薬として有名なものはエーテル(ジエチルエーテル)であるが、これは米国の歯科医師 Morton WTG による 1846 年の公開実験によってその臨床使用が広まった。その後、Clover J により 1876 年亜酸化窒素(笑気)-エーテル麻酔が始められ、19 世紀末には、経口気管挿管、局所麻酔薬による硬膜外麻酔や脊椎麻酔などの技術が臨床に導入された。20 世紀中頃には筋弛緩薬、低体温麻酔、ハロタンの使用などが始まった。その後、メトキシフルラン、エンフルラン、イソフルラン、セボフルランなどのハロゲン化吸入麻酔薬の開発、臨床使用が始まり、現在に至っている(表1)。英国、北米では 19 世紀の中頃から小児病院の設立が始まっているが、小児麻酔という面からみると、わが国では 1960 年くらいから順天堂大学医学部の古川らを中心に小児の麻酔を研究するグループが生まれ、小児外科患者の全身状態評価法として 1964 年に FIS スコア(表2)の発表[2]などがなされていたが、本格的な小児麻酔は東京の国立小児病院(1965 年の創立)からその歴史が始まるといってよい。その後、各地に独立型小児病院(表3)が誕生し、その地域の小児麻酔の中心的役割を担ってきた。しかし、生まれてから小児の疾患の治療を開始するのでは遅過ぎるという反省の結果、胎児のうちから治療を始める、またはなんらかの合併症をもった母体からの出産を安全に管理する目的で母子保健総合医療センターへと改組する小児病院が現れた。次いで日本の保険行政的分類である「小児科は15歳まで」という区切りでは、小児期の疾患を成人後まで十分フォローできないという反省の下に、国立小児病院を発展させた国立成育医療センター(2002 年)が登場し、現在に至っている。

　小児に対する麻酔は、成人とは解剖・生理など種々の点で異なっているので、小児の麻酔を専門とする小児医療専門施設(表3)で行われるのが望ましいが、その施設数は少ない(米国が 140 であるのに対して日本は併設型を含めても 27

▶エーテル

▶FISスコア

▶独立型小児病院

表 1 麻酔の歴史

年（西暦）	事象	人、団体	備考
前5世紀	阿片を催眠薬として用いた	ヒポクラテス	ギリシャ時代
2世紀	阿片を鎮痛薬として用いた	ガレノス	ローマ時代
1540	エーテルの合成	Cordus V	ドイツ
1771/1774	酸素の発見	Scheele KW Priestley J	スウェーデン 英国
1779	亜酸化窒素の麻酔作用を発見	Davy H	英国
1804	「通仙散」による全身麻酔下に乳癌の手術	華岡青洲	日本
1846	エーテルの公開実験	Morton WTG	米国の歯科医師
1876	笑気-エーテル麻酔を始める	Clover J	
1880	経口気管挿管の提唱	MackEwen W	グラスゴー
1885	硬膜外麻酔に成功	Corning L	
1920	エーテル麻酔深度を4期に分類	Guedel A	
1928	盲目的経鼻気管内挿管を普及	Magill	
1942	クラーレが全身麻酔に用いられる	Griffith H & Johnson E	モントリオール
1943	マッキントッシュ型喉頭鏡の発明	Mackintosh	
1948	低血圧麻酔を心臓外科手術に応用	Griffith & Gillies	
1950	低体温を心臓外科手術に応用	Bigelow WG	
1951	サクシニルコリン臨床応用	von Dardel & Mayerhofer	
1951	ハロタン合成	Sucking CW	
1952	日本初の麻酔学講座開設	東京大学医学部	日本
1954	第1回日本麻酔学会総会開催		豊島公会堂
1957	メピバカイン臨床応用	Dhunér	
1963	ブピバカイン臨床応用	Widman	
1965	ケタミン開発	Domino EF & Corssen G	
1967	臭化パンクロニウム臨床応用		
1971頃	NLA変法が用いられ始める		日本
1973	ラリンゲルマスクの発明	Brain A	
1973	セボフルラン・イソフルラン臨床応用		
1976	ミダゾラム開発される	Walser	
1979	臭化ベクロニウム臨床応用		
1981	エンフルラン市販		日本
1985	イソフルラン第I相試験開始	山村秀夫ら	日本
1985	セボフルラン第I相試験開始。吸入麻酔薬の臨床での有用性が日本において証明された初めてのケースである	池田和之ら	浜松医科大学
1987	デスフランの有用性の報告	Eger	
1990	イソフルラン発売		日本
1990	セボフルラン発売	丸石製薬	日本
1995	プロポフォール発売		日本

しかなく、人口比でいえば米国の1/3）。現実には日本全国各地それぞれの病院の中で、成人の麻酔の片手間に行われているのが現状であろう。

2. 麻酔合併症

麻酔に関連して起こる、患児に対する有害な事象のうち、本来発生の予想さ

表2 FISスコア規準

検査項目＼点数	0	1	2	3
全身色調	蒼白	全身チアノーゼ	末梢チアノーゼ	桃赤色
呼吸	浅く、時々無呼吸、不規則	呼吸数40以下 不規則	呼吸数60以上	呼吸数40〜60
脈拍または心音	心拍数60以下	60〜100または160以上	100〜120	120〜160
反応度	全く反応せず	Moro反射(−) 刺激すると顔をしかめる程度	Moro反射(＋) 刺激すると1〜2回弱くなく	Moro反射(＋) 刺激すると大声でなく
吸引力	吸引力なし	吸引力はほとんどなく口をわずかに動かす	吸引力はわずかにある	吸引力は旺盛

表3 小児医療専門施設（独立型）

施設名	所在地	電話番号	FAX	開設(年)	病床
北海道立小児総合保健センター	北海道小樽市	0134-62-5511	0134-62-5517	1977	105
宮城県立こども病院	仙台市青葉区	022-211-2616	022-211-2694	2003	160
茨城県立こども病院	茨城県水戸市	0292-54-1151	0292-54-2382	1985	100
群馬県立小児医療センター	群馬県勢多郡北橘村	0279-52-3551	0279-52-2045	1982	98
埼玉県立小児医療センター	埼玉県岩槻市	048-758-1811	048-758-1818	1983	300
千葉県こども病院	千葉市緑区	043-292-2111	043-292-3815	1988	200
国立成育医療センター	東京都世田谷区	03-3416-0181	03-3416-2222	2002	500
東京都立清瀬小児病院	東京都清瀬市	0424-91-0011	0424-92-6291	1958	255
東京都立八王子小児病院	東京都八王子市	0426-24-2255	0426-22-3048	1981	90
神奈川県立こども医療センター	横浜市南区	045-711-2351	045-721-3324	1970	419
静岡県立こども病院	静岡県静岡市	054-247-6251	054-247-6259	1977	200
長野県立こども病院	長野県南安曇郡豊科町	0263-73-6700	0263-73-5432	1993	200
愛知県心身障害者コロニー中央病院	愛知県春日井市	0568-88-0811	0568-88-0828	1970	200
あいち小児保健医療総合センター	愛知県大府市	0562-43-0500	0562-43-0513	2003	200
滋賀県立小児保健医療センター	滋賀県守山市	077-582-6200	077-582-6304	1988	100
大阪府立母子保健総合医療センター	大阪府和泉市	0725-56-1220	0725-56-5682	1981	363
兵庫県立こども病院	神戸市須磨区	078-732-6961	078-735-0910	1970	290
国立療養所香川小児病院	香川県善通寺市	0877-62-088	0877-62-5384	1975	500
福岡市立こども病院・感染症センター	福岡市中央区	092-713-3111	092-713-3120	1980	214

れていない障害を「事故」、始めから起こり得ると予測されている障害を「合併症」とすると、もちろん両者の間に明確な一線をひくことはできないものの、この麻酔合併症には麻酔に直接起因するもの（例：麻酔薬過量投与による低血圧など）と、手術に強く関係するもの（大出血による高度低血圧など）とに分けられ

▶周術期合併症

る。また、その発生する時期によって、麻酔の導入時、麻酔の維持中、麻酔の覚醒時から術後にかけての3つに分けられ、これらを総称して周術期合併症という。これら合併症では、成人に起こるもの（発生時期別分類：**表4**、器官系分

▶通仙散

> **ひとくちメモ**
>
> 全身麻酔を公開して成功させたのは米国の歯科医師Morton（1846年）であり、これが近代の全身麻酔としての世界初とされているが、1804年に日本（和歌山）の華岡青洲は古代中国の名医"華佗"の「麻沸散」をヒントに独自に開発した「通仙散（主成分：チョウセンアサガオの抽出物）」を服用させて全身麻酔下に乳癌の手術を成功させており、こちらの方が40年以上も早く、日本が世界に誇れる素晴らしい業績である。しかし、青洲はその方法を公開せず、秘伝として子孫や高弟にのみ教えたため、日本ではその後全身麻酔は発展しなかったといわれているが、近年の松木明知（弘前大学）の研究によれば、青洲はこの「通仙散」の危険性を考え安易な使用を防ぐために敢えて公開しなかったらしい。青洲による日本初の全身麻酔薬開発の陰に、妻と母の献身があったという伝承をもとにした有吉佐和子の小説「華岡青洲の妻」（1966年発表）に、この間の事情が述べられており一読の価値がある。

> **ひとくちメモ**
>
> **FISスコアについて**
>
> 1960年代は小児外科手術の黎明期であり、その当時成人の麻酔をかけていた麻酔科医（順天堂大学の古川哲二、岩井誠三、里吉光子、三川　宏ら）が、自分の主観でなんとなく乳児早期児の術前状態を判定するのでは一般的でないと考え、Apgarスコアを参考にできるだけ診察者の主観の入りにくい5項目（全身皮膚の色調、呼吸数、脈拍数、刺激による反応度、吸引力）を選び採点して使用していた。それぞれ0点から3点までを割り振り、合計9点以下を重症として取り扱うべきとしている。このスコアはその後、開院したばかりの国立小児病院でもしばらくは使用されていたそうである。その後、各種検査法やモニターの発展により、より詳しく術前状態が判定できるようになり、この観察だけで済む判定法は使われなくなったが、常に小児をこのような目でみる態度は現在も必要と思われる。なお、この"FIS"はなんらかの英単語の頭文字ではなく、上記の古川哲二、岩井誠三、里吉光子の三氏の頭文字、"F"と"I"と"S"だそうである。

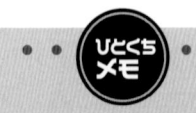

▶麻酔中の死亡

類[3)4)]：表5)とほとんど同じものが小児でも起こり得る。重大な危険性をもつものとしては、麻酔後も意識を回復しないことや麻酔中の死亡などが挙げられる。2003年6月に日本麻酔科学会が2001年の1年間における術中合併症の全国的な調査結果を報告[5)]したが、日本国内で麻酔科管理を受けた患者の中でこの調

表 4　周術期合併症（発生時期別分類）

発生時期	合併症
麻酔導入時	呼吸不全、機器の不備、挿管合併症、胃内容物の誤嚥、喉頭痙攣、気管支痙攣、循環不全、心停止、循環虚脱、アナフィラキシーショック、重症不整脈、硬膜外麻酔の合併症（硬膜穿刺、低血圧、神経障害など）、動脈圧モニターラインや中心静脈圧モニターライン確保時の合併症（血腫形成、気胸、血胸など）など
麻酔維持中	呼吸不全、機器の不備、挿管合併症、胃内容物の誤嚥、喉頭痙攣、気管支痙攣、気胸、呼吸抑制、循環不全、循環虚脱、心停止、重症不整脈、急性肺水腫、アナフィラキシーショックなど
麻酔覚醒時から術後にかけて	呼吸不全、機器の不備、挿管合併症、胃内容物の誤嚥、喉頭痙攣、気管支痙攣、気胸、呼吸抑制、無気肺、循環不全、急性肺水腫、心停止、循環虚脱、心筋梗塞、重症不整脈、高度神経学的合併症、遷延性無呼吸、声門（喉頭）浮腫、声門下偽膜性気管炎、喀痰増加、咽頭痛、嗄声、術後嘔気・嘔吐、術後低血圧、術後無尿、乏尿、覚醒時せん妄、末梢神経障害、全身倦怠感、肩・腰の痛み、筋痛、脱毛、結膜炎など

表 5　周術期合併症（器官系分類）

系統名	合併症
呼吸器系	気道狭窄・閉塞（舌根沈下、分泌物・吐物・血液など、巨大扁桃・アデノイド・咽頭腫瘍・義歯など）、挿管困難、カフのトラブル、喉頭痙攣、気管支痙攣、片肺挿管、呼吸抑制、気胸、血胸、皮下気腫、縦隔気腫、低酸素症（吸入酸素濃度の低下、換気量の減少、肺胞におけるガス交換障害、貧血、CO中毒、うっ血性、シアン中毒など組織中毒性、高熱など組織酸素消費量の増加）、炭酸ガス蓄積（気道閉塞、呼吸量低下、不良な炭酸ガス吸着剤、呼吸弁の不全、死腔の増大）、シャックリ、バッキング（怒噴反射）、無気肺、肺水腫、誤嚥、誤嚥性肺炎、遷延性無呼吸・呼吸抑制、喉頭浮腫、声門下偽膜性気管炎、喀痰増加、咽頭痛、嗄声、術後嘔吐、ARDSなど
循環系	低血圧（出血、麻酔薬過量、神経反射、換気不全、大血管心臓操作、起立性低血圧、心不全、特殊薬剤の使用、異型輸血など）、高血圧（高炭酸症、浅麻酔時の刺激、導入時の興奮、血圧が上昇しやすい麻酔薬の使用、昇圧薬の投与、無酸素症、甲状腺機能亢進、下肢挙上、トレンデレンブルグ体位、褐色細胞腫の存在、頭蓋内圧亢進、大動脈遮断や四肢の駆血帯使用など）、ショック（循環血液量減少、血管性、神経原性、心原性など）、アナフィラキシーショック、徐脈（副交感神経刺激、無酸素症の末期、β遮断薬など、吸入麻酔薬、高位脊椎麻酔・硬膜外麻酔、低体温、頭蓋内圧亢進、心不全など）、頻脈（麻酔導入時の興奮、浅麻酔時の刺激、出血、頻脈をきたしやすい麻酔薬の使用、甲状腺中毒症、心筋興奮薬の使用、副交感神経遮断薬の使用、高炭酸症、低酸素症の初期、副腎髄質不全、褐色細胞腫、心不全、高熱など）、結節調律や期外収縮などの不整脈（低酸素症、高炭酸症、深麻酔、心臓被刺激性亢進麻酔薬、手術あるいは麻酔操作による刺激、強心昇圧薬の過量など）、輸血副作用（溶血反応、アレルギー反応、発熱反応、細菌感染、循環系負荷、空気塞栓、出血傾向、急速大量輸血に関連する合併症など）、汎発性血管内凝固症候群（DIC）、心停止、空気塞栓、術後低血圧、術後高血圧など
泌尿器系	乏尿、無尿、高K血症、術後乏尿・無尿など
神経系	麻酔中の覚醒、覚醒時せん妄、末梢神経障害、全身倦怠感など
機器によるもの	爆発、火災、麻酔中の火傷（電気凝固器など）、麻酔器に伴う事故（呼吸回路の外れ、呼吸弁の不全、ガス配管の切断事故など）、体位による損傷（肩・腰の痛み、筋痛、脱毛、結膜炎など）など
その他	悪性高熱、動脈圧モニターラインや中心静脈圧モニターライン確保時の合併症など

査に対して回答のあった128万4,957症例のうち786症例に心停止が発生している。これらの症例を分析すると、麻酔が心停止の原因となったのは6.4%であり、すなわち1万麻酔症例に0.39例の割合である。わが国あるいは外国の研究で5,000〜10,000麻酔症例に1例心停止が発生するとされており、原因は麻酔薬の過量と肺換気の不調といわれている[6]。より軽い麻酔合併症としては、悪心・嘔吐の頻度が高い（全身麻酔を受けた患者の20〜30%にみられる）。麻酔後の喉の違和感、点滴確保に伴う皮下血腫、手術ベッドの支柱などで末梢神経が圧迫されて"しびれ"が残る、歯の折損、などが挙げられる。麻酔が原因ではなく、患児の体調によって発生する病態である偶発症としては、喘息発作や予期せぬアナフィラキシー（薬物やラテックスアレルギー）などがある。

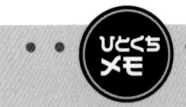

▶悪心・嘔吐

▶喉頭痙攣

> **ひとくちメモ**
>
> **喉頭痙攣は、どうしたら防げるか**
>
> 喉頭痙攣は喉頭の筋肉の痙攣である。であれば筋弛緩薬を使えばその発生は防げる。手術前に挿管するときであればこれでよい。しかし喉頭痙攣は当院の統計でも60%は筋弛緩薬を使わない挿管時に起こっているが、30%は抜管時、10%は挿管予定がない症例で、フェイスマスクで全身麻酔を維持しているときに起こっている。すなわち筋弛緩薬を使えばすべてが解決するというものでもない。喉頭の筋肉の痙攣は完全覚醒時と、麻酔深度が外科期にあるときは起こらない。また、喉頭痙攣が起こるためには声帯を中心とした喉頭近傍に、分泌物や無理な下顎の伸展などの機械的刺激が必要である。そこで、麻酔深度が中途半端なときは極力このような刺激を避け、分泌物などは深い麻酔深度のときまたは覚醒してから吸引する、無理な下顎の伸展は行わないなどの配慮が必要となる。一にも二にも、小児麻酔においては確実な麻酔深度の判定が必要である。

3. 小児麻酔の問題点

小児麻酔で問題となるものは、成人と比べて呼吸系や水分代謝・栄養などの予備力の少なさであろう。小児、特に乳幼児は、成人とはまったく異なった解剖・生理学的な特徴をもっており、成人を単に小さくしたものとして取り扱うことはできない[7]。

小児麻酔上、特に注意すべき点として、
①呼吸循環系の管理
②体温の管理

③体液・電解質管理
④精神面の管理

などが挙げられる。

　小児(特に新生児)の解剖・生理学上の特徴として、まず呼吸器系では、頭が比較的大きく、頸が短く、舌が比較的大きいため麻酔中に容易に気道閉塞を起こしやすいことが挙げられる。乳児は基本的に鼻呼吸のみであり、口呼吸ができない、気道は声門直下輪状軟骨部で最も狭く、粗雑な気管チューブの挿管操作で容易に声門下浮腫をつくる、気管は短い(長さ約5 cm)ので片肺挿管を起こしやすいことなどに注意する。

　循環器系では、脳血管が非常に脆弱(未熟児では特に)なので、種々の治療上の操作でも頭蓋内出血を起こしやすく、また未熟児では通常の麻酔中の酸素濃度でも、網膜血管の未熟性に起因する未熟児網膜症の発生を考慮しなければならない。新生児では酸素消費量が高く、また機能的残気量に比して分時換気量が多いため、短時間の呼吸停止でも低酸素症が起こりやすい。低酸素症に陥った新生児では、容易に肺および体血管の収縮をきたし、徐脈、心拍出量の低下から新生児遷延性肺高血圧症(PPHN いわゆる胎児循環遺残)を起こしやすい。

　次に体温管理上の注意として、小児は体重に比して体表面積が大きく、皮下脂肪の発達も十分でないので、寒冷環境におかれると、体温が急激に下降しやすいことが挙げられる。手術室の室温は成人の手術時よりも高温(25〜28℃)に維持する必要があるし、特に新生児では、加温ブランケットや赤外線ヒーターを準備して、酸素消費を最小に保つ環境温である中性温度環境下におくことが

▶未熟児網膜症

▶新生児遷延性肺高血圧症

ひとくちメモ　喉頭痙攣が発生したら、どう対処するか

　まずマスクを密着させたままで吸入気を純酸素とし、バッグをやや加圧して気道内を持続的に陽圧とする。パルスオキシメーターのSpO₂は下がり続けるが無視し、気道に軽く陽圧をかけ続ける。しばらくすると患者の吸気努力がかすかに手に感じられるので、この動きに合わせてさらに加圧して酸素を送り込むと徐々に換気可能となる。この方法で筆者の施設ではほとんどの症例が回復しており、なんら重篤な後遺症はみられていない。この方法でも換気が回復せず、徐脈となり心停止が予想されるときは、気管挿管を行うべきである。この段階に至ると、低酸素による喉頭の筋肉の収縮力低下により、痙攣していた声帯は開いているので挿管は可能であるが、非脱分極性筋弛緩薬(ベクロニウムなどの短時間性作用薬)を用いてもよい。

望ましい。

　体液・電解質管理の面の注意点では、新生児はグリコーゲンの蓄えの不足から低血糖症を起こしやすい。新生児、乳児の体液量は成人に比してその比率が大きく、水の出納が激しいうえに、腎での濃縮力も劣り、水分備蓄機能も十分ではないため、水分摂取が制限された場合や、出血、嘔吐などの体液喪失により容易に脱水症となるなどが挙げられる。

▶精神的外傷

　精神面の管理としては、手術室での精神的外傷を受けないようにするために、患児と麻酔科医は仲よしになれるように努める努力をすべきである。

（秦　恒彦）

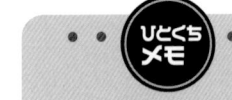

ひとくちメモ

精神面の管理

▶バニラエッセンス

　吸入麻酔開始時にマスクに付けるバニラエッセンスなどのいい匂い（図1）の注文をとると、麻酔・手術を期待するようになる。また集中治療部（ICU）へ入室する予定の患児で術後人工呼吸が予定されている場合は、術後目が覚めたときに、気管チューブが口に入っているために声が出ないことを説明し、ICU看護師との意思疎通の方法などについて教えておくことも必要である。

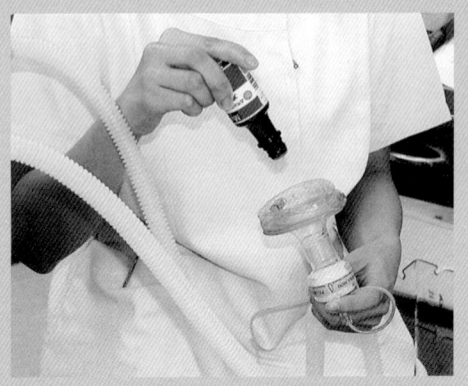

図1　エッセンスの振りかけ

■文　献■

1) 稲田　豊：麻酔の歴史．臨床麻酔学書（上巻），第1版，山村秀夫（編），pp 1-11，金原出版，東京，1982．
2) 岩井誠三，里吉光子，高橋敬蔵，ほか：小児外科患者の全身状態評価法の試み（F.I.S score）について．麻酔 13：256-263, 1964．
3) 兵頭正義：麻酔中の呼吸系合併症．麻酔科学，改訂第8版，pp 97-114，金芳堂，京都，1991．

4）兵頭正義：全身麻酔時の循環系合併症．麻酔科学，改訂第8版，pp 137-148，金芳堂，京都，1991．
5）川島康男，瀬尾憲正，津崎晃一，ほか：「麻酔関連偶発症調査2001」について；総論．日本麻酔科学会手術室安全対策特別部会報告．麻酔 52：666-682，2003．
6）小坂義弘：麻酔の危険性と麻酔死．麻酔とインフォームド・コンセント，pp 30-44，南江堂，東京，1998．
7）秦　恒彦：術中管理各論；小児科．看護のための最新医学講座，第26巻，麻酔科学，第1版，弓削孟文（編），pp 183-188，中山書店，東京，2002．

MANUAL OF PEDIATRIC ANESTHESIA

I 麻酔に関連した小児の特徴

1. 小児の身体発育

1 胎児の身体発育

胎児期は人間の一生の中で最も急速な発育発達が認められる時期である。初期の器官形成期を経た後、胎児は細胞分裂を続けて細胞数を増加させ、また各細胞の成長、機能分化により、器官組織を成熟させながら成長していく。

1）胎児の身体発育の評価

▶胎児発育曲線

胎児の発育の評価については、出生した児の体重・身長や頭囲をもとにした在胎週数別の基準値から胎児発育曲線（図2～5）を作成し推定している。それに

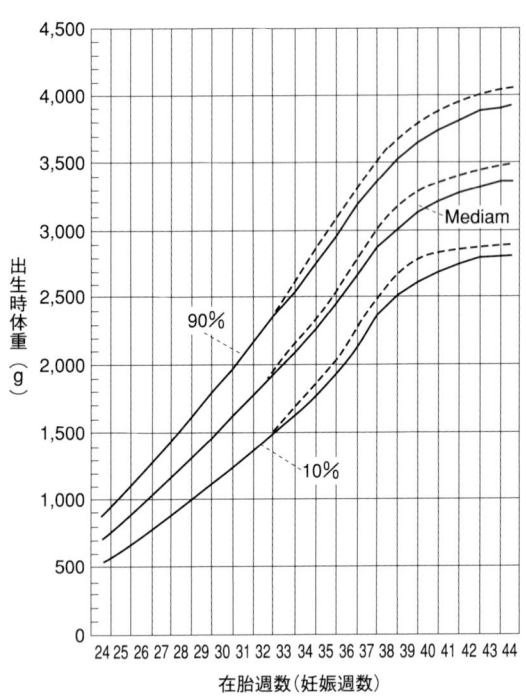

図2 胎児体重発育曲線（男児）
上：経産および、下：初産
（仁志田博司：新生児医療に関する用語. 新生児学入門, 第3版, pp 4-9, 医学書院, 東京, 2004 より転載）

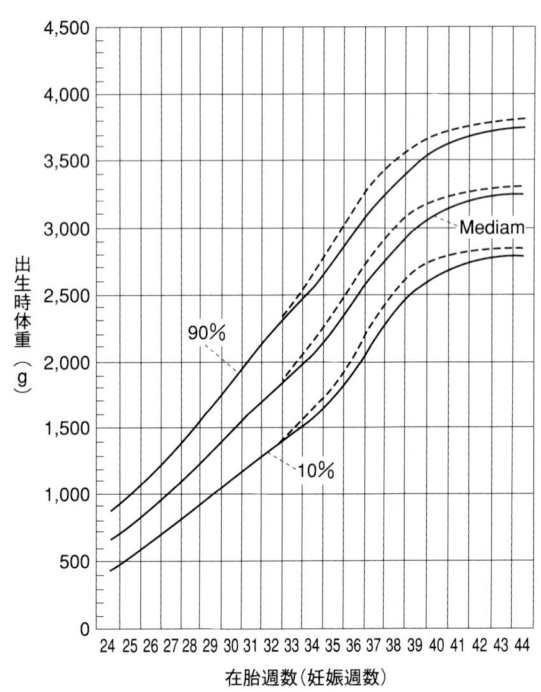

図3 胎児体重発育曲線（女児）
上：経産および、下：初産
（仁志田博司：新生児医療に関する用語. 新生児学入門, 第3版, pp 4-9, 医学書院, 東京, 2004 より転載）

よると、体重・身長ともに在胎24～36週で直線的に急速な増加を示し、在胎36～38週を過ぎるとその伸びは鈍化する。また、数式で胎児発育を概算する方法として、体重に関しては榊原の式(在胎5ヵ月まで2×月数^{3}g、それ以降は3×月数^{3}g)、身長に関してはHasseの式(在胎5ヵ月まで月数^{2}cm、それ以降5×月数cm)がある。さらに近年では胎児エコー法の進歩により、子宮内胎児の身長体重の計測がかなりの精度で可能となっており、超音波による胎児発育曲線として、主に産科領域で胎児管理に用いられている。

▶榊原の式
▶Hasseの式
▶胎児エコー法

生理的あるいは病的な胎児の発育に関しては、表6に示すようないろいろな因子が影響していると考えられている。

胎児の臓器はすべてが一様に発育するのではなく、重量が急速に増加する時期は臓器ごとに異なる。胸腹部ではまず心臓の発育が著しく、次いで肝臓が大きくなり、さらに妊娠後半期では肺や腸管が成長の速度を速める。多くの臓器では出生後も細胞数が増加し続けるが、脳では出生時の細胞数は既に成人の2/3に達している。つまり、脳は他の身体の臓器に比べ早く発育するため、胎児のプロポーションは早期ほど頭でっかちである。成人の8頭身に比べ、新生児では4頭身、4ヵ月の胎児では3頭身、2ヵ月の胎児では2頭身である(図6)。

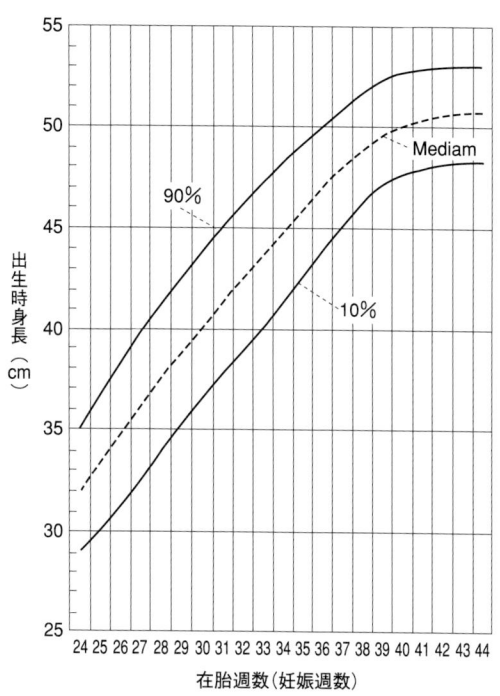

図4 胎児身長発育曲線
(仁志田博司：新生児医療に関する用語. 新生児学入門, 第3版, pp 4-9, 医学書院, 東京, 2004 より転載)

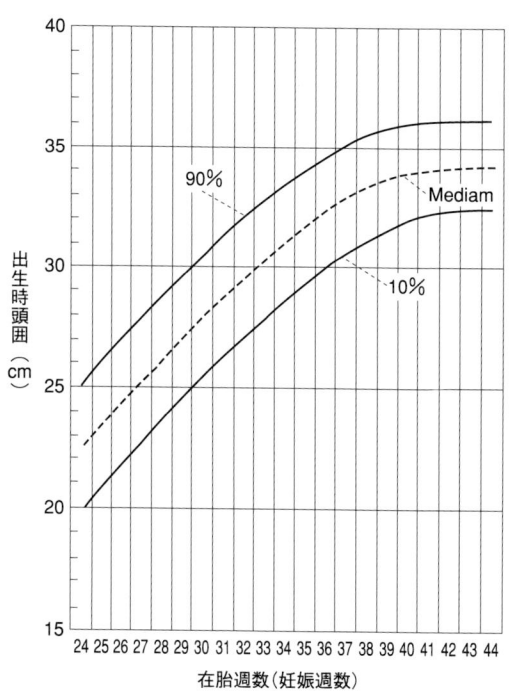

図5 胎児頭囲発育曲線
(仁志田博司：新生児医療に関する用語. 新生児学入門, 第3版, pp 4-9, 医学書院, 東京, 2004 より転載)

表 6 胎児発育に影響を及ぼす因子

- 社会的因子
    人種
    国籍
    地理的状況
    経済的状況
    その他
- 家系遺伝的因子
    両親の体格、体型
    第1子か否か：経産では初産に比べ胎児発育が良好
    児の性別：男児が女児よりも約5%重い
    その他
- 母親の妊娠時の状況
    年齢
    喫煙
    栄養
    職業
    ストレス
    その他
- 病的因子
    1．胎児自身の異常
        染色体異常
        先天性心臓病
        その他の先天奇形症候群
        胎児子宮内感染症
        先天代謝異常
        その他
    2．胎内環境の異常（羊水・胎盤・母体など）
        母体心臓病：胎盤機能不全により胎児発育は障害される
        母体腎不全：胎盤機能不全により胎児発育は障害される
        母体糖尿病：胎児のインスリン増加に伴い巨大児になることがある
        妊娠中毒症：胎盤機能不全により胎児発育は障害される
        多胎妊娠：胎児発育を障害することがある
        その他

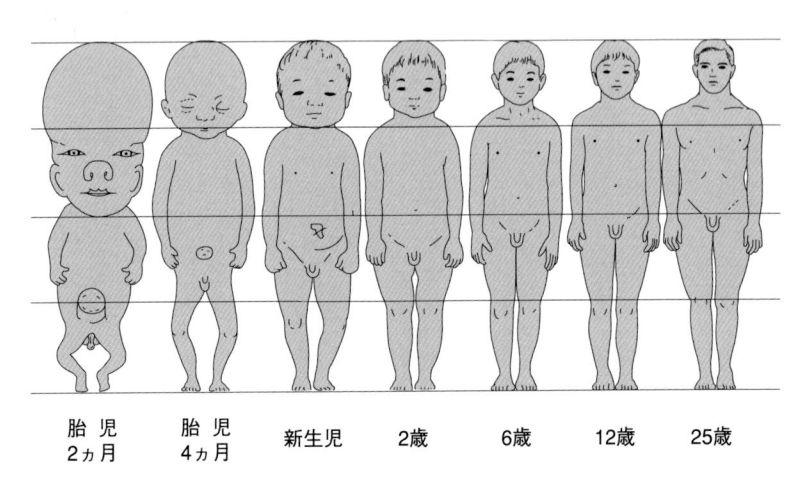

胎児　　胎児　　新生児　　2歳　　6歳　　12歳　　25歳
2ヵ月　　4ヵ月

年齢	0歳	2歳	6歳	12歳	25歳
身長／頭長比	4:1	5:1	6:1	7:1	8:1

図 6 胎児～成人の体格プロポーション
(Lowrey GH：Growth and development of children. 6 th ed, Year Book Med Pub, Chicago, 1973 より引用)

表 7 新生児の出生体重別・在胎週数別分類

1. 出生体重による分類
   - **低出生体重児**(low birth weight infant；LBWI) 　　出生体重 2,500 g 未満
   - **極低出生体重児**(very low birth weight infant；VLBWI) 　　出生体重 1,500 g 未満
   - **超低出生体重児**(extremely low birth weight infant；ELBWI) 　　出生体重 1,000 g 未満
   - **超巨大児**(exceptionally large infant) 　　出生体重 4,500 g 以上
2. 在胎週数による分類
   - **早産児**(preterm infant) 　　在胎 37 週未満で出生
   - **超早産児**(extremely immature infant) 　　在胎 28 週未満で出生
   - **正期産児**(term infant) 　　在胎 37 週以上 42 週未満で出生
   - **過期産児**(post-term infant) 　　在胎 42 週以上で出生
3. 出生体重と在胎週数による分類
   - **不当軽量児** (light-for-dates infant) 　　出生体重が在胎週数に比して小さい児（出生時体重基準曲線の 10%tile 未満）
   - **相当体重児** (appropriate-for-dates infant) 　　出生体重が在胎週数相当体重児（出生時体重基準曲線の 10%tile 以上 90%tile 未満）
   - **不当重量児** (heavy-for-dates infant) 　　出生体重が在胎週数に比して大きい児（出生時体重基準曲線の 90%tile 以上）

2 在胎週数と出生体重

▶ハイリスクベビー

　新生児を在胎週数や出生体重から分類(表7)することは、単に統計学的な問題でなく、その児の予後を予測し、出生時のハイリスクベビーをスクリーニングするうえで重要である。新生児の出生体重による分類では原則として以上と未満を用いる。

　一方、同じ出生体重であっても、在胎週数が異なればその児の臨床経過は異なるし、逆に同じ在胎週数でも出生体重により児の予後が異なる。したがって、新生児は出生時体重基準値(表8)を用いて、出生体重と在胎週数の両者からも分類される。不当軽量児の原因としては、胎盤機能不全や母体の全身性疾患などの胎内栄養不良による場合と、胎児自身の疾患による場合がある。前者では頭部の発育は最後まで保たれるため、頭囲や身長は在胎週数相応になる(disproportional)のに対し、後者では頭囲や身長も基準値を下回る(proportional)。なお、不当軽量児のうち身長も 10%tile 未満の児を small-for-dates infant と呼ぶ。

▶small-for-dates infant

　このように出生体重と在胎週数から、出生時に計測するだけでハイリスクベビー(出生体重 2,000 g 未満、在胎週数 35 週未満、不当軽量児、不当重量児など)の一部をスクリーニングすることができる。

3 新生児期から乳児期、幼児期にかけての身体発育

▶早期新生児期

　出生後日齢 0～27 の間を新生児期(そのうち特に日齢 0～6 を早期新生児期という)、日齢 28～1 歳までを乳児期、1 歳以降 4 歳頃までを幼児期と呼ぶ。

表 8 　出生時体重基準値

| | 男児 | | | | | |
| | 初産 | | | 経産 | | |
在胎週数	90%tile	median	10%tile	90%tile	median	10%tile
22	594	514	430	594	514	430
23	676	585	489	676	585	489
24	774	670	560	774	670	560
25	888	769	642	888	769	642
26	1,016	879	735	1,016	879	735
27	1,157	1,002	837	1,157	1,002	837
28	1,311	1,135	948	1,311	1,135	948
29	1,477	1,279	1,068	1,477	1,279	1,068
30	1,655	1,433	1,197	1,655	1,433	1,197
31	1,844	1,596	1,333	1,844	1,596	1,333
32	2,043	1,768	1,477	2,082	1,802	1,506
33	2,219	1,921	1,605	2,397	2,075	1,733
34	2,406	2,083	1,740	2,682	2,322	1,940
35	2,629	2,276	1,901	2,947	2,551	2,131
36	2,848	2,465	2,059	3,187	2,759	2,305
37	3,082	2,668	2,229	3,442	2,980	2,489
38	3,307	2,863	2,392	3,679	3,185	2,661
39	3,507	3,036	2,536	3,875	3,355	2,803
40	3,665	3,173	2,650	3,998	3,461	2,891
41	3,790	3,281	2,741	4,096	3,546	2,962

| | 女児 | | | | | |
| | 初産 | | | 経産 | | |
在胎週数	90%tile	median	10%tile	90%tile	median	10%tile
22	554	477	405	554	477	405
23	635	547	465	635	547	465
24	727	627	532	727	627	532
25	840	724	615	840	724	615
26	963	829	704	963	829	704
27	1,097	945	803	1,097	945	803
28	1,243	1,071	909	1,243	1,071	909
29	1,400	1,206	1,024	1,400	1,206	1,024
30	1,567	1,350	1,146	1,567	1,350	1,146
31	1,744	1,502	1,276	1,744	1,502	1,276
32	1,930	1,663	1,412	1,958	1,687	1,432
33	2,105	1,814	1,540	2,202	1,897	1,611
34	2,299	1,981	1,682	2,482	2,138	1,816
35	2,522	2,173	1,845	2,716	2,340	1,987
36	2,757	2,375	2,017	2,959	2,549	2,165
37	2,990	2,576	2,188	3,207	2,763	2,346
38	3,207	2,763	2,347	3,474	2,993	2,542
39	3,395	2,925	2,484	3,700	3,188	2,707
40	3,542	3,052	2,591	3,807	3,280	2,785
41	3,636	3,133	2,660	3,901	3,361	2,854

1）体重の変化

　新生児期から乳児期にかけての身体発育は胎児期に次いで目覚ましいが、早期新生児期には通常生理的体重減少が認められる。この体重減少の本質は、過剰な細胞外液の体外への排泄であり、出生後の重要な適応過程である。この体重減少の程度は3〜10%が生理的であるが、児の状態や、出生後の栄養方法によ

▶生理的体重減少

り影響を受ける。例えば未熟児では体重減少の程度も強く期間も長くなるが、同じ未熟児でも胎盤機能不全などによる胎内発育遅延がある（不当軽量児）と体重減少は軽く期間も短くなる。生理的体重減少の時期を経た新生児は体重増加に転じるが、新生児期から乳児期早期にかけての体重増加は1日に約30g、1ヵ月に約1kgにもなる。順調に体重が増加すると生後3～4ヵ月には出生体重の2倍の6kgとなる。その後中期乳児期には1日に約15～20g、後期乳児期には1日約5～10gの体重増加を認め、1歳の誕生日頃には出生体重の約3倍の9kgとなる。その後は1年間に約2kgずつ増加し、4歳で出生体重の約5倍の15kgとなる。

2）身長の変化

出生時に約50cmの身長は、1歳では50％増加して約75cmとなり、4歳で出生時身長のおよそ2倍となる。

3）頭囲の変化

出生時32～35cmの頭囲は、1歳で約10cm増加する。特に頭囲の増加は脳の発達を推測するうえで重要であり、生後3ヵ月で既に約5cm増大するのが正常で、この時期に頭囲の発達の悪い例では知能発達に影響が出ることが多い。逆に新生児期の脳室内出血などのため水頭症をきたすと頭囲は異常に増加していくため、頭囲の経時的な計測が重要である。

4）胸囲の変化

出生時約30～33cmの胸囲は1歳で頭囲を超えるが、サイズだけでなく形も変化する。すなわち、新生児期には円筒に近い胸部は徐々に前後径より左右径が増加して成人に近い扁平な楕円に近づく。

5）歯の生え方

かなり個人差があるが、一般的には生後6ヵ月頃下の前歯が生えてくる。その後下から上に、前から奥に順に生えていき、1歳頃には上下4本ずつぐらい生えてくる。

4 乳幼児期以降の身体発育

学童期に入るとその身体発育はかなり個人差が大きくなるが、思春期のスパートが始まるまでのいわゆる前思春期の時期は、年間に身長で約5～7cm、体重で約2～4kgの伸びである。この時期の身体発育には成長ホルモンが重要であるが、思春期の発育には成長ホルモン以上に性ホルモンの影響が大きい。思春期の始まりは男子で11歳頃、女子で9歳頃であり、その後4～6年間にわたるスパートにより成人の身体となる。

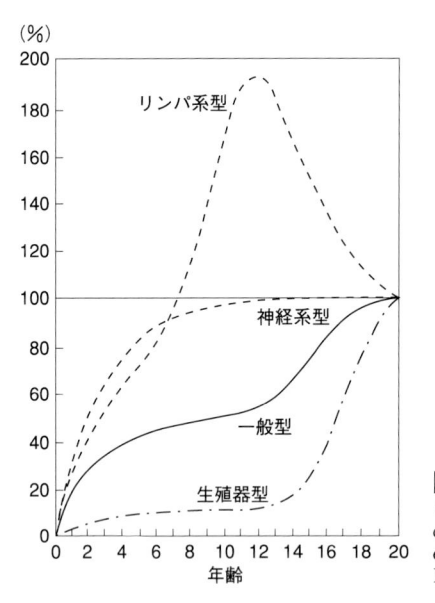

図 7 Scammon の臓器別発育曲線
(Scammon：The measurement of the body in childhood. The Measurement of Man, Harris, et al(eds), Minneapolis, Univ. of Minnesota Press, 1930 より引用)

5 小児期の臓器発育パターン(図7)

　身体臓器の発育も一般的臓器(呼吸器、循環器、筋肉、消化器、泌尿器など)については、体重・身長などの身体発育と同様である。すなわち、まず出生後乳幼児期に急激に成長し、次いで3～4歳の幼児期後半から二次性徴の出現前までは緩慢な成長となり、最後に思春期に再びスパートがかかる。これに対して脳神経系は、重量で5歳ぐらいまでに、細胞数では2歳ぐらいまでにほぼ成長を終える。逆に精巣、卵巣、子宮、前立腺などの生殖器系臓器は出生後の発育は小さく思春期に急激に成長する。胸腺リンパ節などの免疫臓器は出生時に既によく発達しており、6歳ぐらいで成人と同じ重量となる。その後も成長を続け成人より大きくなった後、思春期以降に退縮して小さくなり成人のサイズに戻る。

2. 解剖学的、生理学的発達

1 呼吸器系の発達

　肺組織の原型は胎齢5週頃から認められ、17週頃までにガス交換に関与しない気管気管支の分岐が完成(腺様期)する。胎齢17～24週にかけては管腔期と呼ばれ、気管支原基内の円核上皮細胞が立方上皮細胞に変わり、内腔が生じる。さらに胎齢20週頃からガス交換を行うための肺毛細血管が、肺胞の発達ととも

▶腺様期
▶管腔期

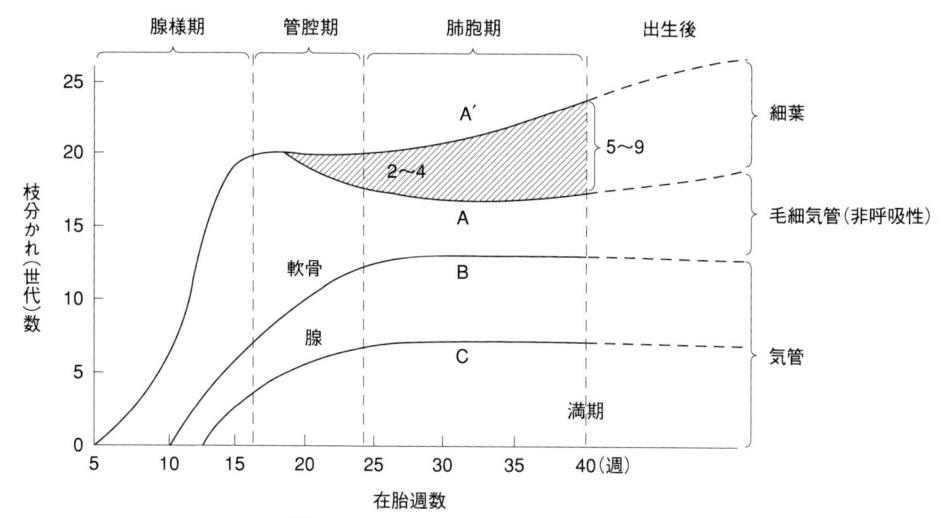

図 8 呼吸器系の胎児期からの発達

A：気管支の枝分かれ数　　A'：呼吸性毛細気管と肺胞管の数
B：気管支軟骨の及んでいる範囲　　C：粘液腺の及んでいる範囲

(Avery ME & Fletcher BD：The lung and its disorders in the newborn infant. 4 th ed, WB Saunders Co, Piladelphia, 1981 より引用)

表 9　肺の出生後の発育

	肺重量(g)	肺胞の数($\times 10^6$)	肺胞の直径(mm)	ガス交換の面積(m^2)	気道の数($\times 10^6$)	気管の長さ(cm)	気管の直径(mm)
出生時	50	24	0.05	2.8	1.5	4	4
3ヵ月	70	77	0.06〜0.07	7.2	2.5	4.2	5
7ヵ月		112		8.4	3.7		
13ヵ月	135	129	0.08〜0.10	12.2	4.5	4.5	8
4歳		257		22.2	7.9	5.7	10
8歳	300	280	0.1〜0.2	32	14		
成人	800	296	0.3	75	14	15	15

(Avery ME & Fletcher BD：The lung and its disorders in the newborn infant. 4 th ed, WB Saunders Co, Philadelphia, 1981 より引用)

▶肺胞期

に、その周囲に発達してくる。胎齢24週以降出生までを肺胞期と呼ぶが、その間にガス交換に直接かかわる立方上皮が扁平化して肺胞が発達していく。出生後も肺の発育は続き、8歳頃まで肺胞は増え続ける（図8、表9）。

　肺胞期に肺胞の上皮細胞は2種類に分化する。すなわち肺胞の表面を95%以

▶I型上皮細胞
▶II型上皮細胞
▶肺サーファクタント

上覆ってガス交換の役割を担うI型上皮細胞と、そのところどころに存在する大きな顆粒をもったII型上皮細胞である。このII型上皮細胞の最も重要な働きは肺サーファクタントの産生である。肺サーファクタントは界面活性物質であり、90%はリン脂質（レシチン）、10%は蛋白質からなる。肺胞の表面は空気と液体が接する界面であるため、肺胞を縮めようとする表面張力が働くが、肺サーファクタントの役割はその表面張力を軽減して肺胞が虚脱するのを防ぐことにある。胎齢30週前後までに出生した早産児では肺サーファクタントの不足のた

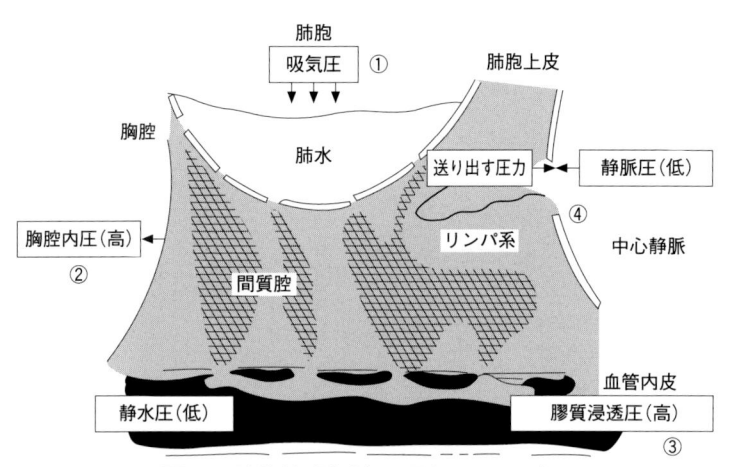

図 9 肺胞液(肺水)の吸収メカニズム
出生時の強い吸気により肺胞を圧す吸気圧(①)、陰圧となった胸腔内圧(②)、肺血流が増加することによる膠質浸透圧(③)、リンパへの流れ(④)などによって肺胞液が吸収されていく。
(Strang LB：Neonatal respiration, physiological and clinical studies. Blackwell Scientific Pub, Oxford, 1977 より引用)

め、肺胞は虚脱し呼吸窮迫症候群をきたす。胎齢 30 週以後は II 型上皮細胞によるサーファクタントの産生が増加し、出生後の肺呼吸に備えるようになる。

▶肺胞液

　胎児の肺胞は肺胞液で満たされている。この肺胞液は肺の機能的残気量とほぼ同じ 20〜30 ml/kg あり、胎内での肺の成長と肺胞の虚脱防止に役立っている。血漿や羊水と比べると蛋白濃度は低く Cl や Na 濃度は高いが、肺胞上皮細胞が蛋白質を通さないため、肺胞内への間質液の漏出は防がれる。

▶第一呼吸
▶第一啼泣

　成熟新生児では、出生後速やかな第一呼吸による肺の拡張と、これに続く第一啼泣、さらにその後の呼吸運動により肺呼吸でのガス交換が確立される。まず、狭い産道を通過する際、胸郭は強く圧迫され食道内圧は 100 cmH$_2$O 近くにもなる。この陽圧のため肺胞液の約 1/3 は頭部の娩出とともに児の鼻や口腔に溢れ出してくる。そして出生と同時に圧縮されていた胸郭は re-coil によりもとに戻り、肺胞へは空気が入り込む。児は臍帯血流の途絶や、PaO$_2$ 低下、PaCO$_2$ 上昇、pH 低下などに反応し、さらに冷たい外気温に触れることや光、重力、音などが刺激となって、−60 cmH$_2$O もの強い陰圧で第一呼吸を開始する。第一呼吸が終わると続いて第一啼泣が始まり、声門を閉じて呼気に陽圧をかけることで、残った肺胞液が吸収されていく(図 9)。その後呼吸運動が繰り返されるうちに、肺胞液が吸収され、肺サーファクタントの作用で表面張力が弱まり、胸腔内の陰圧は−6〜−8 cmH$_2$O で済むようになる。

　新生児期においても呼吸の調節は、脳幹部延髄、橋の呼吸中枢で行われる。PaO$_2$ の低下、PaCO$_2$ の増加、pH の低下は、頸動脈小体や大動脈小体の化学受

I. 麻酔に関連した小児の特徴

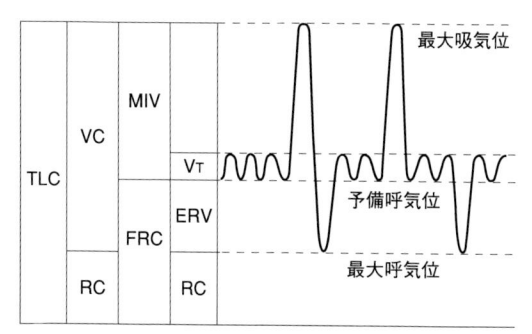

図 10 肺容量

ERV：予備呼気量　TLC：全肺気量　VC：肺活量
FRC：機能的残気量　V_T：1回換気量　RC：残気量
MIV：最大吸気量

(仁志田博司：新生児の呼吸生理と特徴．新生児学入門，第3版，pp 227-236，医学書院，東京，2004 より転載)

表 10　新生児の呼吸機能

	新生児	成人
1回換気量(ml/kg)	6	7
最大吸気量(ml/kg)	33	52
予備呼気量(ml/kg)	7	14
肺活量(ml/kg)	40	66
機能的残気量(ml/kg)	30	30
残気量(ml/kg)	23	16
全肺気量(ml/kg)	63	82
肺コンプライアンス (ml/cmH$_2$O)	4〜6	50〜200
気道抵抗(cmH$_2$O/l/min)	30	2

容器を刺激しあるいは呼吸中枢に直接作用して、呼吸量を増やす方向に働く。また、触覚、温覚、痛覚などの感覚神経刺激も呼吸中枢に働いて呼吸に影響を与える。吸気で肺が膨張すると肺の伸展受容器が刺激され、迷走神経を介して呼吸中枢に働いて吸息を終了させる Hering-Breuer 反射は新生児では亢進しており、したがって吸気時間が短くなり呼吸数が増える。一方、呼吸中枢そのものも未熟であり、化学受容器からの刺激に対して、多呼吸でなく無呼吸となることもある。

▶Hering-Breuer 反射

小児の呼吸器系の解剖学的・生理学的特徴としては、肋骨が弱くその走行が成人に比べ水平であること、胸骨も高い位置にあること、肋間筋や斜角筋などの呼吸筋が弱いことなどから、胸式呼吸ができず、横隔膜優位の腹式呼吸となることが挙げられる。また、気道が細く脆弱であるため、分泌物の増加により容易に無気肺や肺気腫となる。さらに代謝が活発であることに比し肺胞のガス交換面積が小さく余力がないことや、特に新生児では、肺の血管抵抗が高いこと、口呼吸ができず強制的鼻呼吸であることなどが特徴である。

▶肺容量

呼吸機能を表す肺容量には1回換気量、最大吸気量、予備呼気量、肺活量、機能的残気量、残気量、全肺気量などの指標がある(図10)。新生児における呼吸機能は表10のとおりである。

2 循環器系の発達

循環器系は最も早く機能を始める臓器であり、胎齢20日頃には心臓のもとになる原始心筒が形成され、収縮を始める。

1）胎児循環の特徴

胎児循環の特徴は

①胎盤循環が存在すること
②肺循環系を通る血液量が少ないこと
③右心系と左心系が並列であること
④動脈管、静脈管、卵円孔という生理的シャントが存在すること

▶動脈管
▶静脈管
▶卵円孔
▶胎児循環

などである。

　胎児循環では呼吸すなわちガス交換は胎盤で行われ、胎児肺は機能しない。胎盤循環は血管抵抗が小さく、胎児心拍出量の約40％が胎盤を循環する。一方胎児肺は血管抵抗が高く、心拍出量のおよそ10％程度しか環流しない。すなわち、右心室から拍出された血液の大部分（90％）は、動脈管を介して、体循環へと流れ、左心室と右心室は並列の関係になる。胎盤でガス交換された酸素含量の多い臍静脈血は、一部は肝臓を経由して、一部は静脈管を経由して下大静脈に入る。酸素含量の少ない上大静脈血の大部分は右房から右心室、肺動脈、動脈管、下行大動脈、臍動脈、胎盤へと流れる。酸素含量の多い下大静脈血は、大きな襞状の下大静脈弁に導かれて卵円孔、左房、左心室、大動脈、頭部へと流れる。つまり、動脈管や卵円孔という生理的シャントにより左心室と右心室

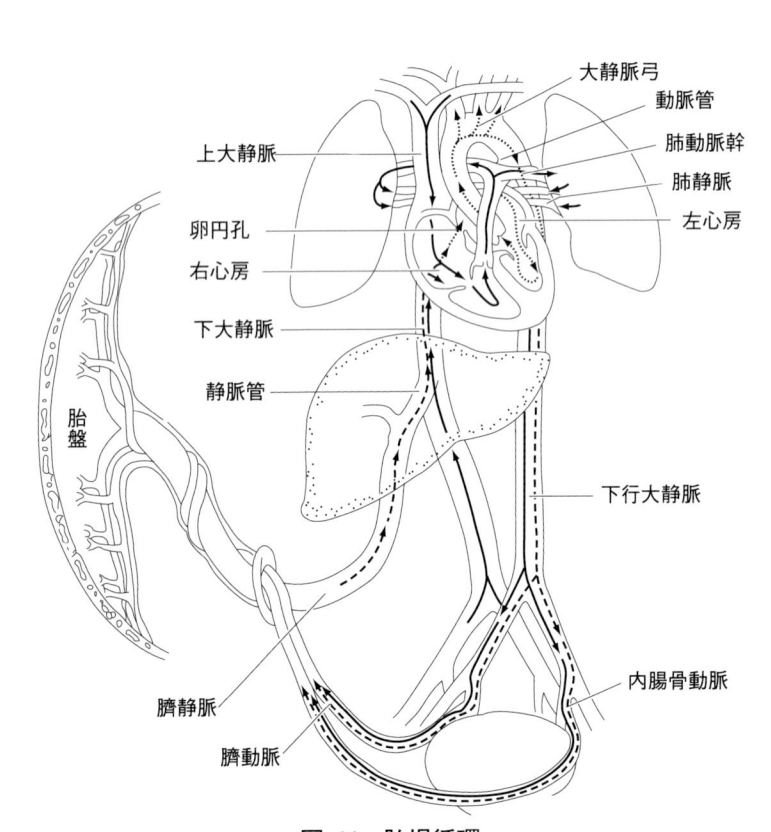

図11　胎児循環
(小林陽之助：新生児遷延性肺高血圧症. 新生児学ワークブック, 第2版, pp 291-310, 東京HBJ出版局, 1996より引用)

は並列の関係になりながら、酸素飽和度の高い血液はより多く脳や心臓へ、酸素飽和度の低い血液はより多く胎盤へと流れる合理的システムができている(図11)。

このような胎児循環を踏まえて、胎児の循環機能にはいくつかの特徴がある。

1. 心臓や脳、上肢への血流を保つだけの左心室に比べ、下行大動脈、肺への血液を保つ右心室は圧も高く、拍出量でも優位である。

▶胎児のヘモグロビン
▶酸素解離曲線

2. 胎児は低酸素状態であり、動脈血の酸素分圧は30 mmHg前後であるが、胎児のヘモグロビンは、酸素親和性が高く酸素解離曲線が左方移動するため、低酸素環境下でも組織への酸素運搬に適している(図12)。

3. 組織の成長発達を維持するため、胎児心の体重あたりの拍出量は成人の2倍以上である。

▶胎児心筋

4. 胎児心筋は成人心筋に比し、組織学的に心筋細胞よりも間質細胞が多く生化学的にもカテコラミンの含有量が少ないことなどから、収縮力が弱く前負荷、後負荷の増加に対応する余裕がない。

5. 拍出量は1回拍出量を増やすことは困難で、心拍数を増やすことで対応する。すなわち、心拍数依存が著明である。

6. 低酸素や出血などの侵襲があったときや心不全状態に陥った際の適応として、血流が再分布される(図13)。つまり脳や心臓、胎盤などの生命を維持するために必須の臓器への血流は確保され、骨、筋肉、皮膚などへの血流が犠牲となるように臓器血管抵抗が変化する。

7. 自律神経系については、胎児期では副交感神経が優位で、迷走神経反射を起こしやすく徐脈、低血圧となりやすい一方、交感神経系は神経線維の発達

図12 酸素ヘモグロビン解離曲線

成人ヘモグロビンの酸素解離曲線では、動脈血(100 mmHg)のAから静脈血(30 mmHg)のVまで5 ml/dlの酸素を運ぶ。
胎児ヘモグロビンの場合、曲線の左方移動により、胎児動脈血(30 mmHg)のaから胎児静脈血(20 mmHg)のvまでで46 ml/dlの酸素を運ぶことが可能である。
(Maria Delivoria-Papadopoulos and Jane E McGowan: Oxygen Transport and Delivery; Fetal and Neonatal Physiology. 3rd Edition, p 885, Saunders, Philadelphia, 2004より引用)

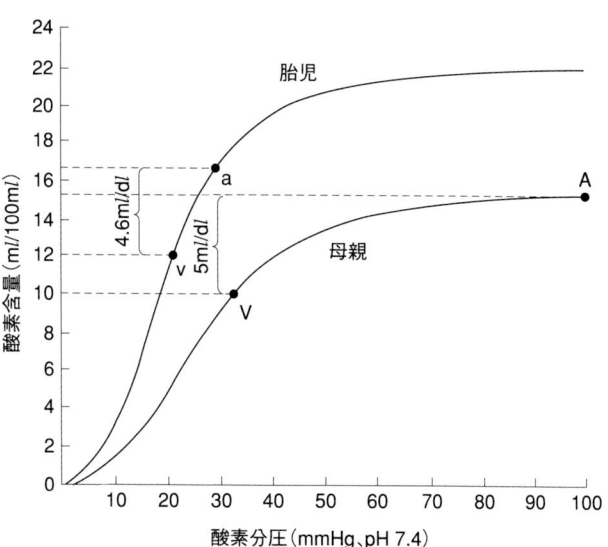

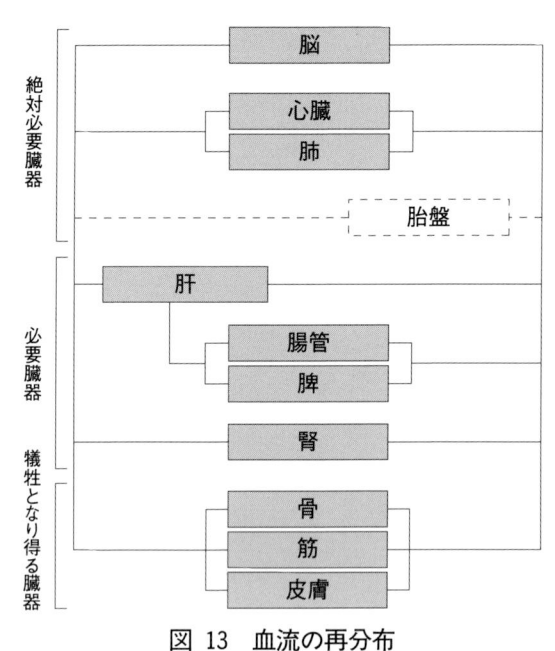

図 13 血流の再分布
(仁志田博司：新生児の循環生理．新生児学入門，第 3 版，pp 271-286, 医学書院，東京，2004 より転載)

が未熟で交感神経刺激への反応性は乏しい。

胎児循環から新生児循環への出生時の変化は、要約すると肺呼吸の開始に伴う肺血管抵抗の急激な低下と、胎盤循環の遮断に伴う体血圧の上昇、動脈管・卵円孔・静脈管の生理的シャントの閉鎖に伴う直列循環への移行である。肺血管抵抗は動脈血の酸素分圧により大きく影響を受ける。肺呼吸が開始されると動脈血の酸素分圧が上昇し、胎児期の低酸素状態で高かった肺血管抵抗は急激に低下する。それにより、肺血流量は著明に増加する。さらに血管抵抗の低い胎盤循環が遮断され、体血管抵抗は全体として高くなり体循環血圧が上昇して全身の臓器への血流を確保する。肺呼吸により動脈血の酸素環境がよくなると、動脈管の平滑筋は収縮して閉鎖する。また肺血流量が増加して左房への還流が増すと右房圧より左房圧の方が高くなり、弁状の卵円孔も機能的に閉鎖する。胎盤への血流が途絶することにより静脈管も閉鎖する。これらの胎児期には生理的であったシャントが閉鎖することにより成人と同じ左右心室の直列循環が完成する(図 14)。

▶肺血管抵抗

２）胎児循環から成人循環への移行期とも考えられる新生児期の循環機能の特徴

1．心機能の面からは胎児期と同様、前負荷、後負荷の増加に対応する余力が小さく心拍数依存性が大きい。

I．麻酔に関連した小児の特徴

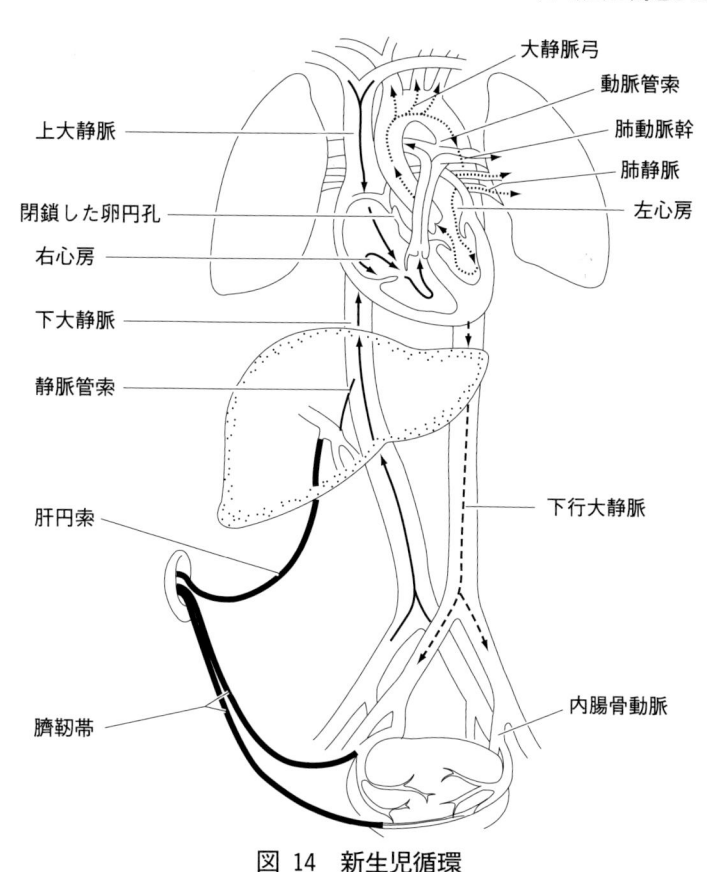

図 14 新生児循環
(小林陽之助：新生児遷延性肺高血圧症．新生児学ワークブック，第2版，pp 291-310，東京 HBJ 出版局，1996 より引用)

2．肺循環の面からは成人に比し肺血管抵抗がいまだ高く、右心系の負荷が大きい。

▶プロスタグランジン

3．動脈管の器質的な閉鎖には1〜4週間を要し、その間はプロスタグランジン製剤の使用や低酸素環境などで容易に再開通する。

▶迷走神経反射

4．自律神経系はやはり副交感神経優位であり咽頭刺激などにより徐脈低血圧などの迷走神経反射を容易にきたしやすい。

5．交感神経の心筋支配は未熟であるが、心筋内の交感神経受容体はほぼ完成しており、外因性のカテコラミンに対する反応性は成人と同様である。

▶多血症

6．新生児の循環血液量は80〜85 ml/kg であるが、出生直後の循環血液量は臍帯結紮の時期の影響を受ける。すなわち結紮の時期が遅れると子宮収縮により胎盤内の血液が胎児側へ流入することにより循環血液量が増加する。出生時の循環血液量の増加による多血症の発生は、心臓への負担のみならず、高ビリルビン血症、低血糖、血栓、出血傾向などを引き起こし得る。

7．胎児期に組織への酸素運搬に適していた胎児ヘモグロビンは、出生後の好

23

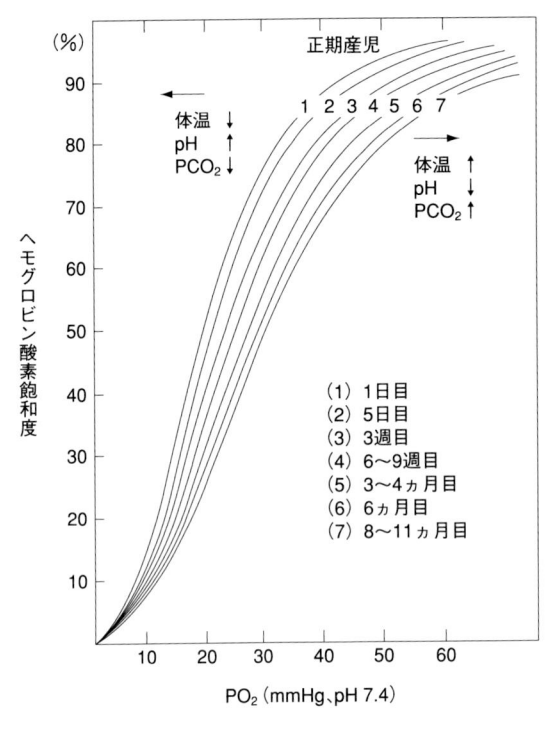

図 15 酸素ヘモグロビン解離曲線の出生後変化
(Delivoria-Papadopoulos M, et al：Postnatal changes in oxygen transport of term, preterm and sick infants；The role of red cell 2, 3-diphospho-glycerate and adult hemoglobin. Pediatr Res 5：235, 1971 より引用)

(1) 1日目
(2) 5日目
(3) 3週目
(4) 6〜9週目
(5) 3〜4ヵ月目
(6) 6ヵ月目
(7) 8〜11ヵ月目

表 11 心拍数・血圧の正常値

	新生児	乳児	幼児	学童
心拍数	120〜140	110〜130	90〜110	80〜90
収縮期血圧	60〜80	80〜90	90〜100	90〜110
拡張期血圧	30〜60	40〜60	60〜65	60〜70

気的な条件では組織でも酸素を解離せず不都合となる(図 12)ため、出生後の日齢とともに成人ヘモグロビンの割合が増加し酸素解離曲線は右方に寄っていく(図 15)。

新生児期の余力の少ない心拍依存性の心機能は、生後徐々に心拍数が減少し、1回拍出量の増加とともに血圧が上昇して成人の心機能に近づいていく。循環機能指標の心拍数、血圧の正常値は表 11 のとおりである。

3 中枢神経系の発達

中枢神経系の発達は、一般的に脊髄、脳幹、間脳、大脳の順に進み、脊髄や脳幹の神経細胞増殖と髄鞘形成は妊娠後期に進行し、大脳の髄鞘形成、シナプス発達は生後に急速に進行していく。中枢神経系のもとは胎齢2週頃までに外胚葉背側が肥厚して形成される神経板であるが、この神経板は陥没して管状の神経管となる。神経管は胎齢4週頃には後に大脳半球や間脳になる前脳を形成

I．麻酔に関連した小児の特徴

する脳管と脊髄になる脊髄管とに分かれる。胎齢8〜10週に大脳縦裂が出現し、10〜15週にはシルビウス溝が認められる。胎齢20週頃までにすべての神経細胞の生成は終了するが、神経核が移動して中枢神経系のおおよその形が完成されるのは24週頃である。その後、主な脳溝や脳回が形成されて出生するが、出生後も神経細胞の樹状突起は伸びて周囲の細胞とシナプスを形成、髄鞘化が盛んに行われ、乳児期から2歳頃までに高度な神経細胞ネットワークとそれを支える血管網などの支持組織が形成されていく。一方で神経細胞や軸索は将来必要とされるよりも多く生成されるが、この余分な神経細胞や軸索は発達の段階で自然に淘汰され消滅する。しかし過剰な神経細胞が、淘汰される前に本来生き残って働くべき神経細胞になんらかの障害が加わったとき、それに代わって

▶脳の可塑性　機能をもつようになることがある。これが新生児期の脳の可塑性であり、出生早期の脳の障害からの回復を説明するものである。

▶原始反射　　新生児期から乳児早期にのみ特有にみられる反射があるが、これを原始反射という。手掌を押すと握りしめ放そうとするとより強く把握する手掌把握反射や、片方の足底を強く圧迫すると反対の足を屈曲させ次に交叉させながらあたかも圧迫を除こうとするかのように伸展させる交叉伸展反射、仰臥位で後頭部を手で支えて持ち上げその後急に手を下げると、びっくりしたように両上肢を伸展外転させ次いで抱え込むように屈曲させるモロー反射、頬に指を触れると口を開けて触れた方に顔を向ける追いかけ反射などである。これらの原始反射は中枢神経系のシナプスの形成や髄鞘化によりフィードバック機構が発達するに伴い、通常3〜4ヵ月で消失する（図16）。

逆に出生直後にはないが乳児期前半から後半にかけて出現する反射もある。仰臥位にした児の両手掌をそれぞれ握りゆっくり引き起こすと、頭頸部が体幹と一緒についてくる引き起こし反射や、腋窩を支えて床に足をつけると、立つように足を伸展させる陽性支持反射、腹部を検者の手で支えて水平に持ち上げると、背を伸展させて首を持ち上げるランドウ反射、垂直に抱き上げ身体を急に前下方に倒すと、身体を支えるように前に手を伸ばすパラシュート反射などである（図16）。

これらの新生児期・乳児期に認められる固有の反射は、認められるべきときに認められないときや、消失するべきときに存在するとき、常に左右差があるときなどに神経学的異常の存在を疑わせる。

4 小児の運動感覚機能発達と言語精神心理発達

▶運動機能　　小児の運動機能の発達には3つの方向性がある。1つは、まず首が座り、次いで腰が座り、そして立ち上がるようになるという頭から足へ、上から下への方

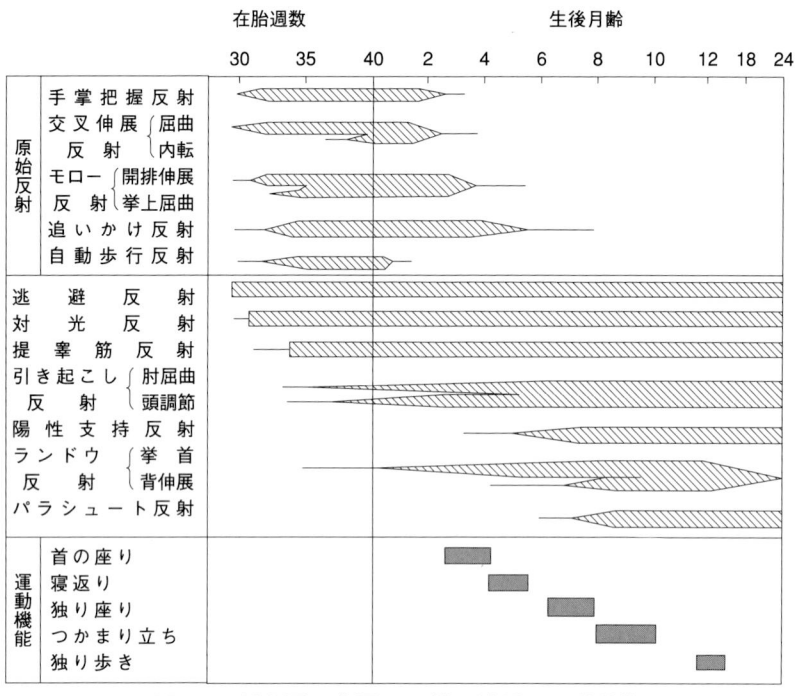

図 16 新生児・乳児の反射の消長と運動機能
(神谷賢二, ほか:成長・発達と小児看護. Clinical Nursing Guide 15 小児, p 30, メディカ出版, 大阪, 1989 より引用)

向である。次は、まず肩の運動から始まり、上腕、前腕、手、指へと進む身体の中心から外に向かう方向である。そして大きな全体の運動から、より微細な分化した運動へと発達する方向がある。

▶聴覚
　聴覚の発達はその後の言語機能や知能発達にとっても重要であり、その障害はできるだけ早期に発見し対策を講じる必要がある。生まれてすぐの新生児にも大きな音に対してモロー反射様の動作が出たり瞬きするなどのいわゆる聴覚反射が認められる。その後中枢神経系の発達に伴いこれらの反射は抑制され、より高次元の反応行動がみられるようになる。すなわち、2ヵ月頃には喃語が出始め、3ヵ月頃には音源に向かって視線や頭を向けるようになり、4〜5ヵ月頃には母親の声を聞き分けるようになる。さらに音の感度も発達し、より小さな音に対する反応も認められるようになり、4〜5歳頃には成人レベルの聴力となる。

▶視覚
　視覚については、出生時に既に強い光に対して瞬目したり顔をしかめるなどの反応が認められるが、注視ができるようになるのは1ヵ月頃である。2ヵ月頃には水平方向に動くものを目で追うようになり、4ヵ月頃には両眼固視が可能となり追視がはっきりするようになる。6ヵ月頃には視力が向上し小さな物も見るようになるが、成人と同様の視力になるのは3〜6歳頃と報告によって差があ

る。これは幼若乳幼児の自覚的視力検査が困難であるためと考えられる。

▶皮膚感覚　　　　触覚や圧覚、痛覚、温覚などの皮膚感覚は出生時に既によく発達している。これらの知覚神経の髄鞘化は出生時にほぼ完成しているが、運動神経の髄鞘化は出生後時間を要する。したがって新生児期の痛み刺激や温度刺激などに対する反応性の欠如は知覚の欠如を意味しない。新生児期であっても、手術などで痛み刺激を与える際には麻酔を必要とする所以である。

▶言語発達　　　　言語発達は1歳頃までは構音の発達である。すなわち1ヵ月頃ではアー、ウーなどの母音が主体の発声であるが、1〜2ヵ月頃には鳩の鳴くようなk、g、nなどの口蓋音が混じるようになる。2〜3ヵ月頃にはブーブー、ダダ、ババなど、口唇や口蓋前部を用いた喃語が発せられるようになる。6ヵ月頃になるとダア・ダア・ダアやバア・バア・バアなど長いシリーズの喃語を発する。9ヵ月頃からは大人の声を模倣するようになり、また自分の名前を理解するようになる。1歳になると有意味な片言が現れ、簡単な言語命令を理解実行し、2歳頃には2語文を話すようになる。以降は言語理解の発達に比し、言語表現の発達にはかなりの個人差がある。

小児の精神機能の発達は、運動機能の発達と切り離せないものがある。情動的には新生児期に既に啼泣行動により、痛みや空腹に対する不快を表現する。しかし出生直後から認められるひとり笑いは快の表現ではなく、睡眠時特にREM睡眠時の顔面筋の不随意運動によるものである。いわゆるあやし笑いは2〜4ヵ月頃から始まる。6ヵ月頃になると喜び、怒り、恐れなどの情動を表現し、母親や父親を他人と弁別して人見知りが始まるようになる。その後言語能力が発達するにつれ人見知りに代表される分離不安は減少し、他人ともコミュニケーションできるようになる。学童期になると、情緒表現に対して徐々に抑制がかかり、心理的にも安定してくるが、青少年期では二次性徴に伴う急速な身体の発達と精神発達のアンバランスに起因する情緒不安定に陥りやすくなる。

▶知能発達テスト　　　精神運動言語機能の発達評価については種々の知能発達テストがある。知能発達テストには暦年齢に対して何歳の水準まで到達しているかを評価する年齢を尺度とするものと、同年齢の集団の中でどの程度の能力があるかを評価する偏差値を尺度とするものがある。福岡市立こども病院では、運動、社会性、言語のそれぞれの領域で年齢を尺度として評価する簡便な遠城寺式乳幼児分析的発達検査表(**表12**)を発達スクリーニングに用いることが多い。

▶遠城寺式乳幼児
分析的発達検査
表

5 小児の体温調節

恒温動物では、多くの生体内酵素系の活動にとって最も効率的とされる体温37℃を恒常的に保つため、細胞の生命活動による熱の産生と放散を調節する。

表 12　遠城寺式乳幼児分析的発達検査表 (九大小児科改訂版)

氏名			男女	外来番号		検査年月日	1. 年 月 日 2. 年 月 日	3. 年 月 日 4. 年 月 日
	生年月日	年 月 日生		診断				

年:月	移動運動	手の運動	基本的習慣	対人関係	発語	言語理解
4:8	スキップができる	紙飛行機を自分で折る	ひとりで着衣ができる	砂場で2人以上で協力して1つの山を作る	文章の復唱(2/3) (子どもが2人ブランコに乗っています。山の上に大きな月が出ました。きのうお母さんと買物に行きました。)	左右がわかる
4:4	ブランコに立ちのりしてこぐ	はずむボールをつかむ	信号を見て正しく道路をわたる	ジャンケンで勝負をきめる	四数詞の復唱(2/3) 5-2-4-9 6-8-3-5 7-3-2-8	数の概念がわかる(5まで)
4:0	片足で数歩跳ぶ	紙を直線にそって切る	入浴時、ある程度自分で身体を洗う	母親にことわって友達の家に遊びに行く	両親の姓名、住所を言う	用途による物の指示(5/5) (本、鉛筆、時計、いす、電燈)
3:8	幅とび(両足をそろえて前に跳ぶ)	十字をかく	鼻をかむ	友達と順番にものを使う(ブランコなど)	文章の復唱(2/3) (きれいな花が咲いています。飛行機は空を飛びます。じょうずに歌をうたいます。)	数の概念がわかる(3まで)
3:4	でんぐりがえしをする	ボタンをはめる	顔をひとりで洗う	「こうしていい?」と許可を求める	同年齢の子どもと会話ができる	高い、低いがわかる
3:0	片足で2〜3秒立つ	はさみを使って紙を切る	上着を自分で脱ぐ	ままごとで役を演じることができる	二語文の復唱(2/3) (小さな人形、赤いふうせん、おいしいお菓子)	赤、青、黄、緑がわかる(4/4)
2:9	立ったままでくるっとまわる	まねて○をかく	靴をひとりではく	年下の子どもの世話をやきたがる	二数詞の復唱(2/3) 5-8 6-2 3-9	長い、短いがわかる
2:6	足を交互に出して階段をあがる	まねて直線を引く	こぼさないでひとりで食べる	友達とけんかをすると言いつけにくる	自分の姓名を言う	大きい、小さいがわかる
2:3	両足でぴょんぴょん跳ぶ	鉄棒などに両手でぶらさがる	ひとりでパンツを脱ぐ	電話ごっこをする	「きれいね」「おいしいね」などの表現ができる	鼻、髪、歯、舌、へそ、爪を指示する(4/6)
2:0	ボールを前にける	積木を横に2つ以上ならべる	排尿を予告する	親から離れて遊ぶ	二語文を話す(「わんわんきた」など)	「もうひとつ」「もうすこし」がわかる
1:9	ひとりで一段ごとに足をそろえながら階段をあがる	鉛筆でぐるぐるまるをかく	ストローで飲む	友達と手をつなぐ	絵本を見て3つのものの名前を言う	目、口、耳、手、足、腹を指示する(4/6)
1:6	走る	コップからコップへ水をうつす	パンツをはかせるとき両足をひろげる	困難なことに出会うと助けを求める	絵本を見て1つのものの名前を言う	絵本を読んでもらいたがる
1:4	靴をはいて歩く	積木を2つ重ねる	自分の口もとをひとりでふこうとする	簡単な手伝いをする	3語言える	簡単な命令を実行する(「新聞を持っていらっしゃい。」など。)
1:2	2〜3歩あるく	コップの中の小粒をとり出そうとする	お菓子のつつみ紙をとって食べる	ほめられると同じ動作をくり返す	2語言える	要求を理解する(3/3)(おいで、ちょうだい、ねんね)
1:0	座った位置から立ちあがる	なぐり書きをする	さじで食べようとする	父や母の後追いをする	ことばを1〜2語、正しくまねる	要求を理解する(1/3)(おいで、ちょうだい、ねんね)
0:11	伝い歩きをする	おもちゃの車を手で走らせる	コップを自分で持って飲む	人見知りをする	音声をまねようとする	「バイバイ」や「さようなら」のことばに反応する
0:10	つかまって立ちあがる	びんのふたを、あけたりしめたりする	泣かずに欲求を示す	身ぶりをまねする(オツムテンテンなど)	さかんにおしゃべりをする(喃語)	「いけません」と言うと、ちょっと手をひっこめる
0:9	ものにつかまって立っている	おもちゃのたいこをたたく	コップなどを両手で口に持っていく	おもちゃをとられると不快を示す	ダ、ダ、チャなどの音声が出る	
0:8	ひとりで座って遊ぶ	親指と人さし指でつかもうとする	顔をふこうとするといやがる	鏡を見て笑いかけたり話しかけたりする	マ、バ、パなどの音声が出る	
0:7	腹ばいで身体をまわす	おもちゃを一方の手から他方に持ちかえる	コップから飲む	親しみと怒った顔がわかる	おもちゃなどに向って声を出す	親の話し方で感情をききわける(禁止など)
0:6	寝がえりをする	手を出してものをつかむ	ビスケットなどを自分で食べる	鏡に映った自分の顔に反応する	人に向って声を出す	
0:5	横向きに寝かせると寝がえりをする	ガラガラを振る	おもちゃを見ると動きが活発になる	人を見ると笑いかける	キャーキャー言う	母の声と他の人の声をききわける
0:4	首がすわる	おもちゃをつかんでいる	さじから飲むことができる	あやされると声を出して笑う	声を出して笑う	
0:3	あおむけにして身体を起こしたとき頭を保つ	頬にふれたものを取ろうとして手を動かす	顔に布をかけられて不快を示す	人の声がする方に向く	泣かずに声を出す(アー、ウァ、など)	人の声でしずまる
0:2	腹ばいで頭をちょっとあげる	手を口に持っていってしゃぶる	満腹になると乳首を舌でおし出したり顔をそむけたりする	人の顔をじいっと見つめる	いろいろな泣き声を出す	
0:1	あおむけで時々左右に首の向きを変える	手にふれたものをつかむ	空腹時に抱くと乳の方に向けてほしがる	泣いているとき抱きあげるとしずまる	元気な声で泣く	大きな音に反応する
0:0						
[年:月]	暦年齢 / 移動の本人動運動 / 手的習慣 / 対人関係 / 発語 / 言語理解					
	運 動		社 会 性		言 語	

1. 麻酔に関連した小児の特徴

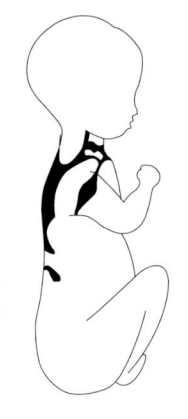

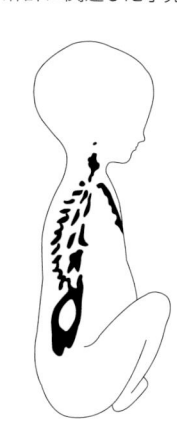

図 17 褐色脂肪組織の分布
(Aherne W & Hull D: The site of heat production in the newborn infant. Proc R Soc Med 57: 1172, 1964 より引用)

▶体温調節異常

しかし、小児とりわけ新生児ではこの熱の調節機構が未発達で、低体温、高体温、発熱などの体温調節異常をきたしやすい。

人体の熱の産生機構には、
①基礎代謝
②随意的な筋肉の収縮に伴う熱産生
③ふるえ(shivering)による熱産生
④筋肉の機械的活動によらない熱産生(non-shivering thermogenesis；NST)

がある。

▶褐色脂肪組織

小児では、成人に比し基礎代謝が大きく、幼若なほど安静時体温は高い(乳児では 37.5°C は発熱とはみなさない)。また、筋肉の発達していない新生児では、褐色脂肪組織で行われる NST が寒冷適応に重要な役割をしている。褐色脂肪組織は神経、血管に富み、その細胞は多くの脂肪球と豊富なミトコンドリアを含む。新生児に寒冷刺激があると、褐色脂肪組織への血流が増加し、脂肪酸の酸化による熱産生を促す。この褐色脂肪組織は図 17 に示すように、体表では頸部や肩甲骨、体深部では脊柱や腎周囲、大動脈周辺などに分布しており、寒冷刺激時には首筋や肩甲骨の辺りの皮膚温を他の部位より高く保つ(warm nape phenomenon)。年齢の長ずるに従い、褐色脂肪組織は体深部の一部を除き、白色脂肪組織へと変化していく。

▶体内温度勾配
▶体表外気温度勾配

体内で産生された熱は体内深部から皮膚表面へ、さらに皮膚から外気へと放散される。熱の放散に関してはその体表面積の大きさが影響するが、体重あたりの体表面積は、体重 3,000 g の新生児では成人の約 2.7 倍、出生体重が 1,500 g の低出生体重児では成人の約 3.5 倍である。すなわち、小さな未熟児ほど熱の放散が大きいといえる。体内深部と皮膚表面との温度差を体内温度勾配(internal gradient)、皮膚温と外気温との差を体表外気温度勾配(external gradient)

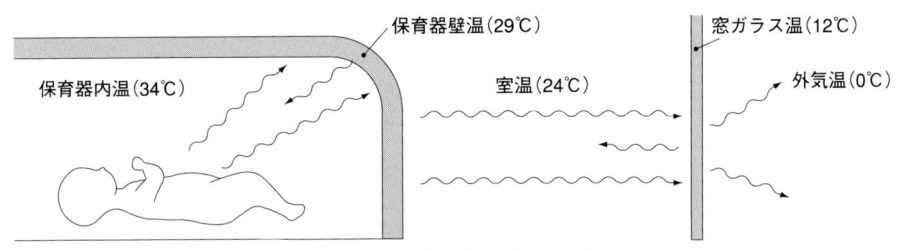

図 18 輻射による熱の喪失
(仁志田博司：新生児の体温調節. 新生児学入門, 第3版, pp 157-160, 医学書院, 東京, 2004 より転載)

と呼ぶ。

　体内温度勾配は、体内組織の熱伝導性と組織、特に低熱伝導性の皮下脂肪組織の厚さ、皮膚表面への血流により影響を受ける。皮下組織が薄く、末梢循環が悪くなりやすい未熟児では、容易に体内温度勾配が大きくなりやすく、したがって体内深部温も低くなり低体温となりやすい。

　一方、体表外気温度勾配により皮膚から環境へ放散される熱の経路は、①伝導、②対流、③輻射、④蒸発、の4つがある。伝導による熱放散は体表と接している物体の温度により左右される。対流による熱放散は、環境温と皮膚温の温度勾配と環境空気の流速に影響される。したがって、伝導と対流による熱の過剰な放散を防ぐためには、身体に触れるマットの温度や環境温を上げ、周囲の空気の流速を遅くする。

　あらゆる物質は熱線を出しており、輻射熱として周囲に放散している。人間もその体表面から輻射熱を放散しているが、周囲の固体環境との間の温度差が大きいと放散される熱量も大きくなる。例えば裸で保育器に入っている新生児の場合を考えると、たとえ保育器内の気温が高くても保育器そのものが外の低い外気温にさらされて冷えていると、保育器に奪われる輻射熱が大きくなり、体温は保育器内温度よりも低くなってしまう(図18)。特に体重あたりの体表面積が大きい新生児や乳児では輻射による熱喪失は大きくなる。

　蒸発による熱の放散には、皮膚からのものと肺換気からのものがあり、水分1gの蒸発により0.58 kcalの気化熱を奪われる。発汗を伴わない皮膚からの水分喪失と肺換気からの水分喪失を合わせたものが不感蒸泄であり、出生体重の小さな超未熟児では特に多量となる。そのため超未熟児の体温を管理するには、保温による輻射の防止だけでなく、外気や呼吸器内吸気ガスの十分な加湿による不感蒸泄の防止を行う必要がある。

▶不感蒸泄

6 小児の体液調節

　小児は成人に比べると身体構成水分が多く(図19)、特に新生児では体重の約

1. 麻酔に関連した小児の特徴

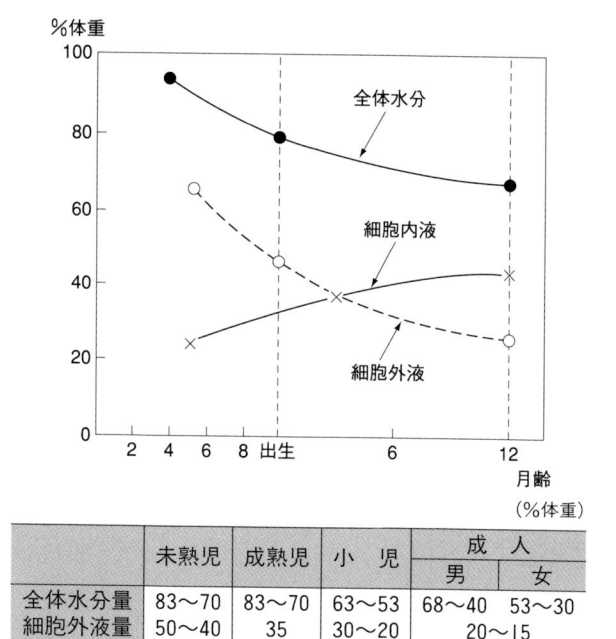

	未熟児	成熟児	小児	成人 男	成人 女
全体水分量	83〜70	83〜70	63〜53	68〜40	53〜30
細胞外液量	50〜40	35	30〜20	20〜15	
細胞内液量	30	45〜35	30	40〜35	

図 19　小児の身体構成水分

　70〜80％が水分である。この割合は在胎週数の少ない未熟児ほど大きくなる。体水分すなわち体液は、細胞内液と細胞外液に分けられるが、細胞内液量は新生児期から成人期まで体重の約 40％であまり変化しない。一方、細胞外液は血管内液（血漿）と間質液に分けられ、小児で多いのは間質液である。未熟なほど多い間質液は、出生後尿量の増加や不感蒸泄により急速に減少し生理的体重減少の主因となる。

▶間質液

　体液の調節は、小児においても成人と同様で、腎臓がその主役をなす。出生後、胎盤循環の消失とともに体血圧が上昇するのに対して、腎血管抵抗はプロスタグランジンの作用により低下するため、腎血流量は大幅に増加し、生後 1 週間で出生時のおよそ 2 倍となる。この腎血流量の増加に呼応して、糸球体濾過率と尿細管による再吸収能も出生後急速に成熟し 1 歳でほぼ成人と同様の腎機能となる。

▶腎血流量

　新生児・乳児では成人に比し、腎機能の未熟性や体重あたりの不感蒸泄が大きいことなどから、水・電解質バランスの異常をきたしやすい。表 13 に小児における水分の 1 日必要量の目安を挙げておく。出生直後は少ない腎血流量と未熟な糸球体濾過率、さらには分娩ストレスによる抗利尿ホルモンの分泌増加により尿量は少ない。間質液が多いことと併せて、このときに過剰な水分投与をすると、低ナトリウム血症となりやすい。ナトリウムやカリウムについてもそ

表 13　小児における水分の 1 日必要量と不感蒸泄量、尿量

A：小児の水分 1 日必要量(ml/kg)	
2〜3 生日	50
3〜15 生日	60〜120
16 生日〜4 ヵ月	150
4〜6 ヵ月	140
6〜12 ヵ月	120
幼児	100
学童	70
13〜15 歳	50
成人	40

B：小児の 1 日不感蒸泄量(ml/kg)	
新生児	30
乳児	60〜50
幼児	40
学童	30
成人	20

C：小児の 1 日尿量(ml/kg)	
新生児	10〜90
乳児	90〜80
幼児	50
学童	40
成人	30

の排泄能力は低く、0〜1 生日の新生児では輸液が必要なケースでも糖液だけでよい。その後 1〜3 生日には、腎機能の急激な成熟に伴い利尿期となって間質液が排泄されるとともに、不感蒸泄による水分の喪失も大きく必要水分量は増加する。4〜5 生日以降になると腎機能は安定してくるが、未熟児ではいまだ尿細管機能が未熟なため、ナトリウムの尿中への排泄が多く低ナトリウム血症となりやすい。

一方、酸塩基バランスでは新生児は代謝性アシドーシスに傾きやすい。腎での重炭酸イオンの再吸収率が悪いこと、水素イオンやアンモニアなどの尿への排泄が不良であること、発育に伴う蛋白質の代謝によって生じる有機酸の急激な増加、骨の成長に伴う水素イオンの産生増加などがその原因で、容易に代謝性アシドーシスに陥る。

7　小児の免疫系

▶抗体

▶細胞性免疫

▶受動免疫

ヒトの免疫能は胎生期に既にほぼ確立されている。抗体産生能を有する B 細胞や細胞性免疫に関与する T 細胞は胎齢 10 週頃から出現することが知られている。しかし胎児が無菌的な環境下におかれていることや、妊娠に伴って母体ではある程度免疫抑制状態にあることなどから、出生直後の新生児では機能的免疫不全の状態である。正常に出生した新生児では、母体からの受動免疫である IgG 免疫グロブリンを有するのみで、胎盤を通過しない IgM や IgA は極めて少量しか認められない。IgG も妊娠 7 ヵ月頃以降に母体からの移行が盛んとなるため、在胎 32 週以下の未熟児ではすべての γ グロブリンが低い状態で出生することになる。母体由来の IgG は生後徐々に減少し、6 ヵ月頃にはほぼ消失する。したがって麻疹や風疹、水痘、流行性耳下腺炎など特定のウイルス疾患には通常生後 6 ヵ月頃から罹患することになる。免疫グロブリンの血中濃度は

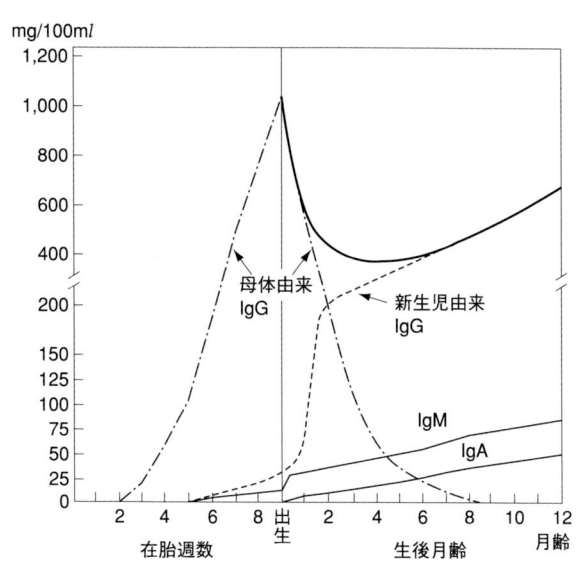

図 20 免疫グロブリン血中濃度の出生前後の変化
(Miller ME：Host defenses in the human neonate. Grune & Stratton, New York, 1978 より引用)

生後3〜4ヵ月頃が最低で、その後児自身の産生に由来するものが増え、1歳頃にはIgG、IgM、IgAはそれぞれ成人の60％、75％、20％となる(図20)。細胞性免疫ではT細胞系は出生時にほぼ完成しているが、マクロファージ機能が未熟であることなどから、やはり成人と比べて機能不全の状態にある。しかし液性免疫能に比べると、より早期に成熟していく。

8 小児の栄養

出生直後の新生児では嚥下運動は弱く、吸啜に続く連続的な運動とならないが、1〜2日以内には効果的な嚥下となる。新生児の下部食道括約筋は未熟であり、胃内容の逆流がしばしば起こり、溢乳の原因となる。この下部食道括約筋機能は正常新生児では生後1週間ほどで改善し、ほぼ1ヵ月程度で成人のレベルに達する。胃に送られた母乳は早期新生児期では2〜3時間で小腸へと進む。小腸での通過時間は3〜4時間で、この間に炭水化物、脂肪、蛋白質が消化吸収される。

▶下部食道括約筋機能

唾液や胃液、膵液、胆汁、腸液などの消化液は新生児・乳児期の分泌量が少なく、したがってこの時期の栄養は特殊な乳汁栄養となる。種々の乳汁栄養の中でも下記の理由により最も優れているものは母乳である。まず母乳はその消化吸収の面で優れている。すなわち、母乳蛋白質には消化されやすいラクトアルブミンが多く消化吸収に不都合なカゼインおよびカルシウムが少ない。脂質の吸収率も牛乳では50〜60％であるのに比して、母乳では90〜95％の吸収率が

▶乳汁栄養

あるといわれている。また栄養学的にも、核酸合成に必要なシスチン含有量が多い、脳細胞の重要な構成成分であるタウリンも多く含むなど発達途上の乳児の要求に最適である。母乳中にはラクトフェリンが多く含まれるが、これは細胞成長因子であり、そのほかにも何種類かの細胞成長因子が含まれることが知られている。母乳は免疫学的にも優れている。初乳にはIgAやラクトフェリン、リゾチームなどの抗菌物質、さらには食菌能を有する好中球を含み、消化管感染症の予防に好都合である。一方で、異種蛋白摂取による下痢や嘔吐、消化管出血などのミルクアレルギーを起こすことがない。

　小児では体重あたりの基礎代謝が大きいだけでなく、成長のためのエネルギーも必要である。新生児では体重あたりの1日蛋白所要量は2～2.4 g、必要カロリーも100～140 kcalと成人の倍である。

3. 新生児の呼吸障害と心不全の評価

1 呼吸障害チェックリストと心不全チェックリスト

▶呼吸障害チェックリスト
▶心不全チェックリスト

　新生児の心不全において、その重症度の評価はその後の治療計画を立てるうえで重要であるが、普遍的かつ簡便な評価方法はなかなか存在しない。福岡市立こども病院では、呼吸障害チェックリスト（表14）と心不全チェックリスト（表15）を用いている。経験上、呼吸障害チェックリスト17～20点以上で人工呼吸管理を必要とし、また、心不全チェックリスト7～8点以上で開心手術などの外科的治療を早期に必要とする。

4. 小児麻酔で問題になる場合

1 風邪症候群

▶風邪症候群

　咳や鼻汁、喀痰、眼脂などのいわゆる風邪症候群を呈する場合、麻酔、手術を施行することはそれなりのリスクを伴うので、手術の緊急性と風邪症状をよく検討することが重要である。発熱や感染性の発疹を伴う場合は一般的に全身性の炎症、ウイルス血症となっており、手術はよほどの緊急性があるか、またはその発熱が原疾患によるものであり手術で改善されるもの（膿瘍に対するドレナージ手術など）でなければ延期されるべきである。心臓手術や耳鼻科手術では発熱を伴わない風邪症候群でも、術後経過に及ぼす影響を考えると延期が望ましい。風邪症候群で喀痰の増えた状態では術後無気肺になるリスクが大きく、

1. 麻酔に関連した小児の特徴

表 14 呼吸障害チェックリスト

氏　名　　　　　　　　　　年齢　　　　疾患・手術名

	日　付							
意識・表情	①刺激に対して反応乏しい	6点						
	②不穏で寝ない　目を白黒させる	5						
	③ストレスにより①か②へ移行	4						
	④不穏だがあやせば寝る	3						
	⑤泣き声弱い（活気に乏しい）	2						
	⑥やや、泣き声弱い（なんとなく元気がない）	1						
	⑦活気あり	0						
呼吸	①無呼吸	7点						
	②肩呼吸　鼻翼呼吸と陥没呼吸	6						
	③ストレスにより①か②へ移行	5						
	④陥没呼吸、または鼻翼呼吸常時	4						
	⑤ストレス時陥没呼吸増強、鼻翼呼吸出現	3						
	⑥軽度陥没呼吸	2						
	⑦多呼吸	1						
	⑧呼吸穏やか	0						
皮膚色	①蒼白、チアノーゼ、大理石模様	5点						
	②ストレスにより①へ移行	4						
	③時々、顔色不良　大理石模様	3						
	④ストレス時、顔色不良、大理石模様	2						
	⑤ストレス時、皮膚色変化軽度	1						
	⑥皮膚色変化なし	0						
末梢	①冷感、発汗著明	5点						
	②ストレスにより①へ移行	4						
	③安静時も冷感、発汗あり	3						
	④ストレス時、冷感発汗出現	2						
	⑤ストレス時、冷感発汗軽微	1						
	⑥冷感、発汗なし	0						
	合　計　点							
	体　重(g)							
安静時呼吸数	100回以上/分							
	90〜99							
	80〜89							
	70〜79							
	60〜69							
	50〜59							
	49以下							
血液ガス	pH							
	P_{CO_2}							
	P_{O_2}							
	BE							
	S_{O_2}							
	(A、HC)							
	胸写の結果							
	セデーション							
	その他							

(福岡市立こども病院 ICU)

表 15 新生児心不全チェックリスト

		日付／点
呼吸	常時努力呼吸または 80/分以上の呼吸	2
	ストレス時努力呼吸または 60〜80/分の呼吸	1
	軽度陥没呼吸または 60/分以下の呼吸	0
皮膚色	常時蒼白（黄白、赤みのない顔色を指す）	2
	ストレス時顔色不良（蒼白、口鼻周囲チアノーゼ）大理石模様	1
	皮膚色変化なし	0
循環	常時冷感発汗ありまたは尿量 1 cc/kg/h 未満	2
	ストレス時冷感発汗ありまたは尿量 1〜2 cc/kg/h	1
	冷感発作なし　排尿状態良好	0
表情意識	刺激に対して反応が乏しいまたは不穏で寝ない	2
	活気に乏しいまたは不穏だがあやせば寝る	1
	活気あり	0
哺乳	絶食	2
	経管栄養または努力哺乳がある	1
	哺乳力良好	0
	合計点	

＊心不全の重症度分類
　1点〜3点：経管栄養、カテコラミン・鎮静薬を必要としない軽度の心不全。
　4点〜6点：経管栄養、カテコラミン・鎮静薬が必要な場合もある中等度の心不全。
　7点〜10点：経口哺乳を行う場合もあるが主として経管栄養・ミルク中止。
　　　　　　　人工呼吸管理・カテコラミン・鎮静薬が必要な場合のある重度の心不全。
　　　　9点以上は人工呼吸管理・鎮静薬が必須である重篤な心不全。
（福岡市立こども病院 NICU）

また、高肺血管抵抗となって循環機能に影響を及ぼす。

2 発疹性疾患と免疫

水痘や麻疹など発疹を伴った小児の急性感染症では、回復後2週間〜1ヵ月は免疫能の低下を認める。このため福岡市立こども病院では急性発疹性感染症（麻疹、水痘、風疹、突発性発疹、流行性耳下腺炎、手足口病など）罹患後1ヵ月間には、緊急手術以外は行っていない。予防接種についても同様で、予防接種後1ヵ月間は緊急手術以外は行わない。

3 歯科疾患と心臓病

▶感染性心内膜炎

先天性心臓病は感染性心内膜炎のリスクを伴う。感染性心内膜炎は歯科疾患の治療後に最も多くみられるため、歯科治療前には抗生剤の予防投与が必要である。一方、先天性心臓病児の手術時に齲歯に罹患していると、気管挿管や経食道心エコーなどの口腔内処置に伴い術後感染性心内膜炎を合併する可能性があるため、手術前に齲歯治療しておくように指導する。

（総崎直樹）

II モニター

MANUAL OF PEDIATRIC ANESTHESIA

はじめに 術中を安全に管理するためには、患者の状態を的確にかつリアルタイムでつかむ必要がある。また術中は麻酔領域および外科領域でさまざまな器具を使用するので、それらの器具が正常に作動しているかをつかむ必要もある。現在表示されている種々のパラメーターが何を表しており、われわれは何を見ているのかを常に意識しておく必要がある。一般にモニターという言葉には、患者の状態をつかむという行為と、それを行う機器を指す場合と両方の意味をもたせていることが多い。ここでは患者の状態をつかむという行為をモニタリング、それを行う機器をモニターと定義する[1]。またわれわれ麻酔科医は患者の状態のみならず、手術室内で使用される種々の医療機器の作動状態を常に見張り、患者の安全を脅かさないように管理する必要がある。そこでここでは、この考えに従ってモニターを分類し、それぞれに解説を加える。

▶モニタリング
▶モニター

何をモニタリングするのかによって表16のように分類する。患児の状態をモニタリングする場合は、生命予後に直結する血液酸素化状態のモニタリングをまず考えなければならない。この項目には機器を使用しないモニタリングから、機器を使用したモニタリングまで示している[2]。

また、モニターの分類として生体に対する侵襲の度合(表17)があり、そのモ

表 16 モニターの分類（対象別）

対象	内容
患児の状態のモニタリング	1．血液酸素化のモニタリング：口唇および爪の色、眼球結膜の色、パルスオキシメーター 2．換気のモニタリング：胸部の呼吸に伴う動き、前胸壁聴診器、食道聴診器、カプノグラフ（終末呼気炭酸ガス濃度測定）、換気量計、気道内圧計 3．循環のモニタリング：脈拍触診、前胸壁聴診器、食道聴診器、心電図、血圧測定（手動、自動非観血的、観血的）、中心静脈圧、肺動脈カテーテル（Swan Ganz）、尿量、出血量カウント 4．体温のモニタリング：直腸温、食道温、皮膚温 5．筋弛緩のモニタリング：筋弛緩モニター 6．脳機能のモニタリング：瞳孔径、脳波、BIS、TCD、内頸静脈酸素飽和度、rSO_2 7．その他：体位、手術台への接触
機器の状態のモニタリング	1．麻酔ガス濃度の測定：吸入および呼気酸素濃度、吸入および呼気麻酔ガス濃度（N_2O、セボフルラン、イソフルランなど） 2．室温・湿度の測定：室温計、湿度計 3．その他：手術台の固定状態、加温冷却ブランケットの温度、電気凝固器やその他の電気機器の漏電状態

表 17　モニターの分類（侵襲度別）

侵襲度	内容
非侵襲的モニタリング	血圧測定（手動、自動血圧計）、心電図、パルスオキシメーター、カプノグラフ（終末呼気炭酸ガス濃度測定）、呼吸回路モニター（吸入酸素濃度、1回換気量、気道内圧、吸入麻酔薬濃度）、体温（直腸温、食道温、末梢皮膚温など）、筋弛緩モニター、出血量カウント、脳波、BIS、TCD、rSO$_2$
侵襲的モニタリング	観血的動脈圧測定、中心静脈圧測定、肺動脈カテーテル（Swan Ganz）、心拍出量、導尿による尿量、内頸静脈酸素飽和度

表 18　モニターの分類（開始時期別）

開始時期	内容
麻酔開始前から	ECG、血圧計、パルスオキシメーター、胸壁聴診器
麻酔開始後から	カプノグラフ（終末呼気炭酸ガス濃度測定）、呼吸回路モニター（吸入酸素濃度、1回換気量、気道内圧、吸入麻酔薬濃度）、体温（直腸温、食道温、末梢皮膚温など）、筋弛緩モニター、出血量カウント、脳波、BIS、TCD、尿量、rSO$_2$
気管挿管後から	呼気ガスモニター、中心静脈圧、経食道心エコー
術後（回復室）	ECG、血圧計、パルスオキシメーター、体温、呼吸数

ニターから得られる情報による利益と、モニターを取りつけることによっての不利益とを秤にかけ、個々の症例によって使い分ける必要がある。例えば、非観血的自動血圧計では飛び飛びの時点の血圧しかわからないが、観血的血圧計を取りつければ連続した血圧のモニタリングが可能となる。これは心臓外科手術の麻酔など、1拍ごとの血圧を監視する必要のある手術では大きな力を発揮する。では、すべての症例に観血的血圧モニタリングを行うかというと、鼠径ヘルニア根治術では得られる連続的な血圧の情報よりも、動脈に針を刺して血管を傷つけるという不利益の方が大きいと考えられるので、このような場合はこのモニタリングは採用されない。

　また、モニターとしてはその使用時期別に分けて分類（表 18）しておくと、前もって機器を準備する場合考えやすい。患児が泣きわめいているようなときは別であるが、モニター機器のプローブをおとなしく付けさせてくれる場合は、麻酔開始前から、心電図（ECG）、血圧計のマンシェット、パルスオキシメーター（SpO$_2$）、胸壁聴診器（図 21）などを取りつける。各種バイタルサインを測定後、多くの場合吸入全身麻酔を開始する。麻酔開始後、カプノグラフ（図 22）または呼吸回路モニターを装着し、体温（1ヵ所以上）をモニタリングし手術を開始する。術中は出血量を小児ではグラム（g）単位で正確にカウントし、手術や患児の状態に応じて、持続導尿による尿量、筋弛緩モニター[3]、脳波[4]または図 23 に示すような BIS モニター[5]、TCD（経頭蓋ドップラー）[6]、近赤外光による局所脳酸素飽和度（rSO$_2$：near-infrared spectrophotometer、図 24）[7]などの中枢神経系モニターを装着する。心臓外科などの大手術では、以上に加えて、観血的動脈

▶BISモニター
▶TCD
▶rSO$_2$

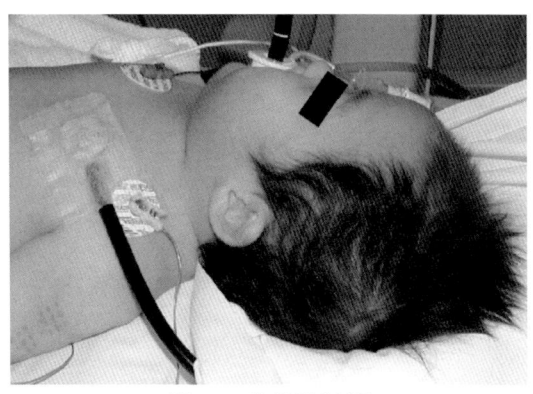

図 21 胸壁聴診器

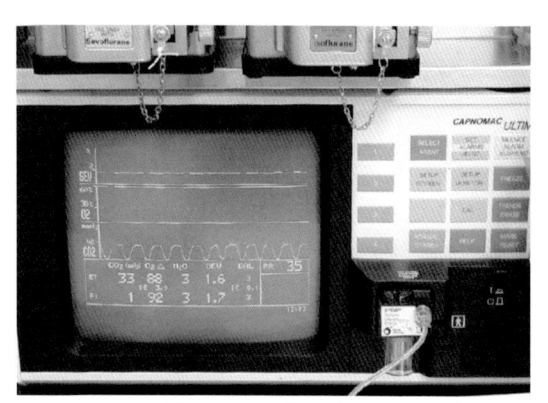

図 22 カプノグラフ

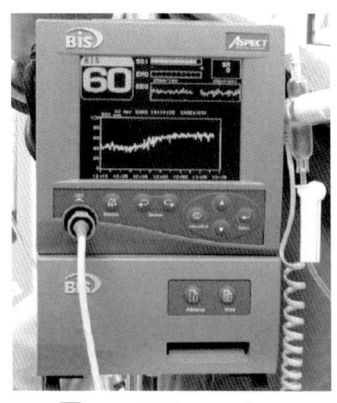

図 23 BIS モニター

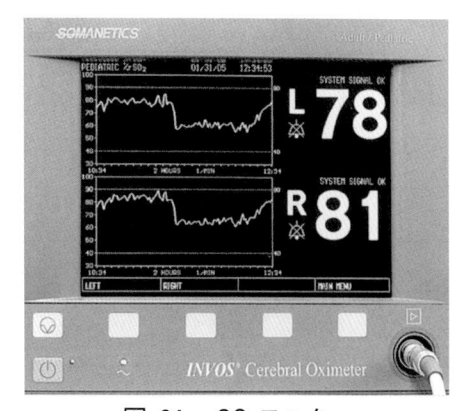

図 24 rSO₂モニター

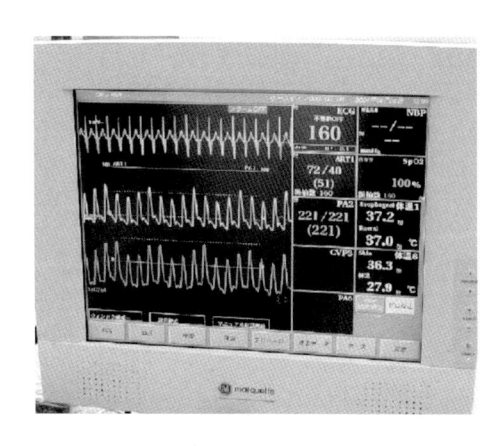

図 25 心臓外科用モニター
ECG、SpO₂、観血的動脈血圧、CVP、体温、脈拍数など。

血圧、中心静脈圧(CVP)、可能な症例では内頸静脈酸素飽和度などのモニターを装着する(図25)。術後は一般の手術ではECG、非観血的血圧計、パルスオキシメーター、体温、呼吸数などでよい。

以下に、上記のような分類から考えたモニタリングの実際を標準的な症例を挙げながら解説したい。

1. フルモニタリングではない症例 (例：鼠径ヘルニア根治術など)

患児の搬入前に、麻酔器付属の各種モニターが確実に作動するかどうかの点検を行う。酸素濃度計の校正を行い、ECGの電極が汚れていれば酒精綿などで清拭する。マンシェットのゴムの劣化によって術中の血圧測定ができなくなることを避けるために、接続部を中心によく点検する。胸壁聴診器を耳に当て、その音質を確認する。図22のようなカプノグラフや吸入麻酔ガスモニター（例：カプノマックウルチマ® など）は電源を入れてから実際に使用できるようになるまで時間がかかるので、前もってウォーミングアップを行っておく。患児が搬入されたら、素早く状態を把握し、現在準備しているモニター類で十分かどうかを判断し、追加で必要なモニターがあればその手配を開始する。このままでよいと判断すれば、患児を手術台に寝かせ、静脈ラインの確保されていない症例では、マスク吸入麻酔による緩徐導入を開始する。マスクを患児の顔に当てる前に、胸壁聴診器とパルスオキシメーターを装着する。この時点であまり抵抗が強くなければ、ECGの電極も装着する。この3つのモニタリングで患児の状態を監視しながら、緩徐導入を行う。患児の意識消失を確認したら、血圧計のマンシェットを上腕に巻き、血圧測定を行う。マンシェットの加圧はかなりの疼痛を伴うので、この状態で痛がっているようであれば次の段階へ進むのを少し遅らすことも必要である。血圧が測定でき、マンシェットの加圧にもあまり抵抗がみられなければ、静脈路を確保する。この段階で、体温（直腸温、末梢皮膚温、食道温など）を1つ以上モニタリングできるようにプローブを取りつける。施設によってはこのマスク吸入麻酔のみでヘルニア根治を行う場合も考えられるが、当院ではマスク全身麻酔に硬膜外麻酔を追加している。気管挿管をした場合は、胸壁聴診器を温度計の付いた食道聴診器（図26-1、2）に変えると、よりはっきりした心音、呼吸音をモニタリングできる。術中は血液酸素化のモニタリングとしてはパルスオキシメーターと口唇色で持続的に確認し、換気のモニタリングとしては胸壁聴診器または食道聴診器で呼吸音を聴診し、終末呼気炭酸ガス濃度計（カプノグラフなど）で確実に炭酸ガスが排泄されていることを確認する。もちろん、胸郭が呼吸に合わせて吸気で挙上し呼気で下降することを自分の目でよく見ておく。循環のモニタリングとしては胸壁聴診器または食道聴診器で心音を聴診し、ECGで波形やSTの状態、洞調律かなどを監視する。血圧は通常自動血圧計で測定するが、自分で送気球と水銀血圧計を用いて測定してもよい。脈拍は通常、ECGやパルスオキシメーターの脈拍カウント機能を使用して構わないが、機器によるモニタリングは突然故障することも

▶吸入麻酔ガスモニター

▶胸壁聴診器

▶マスク吸入麻酔

▶食道聴診器

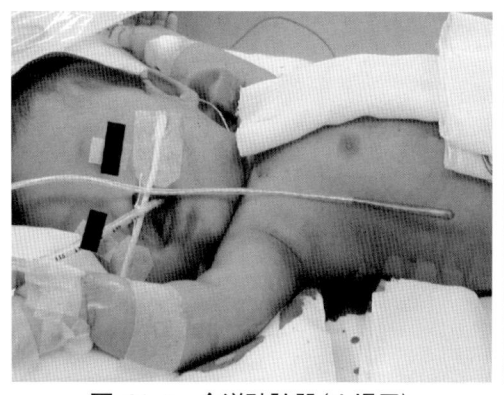

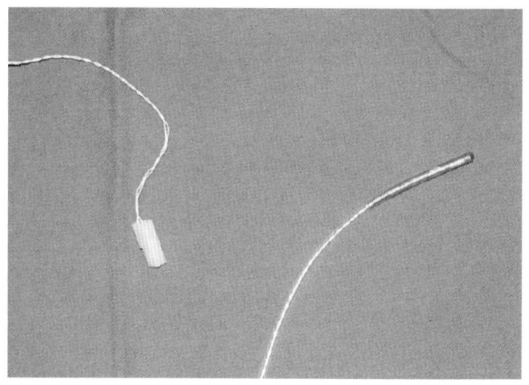

図 26-1　食道聴診器（小児用）　　　図 26-2　食道聴診器（温度計の接続部）

▶筋弛緩モニター

あるので、必ずどこか1ヵ所以上の脈拍を触れることができる体表近くの動脈を触れておく。筋弛緩薬を使用しない手術では筋弛緩モニターの使用は必要ないが、もし使用した場合は筋弛緩モニターで筋弛緩の状態を監視すれば、追加投与の目安として役立つ。その他、手術台の傾斜が術中変化した場合などでは、患児の身体の思わぬところが手術台の金属部分に接触して褥瘡のもととなることもあるので、この面からの監視も怠らないようにする。患者の状態の監視ではないが、図27のような吸入

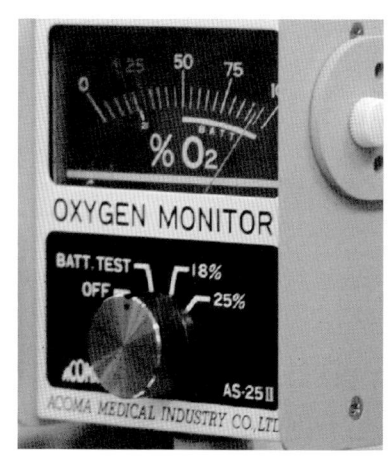

図 27　酸素濃度計

酸素濃度（酸素濃度計）、術中使用の麻酔ガスの濃度（麻酔ガスモニター）、手術室の温度や湿度、加温冷却ブランケットの温度、手術台の固定状態なども安全な術中管理のためには必要な監視であり、電気凝固器その他の術中使用する電気器具の漏電監視も常に心がけなければならない。手術が終われば、回復室でECG、非観血的血圧計、パルスオキシメーター、体温、呼吸数などをモニタリングし、異常がなければ一般病棟へ帰棟させる。

2. 少しモニタリングが増える症例（例：脊椎後方固定術など）

患児搬入までは、鼠径ヘルニア根治などと同様の準備でよい。気管挿管後、脊椎後方固定術などでは、尿量測定用に導尿を行い、血圧測定を観血的に行うために通常、腹臥位への体位変換後、橈骨動脈に動脈ラインを挿入し、ヘパリ

▶SEP

ン生食水で持続フラッシュを行う。神経系のモニタリングとしてSEP(体性感覚誘発電位)などの神経刺激記録モニターを装着する。その他のモニタリングとしては前出のフルモニタリングではない症例を参考に各種モニターを装着する。手術が終了すれば、腹臥位から仰臥位へ戻し、気管チューブを抜管し、集中治療部(ICU)などの密な監視のできる病棟へ搬送する。

3. フルモニタリングの症例 (例:開心術など)

▶動脈ライン

▶中心静脈ライン

麻酔を開始し、気管挿管後、侵襲的なモニタリングを行う。すなわち観血的な血圧測定のための動脈ライン(症例により、図28のような橈骨動脈、後脛骨動脈、図29のような浅側頭動脈などを使い分ける)、静脈系の圧測定のための中心静脈ライン(症例により、図30のような鎖骨下静脈、内頸静脈、大腿静脈などを使い分ける)を挿入し、体温のモニタリングも直腸温、末梢皮膚温、食道温など3ヵ所以上で行う。導尿を行い、持続的に尿量を監視する。脳機能のモニ

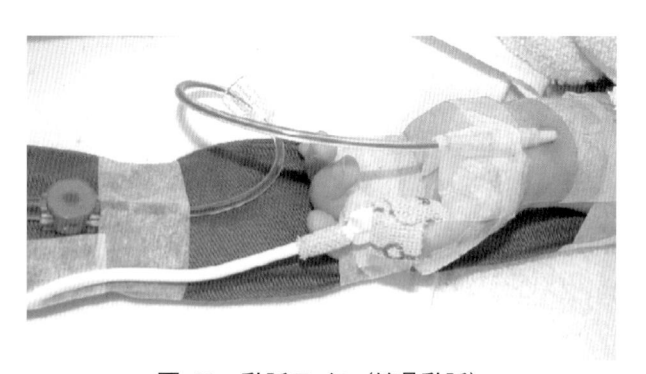

図 28 動脈ライン(橈骨動脈)

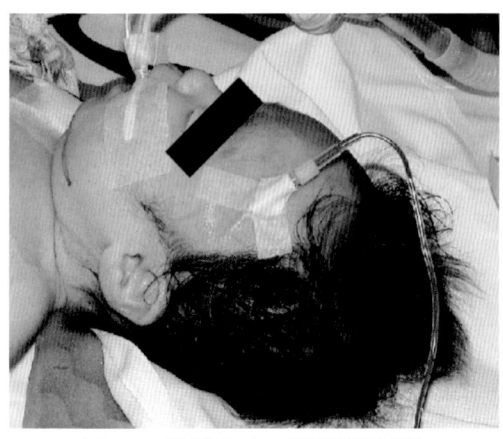

図 29 動脈ライン(浅側頭動脈) 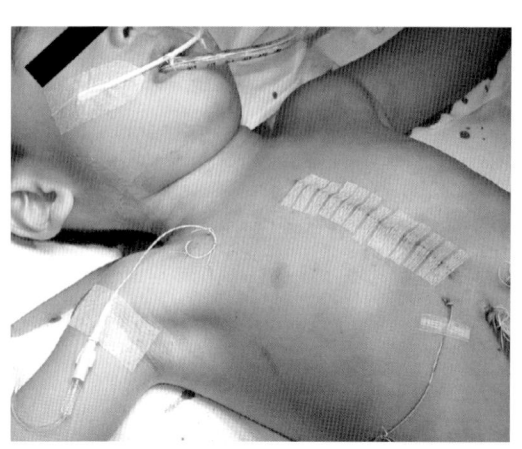　　　　図 30 中心静脈ライン(鎖骨下静脈)

タリングとしては、脳波計を付けるべきであるが、電気凝固器からの交流障害が強くあまり役立っていないのが現状である。成人でよく使われているBISモニターも有用と考えられるが、2歳未満ではアルゴリズムが成人と異なっているため、あまり使用されない。その代わり、術中は頻回に瞳孔径を確認し、そのサイズを記録しておく。また直接脳機能をみているわけではないが、近赤外光による局所脳酸素飽和度(rSO$_2$)は非侵襲的に脳内の大まかな酸素化の変動が測定できるので、プローベが装着できる体格の小児はrSO$_2$を監視すると、安全な麻酔管理という面で有用であろう。出血量のカウントは原始的であるが、循環血液量の推定に今も変わらぬ価値をもっている。手術が無事終了すれば、搬送用モニターにECG、動脈圧、パルスオキシメーターの波形や値を表示させながら、ICUへ搬送する。

(秦　恒彦)

ひとくちメモ　小児麻酔においてはモニタリングライン確保の善し悪しが、その日の手術のできを左右することもある。心臓外科などでは極端な話、観血的血圧測定のための動脈ラインが朝から昼までやっても確保できなくて、手術を中止して別の日にしたこともある。このようなときは、外科医も予定が狂って不機嫌になるし、何より患者の家族の落胆は目を覆うばかりである。われわれ麻酔科医も自分の腕の未熟さに腹が立つやら、自己嫌悪に陥るやらで、大変な目に遭う。これを防ぐには、日頃から常に腕を磨いておくことと、前日の不調を翌日まで引きずらない、気分の切り替えを上手にすることを心がけることである。

■文献■

1) 諏訪邦夫：なぜ機器によるモニターが必要か．モニタリングから何が分かるか，諏訪邦夫，奥村福一郎(編)，pp 1-6，中外医学社，東京，1993．
2) 奥秋　晟：モニタリング総論．麻酔・集中治療とモニタリング，第1版，奥秋　晟，池田和之，豊岡秀訓(編)，pp 2-9，克誠堂出版，東京，1989．
3) 鈴木　太，勝又徳一，板垣俊江：筋弛緩．麻酔・集中治療とモニタリング，第1版，奥秋　晟，池田和之，豊岡秀訓(編)，pp 48-57，克誠堂出版，東京，1989．
4) 新宮　興，森健次郎：脳波．麻酔・集中治療とモニタリング，第1版，奥秋　晟，池田和之，豊岡秀訓(編)，pp 331-334，克誠堂出版，東京，1989．
5) Davidson A : The correlation between bispectral index and airway reflexes with sevoflurane and halothane anaesthesia. Paediatr Anaesth 14 : 241-246, 2004.
6) Karsli C, Luginbuehl I, Farrar M, et al : Propofol decreases cerebral blood flow velocity in anesthetized children. Can J Anaesth 49 : 830-834, 2002.
7) Samra SK, Dy EA, Welch K, et al : Evaluation of a cerebral oximeter as a monitor of cerebral ischemia during carotid endarterectomy. Anesthesiology 93 : 964-970, 2000.

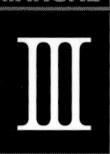

III 術前準備、評価のポイント

1. 術前準備

麻酔科医は、手術前に回診を行って、患児の全身状態を把握して、麻酔管理の計画を立てる必要がある。

❶ まず患児の情報収集から始める

カルテから患児の現病歴・生活歴・既往歴を把握する。ほとんどの医師は、病気のことしかカルテに記載していないので、成長・発達や生活歴などは看護記録・麻酔アンケートを参照するとよい。過去に麻酔歴があれば麻酔記録から、麻酔法や術中合併症などをピックアップする。

▶術前検査

❷ 術前検査

術前検査はどこまで必要かというのは、最近の医療費の高騰という面から、費用のわりに効果が薄いのではないかという意見がある。成人と比べて検査にかかる苦痛は小児にとっては大きく、術前検査の簡略化にはメリットがあると思われる。現在、成人の手術で一般的に必要とされる術前検査は、胸部X線、心電図、肺機能検査、ヘモグラム、血液生化学、尿検査、感染症検査などである。このうち、肺機能検査を小児に行うのは無理である。また、安静が必要な心電図は鎮静してまで行う必要はないと思われる[1]。胸部X線、尿検査は比較的ストレスが少ないのでルーチンに行っている。抗凝固療法中の患児には凝固系検査が必要である。

❸ 病室を訪問する

医療従事者に対して恐怖心を抱く患児が多いので、なるべく不安を与えないように心がける。幼児以下は、質問に対して的確に答えてもらえないので、親から情報を得ることになる。術前問診を容易にするために、手術が決まった時点で"麻酔の前に"(図31)という冊子を渡して前もって読んで理解を深めてもらい、さらに"麻酔科からのアンケート"(表19)を入院後記入してもらっている。

❹ 現時点の健康状態について質問する

成長・発達の程度、運動がどれくらいできるのかなどは、具体的なことを挙げて答えてもらうとよい。最近は、食品や薬剤などに対するアレルギーを有するこどもが多いので必ず尋ねておく。

III. 術前準備、評価のポイント

【麻酔の前に】

このパンフレットは、手術を受けることが決まった患者さんに、麻酔について理解していただくために作りました。手術の前に担当の麻酔医が診察に参りますので、わからないことがありましたら遠慮なくお尋ねください。

【麻酔科の仕事について】

わたくしたちの仕事は、手術の前に患者さんの状態を知るために患者さんにお話を聞くところから始まります。そして手術の時は最初から最後まで患者さんのそばについて手術中の痛みを除くだけでなく、次のような事態が起こらないように絶えず努力しています。（突然の大出血、喘息発作、炎による窒息や肺炎、血圧低下、心臓発作、異常高体温など）

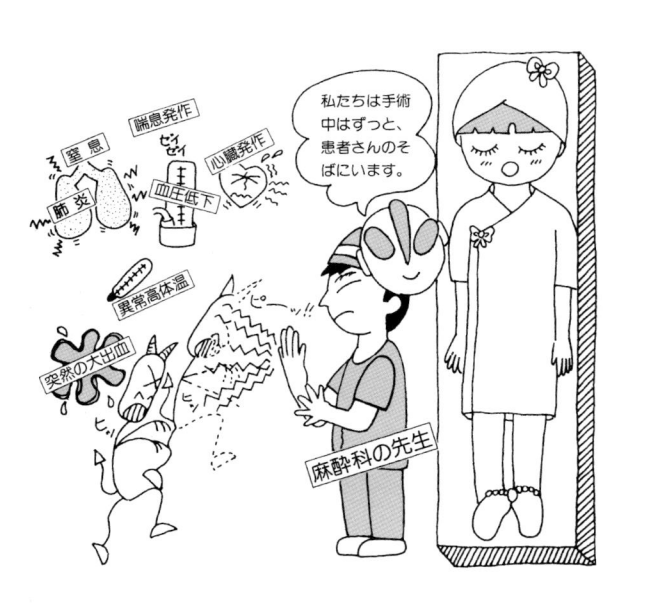

【実際の麻酔の方法】

まず、手術当日、病棟で不安を取り除くための薬を使います。人見知りをしたり、手術に対する恐怖心があると、家族から離れて手術室に行くことに、興奮したり、泣いたりして、スムーズに麻酔が行なえないこともあります。そのために、小さい子はなるべく眠った状態で、大きい子はお医者さんとお話しながら手術室に行けるようにしています。

手術室に行ったら、みんなはマスクを顔にあてていいにおいをかいでいるうちに眠ります。みんなが眠ってしまってから心電図や血圧計をつけ、大事な点滴をします。そのあとに手術の内容によっては、気管の中に管を入れたり、局所麻酔を行なうこともあります。

局所麻酔の場合、短い手術ではこどもが眠ってしまってから、痛みおさえに硬膜外腔というところに痛み止めの薬を入れます。長い手術の時は、同じ場所に細いチューブをいれて繰り返し薬が使えるようにします。このチューブは手術が終わっても残しておいて病棟で痛み止めのために使うこともあります。

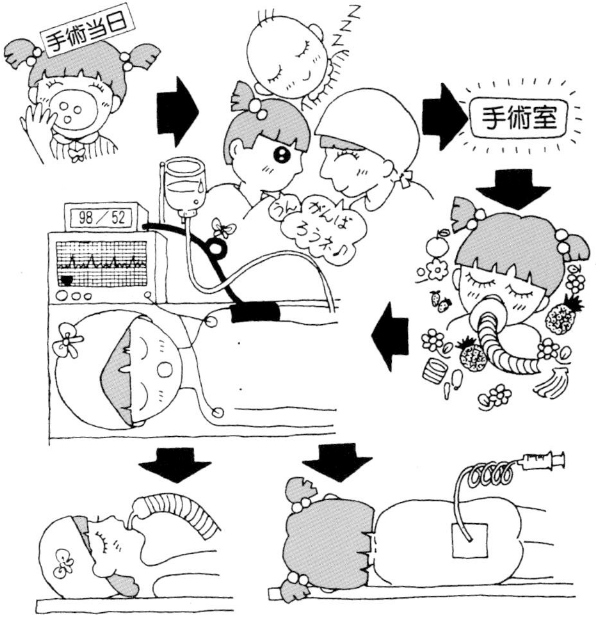

図31 冊子［麻酔の前に］

麻酔についての説明と、あらかじめ知っておいてほしい注意点を記載。手術が決まった時点で、外来で手渡しし読んできてもらう。

そのほかに、ICUでの呼吸管理や、病棟での術後の疼痛管理も行なっています。

[安全な麻酔を行なうために]

1. 絶飲食の指示を守りましょう。
胃に食べものが入っていると、麻酔薬で意識がなくなったときにそれを吐いて窒息するので大変危険です。

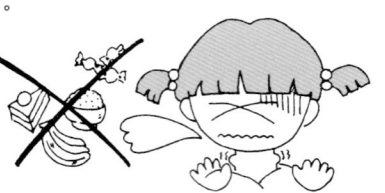

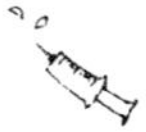

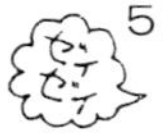

2. 風邪をひいていませんか。
風邪をひいていると、鼻水や痰をつまらせて、窒息することがあります。また、手術の後に風邪がひどくなって肺炎になることもあります。

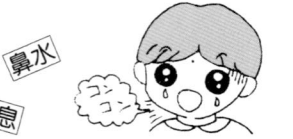

3. まわりに、最近、風疹、水疱そう、はしかに罹った人はいませんか。
病気がうつっている可能性があります。

4. 一ヶ月以内に予防接種をうけていませんか。
手術や麻酔の影響で抵抗力がおちて、実際にその病気を発症することがあります。

5. 喘息はありませんか。
手術中に発作を起こすことがあります。日頃使っている薬があれば持参してください。

6. アレルギーはありませんか。(食物や薬でじんましんが出たことがありませんか。)
麻酔、その他の薬でアレルギー反応が強く出て、ショック状態になることがあります。

7. ぐらぐらした歯がありませんか。
口の中に管を入れるときに歯が折れて、気管内に入ることがあります。

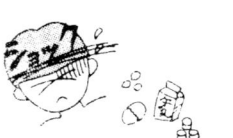

8. 口が去にくかったり、首が動きにくくありませんか。
口の中に管が入らないことがあります。

9. いつも飲んでいる薬がありますか。
薬の種類によっては、麻酔に影響するものがあります。かかりつけの先生に薬の名前を確かめてきてください。

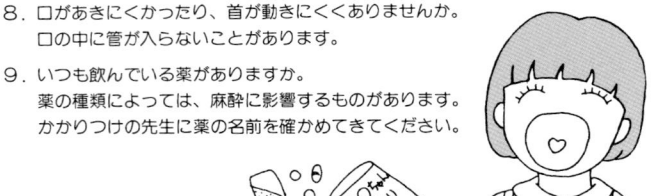

以上、おおまかに麻酔の説明をしましたが、おかあさんの方からもこどもたちに説明しておいてください。
また、入院されてからアンケート用紙をお渡ししますのでご協力ください。

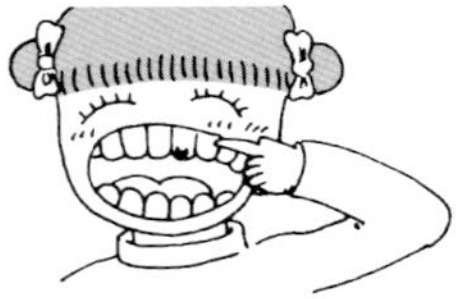

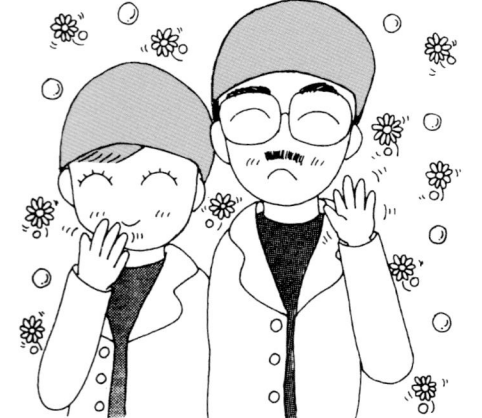

図 31　冊子「麻酔の前に」

表 19 麻酔を受ける前に～麻酔科からのアンケート
　患者情報を得るために記入してもらい、麻酔合併症についても記載。入院時に手渡し、麻酔科が術前訪問する前に記入してもらう。

　麻酔に伴う危険性は、麻酔技術・麻酔薬・モニターなどの進歩により、著しく低下してきています。しかし、麻酔に限らず、あらゆる治療には多少なりとも危険が伴います。危険の度合いは、手術の内容や患者さんの全身状態、体質などによって異なりますが、命に関わるような合併症の危険率は麻酔症例数万かち十数万例に 1 例程度と稀なものです。このアンケートは安全に麻酔を行うために、患者さんの、生まれてから現在に至るまでの経過や全身状態をよく知るための問診票です。どの質問も大事なことですので、できるだけ詳しく答えてください。

1. 出産は予定日より（　　　　日はやかった、予定日どおり、　　　日おそかった）
2. お産は（正常、帝王切開、吸引、その他　　　　　　　　　　）
3. 生まれた時の体重：　　　　　グラム
4. 同年代の児にくらべて、発育・発達の遅れがありますか。　　　　　　　　　　　　　　　　　（はい、いいえ）
　　具体的に：
5. ひきつけやケイレンを起こしたことがありますか。　　　　　　　　　　　　　　　　　　　　（はい、いいえ）
　　具体的に：
6. ゼンソクといわれ、治療を受けたことがありますか。　　　　　　　　　　　　　　　　　　　（はい、いいえ）
　・何歳頃から起こり始めましたか。　　　　歳　　　ヵ月
　・現在でも治療を受けていますか。　　　　　　　　　　　　　　　　　　　　　　　　　　　（はい、いいえ）
　・どんなときに発作が起こりやすいですか。：
　・発作のときはどんな治療をしますか。（注射、吸入、内服、その他　　　　　　　　　　　　　　　　　　　）
　　　薬の名前：
　・一番最近発作が起こったのはいつですか。：
7. 薬、食物やゴム製品等でアレルギーを起こしたことがありますか。　　　　　　　　　　　　　（はい、いいえ）
　　具体的に：
8. その他、体調面で何か気がかりなことがありますか？　　　　　　　　　　　　　　　　　　　（はい、いいえ）
　　具体的に：
9. 今までに何か手術を受けたことがありますか。　　　　　　　　　　　　　　　　　　　　　　（はい、いいえ）
　　：　　　　　　　　　　　　　の手術を　　　年　　月頃　　　　　　　　　病院で
10. 手術中、術後に何か困ったことがありましたか。　　　　　　　　　　　　　　　　　　　　（はい、いいえ）
　　具体的に：
11. 何か常用している薬がありますか。　　　　　　　　　　　　　　　　　　　　　　　　　　（はい、いいえ）
　　薬の名前：
12. 血縁者に、ゼンソクやアレルギーの人がいますか。　　　　　　　　　　　　　　　　　　　（はい、いいえ）
　　具体的に：
13. 血縁者に麻酔や手術で異常を起こした人がいますか。　　　　　　　　　　　　　　　　　　（はい、いいえ）
　　具体的に：
14. 麻酔に伴う合併症についてご承知いただきたいこと
　・全身麻酔、硬膜外麻酔にともなう一般的なもの
　　　一時的な悪心・嘔吐、頭痛
　　　のどの痛み、声の嗄れ、歯牙のぐらつき、脱落
　　　口唇や鼻腔からの出血
　　　薬剤アレルギー
　　　特殊な体位を保持したための筋力低下、四肢の痛み　など
　・全身麻酔にともなう非常に稀なもの
　　　体温の異常な上昇による全身の臓器障害
　　　アナフィラキシーショック　など
　・硬膜外麻酔にともなう非常に稀なもの
　　　注射針による神経損傷にともなうしびれ感、感覚障害、筋力低下
　　　注射部位や脊髄周囲への細菌感染、膿瘍形成、出血
　　　局所麻酔薬中毒
　　　アナフィラキシーショック　など
15. 次の予防接種を受けた場合、緊急手術以外は、手術できません。
　　　生ワクチン（ポリオ、麻疹、風疹、水痘、流行性耳下腺炎など）は 4 週間以内、不活化ワクチン（3 種混合、日本脳炎、インフルエンザ、B 型肝炎など）は 1 週間以内、BCG は 2ヵ月以内、予定手術はできません。
16. 麻酔に関してのご希望、ご要望を自由にお書きください。

　手術の前に担当の麻酔科医が病室を訪問し、もっと詳しくお話を伺い、診察をします。疑問点がありましたら、遠慮なくお尋ねください。
　ご協力ありがとうございました。

患者氏名　　　　　　　　　　　　男・女　　　年齢　　　歳　　　ヵ月
記入者氏名　　　　　　　　　　　（患者との続柄：　　　　　　）
記入した日　　　　年　　月　　日

（福岡市立こども病院　麻酔科）

患児および親は、麻酔の説明の内容に、驚いたり、恐怖心を抱いたりすることがある。麻酔科医は、「手術室では、患児から絶対に離れることはない」「手術中に、痛い思いをしない、目を覚ますようなことはない」などを説明しておく必要がある。

❺ 患児を診察する

体表面の奇形、下顎骨の大きさ、首の太さ、開口の程度、扁桃腺の大きさ、歯牙の動揺、腹部膨満、皮膚の色や張り、発疹などをチェックしておく。

❻ 聴診

呼吸音は、左右差や呼気の延長をチェックする。心音は、数、音の強さ、心雑音、リズムなどに注意する。

「常用薬があれば当日も服用すべきか」「術式に不明な点がある」などの疑問点があれば、主治医とよく相談しておく。

稀なケースの場合は、類似症例の麻酔記録や術後経過を参照し、麻酔計画を立てるとよい。

❶ 手術を中止にするべきかどうか

1）予防接種

▶予防接種

予防接種後2〜4週後は免疫抑制状態が継続することがあるので、以下の予防接種を受けた場合、緊急手術を除いて、手術を行わない方がよい[2]。生ワクチン（ポリオ、麻疹、風疹、水痘、流行性耳下腺炎など）は4週間以内、不活化ワクチン（3種混合、日本脳炎、インフルエンザ、B型肝炎など）は1週間以内、BCGは2ヵ月以内。

2）風邪（上気道感染）

▶風邪

▶上気道感染

風邪症状を有す患児を麻酔すると、通常より気道閉塞、喉頭痙攣、無気肺、術後呼吸器合併症などが起きやすくなる。手術侵襲の程度によるが、これらの合併症が生命予後に影響を与えることはほとんどなく、術中の管理次第で防止が可能である。上気道感染がある場合、手術の可否は、手術の内容と緊急度、主治医の考えなどを十分に説明を行ったうえで、家族の意見を総合して決定する。また、過去6週間以内に風邪をひいていても合併症のリスクを高めない。①現在風邪症状がある、②受動喫煙者である、③いびきをかく、④湿性咳がある、ことなどが合併症のリスクとなる。気管挿管を避け、マスクやラリンゲルマスク麻酔により合併症を減らせるともいわれている[3]。

3）発熱

▶発熱

38℃以上の発熱で、上気道感染の症状を伴うようであれば、手術は中止する

III. 術前準備、評価のポイント

方針にする。小児は、激しい運動や環境の変化などで、体温が変動しやすいので、発熱の原因についても検討し、発熱が麻酔や手術に影響するかを考慮する。

4）喘息

▶喘息

かかりつけの小児科医より「喘息である」「喘息の気がある」と診断されることがあるが、実際は喘息でないこともある。その状況を詳しく聞いて、普通の風邪との区別をする。コントロールされていない喘息ならば中止するのが望ましい。

5）痙攣

▶痙攣

喘息とは異なって、専門医から診断を受けていることが多い。抗痙攣薬などでコントロールできていれば予定通り行う。

上記のような症状があっても、どうしても手術をしなければならないことがある。「この状態で、この時期に手術をする必要があるか」ということを外科医と話し合う。家族が「どうしてもこの時期に手術をしてほしい」と要望することもある。麻酔科医、外科医が家族に対して、手術をするメリットとデメリットについて十分説明、話し合いをしてから最終的に手術の実施の可否を決定する。結果として手術をする場合は、予期される合併症に対する麻酔計画が必要となる。

2. ポイント

1 情報収集

1．気道確保困難度の評価：顔面奇形、口腔内腫瘤、小顎、後鼻孔閉鎖、巨舌、頸椎の可動性、上気道閉塞、無呼吸
2．現病歴・既往歴・過去の麻酔歴・家族歴（悪性高熱、遺伝性疾患の有無）、アレルギー
3．全身状態、検査データ・常用薬（出血傾向をきたすもの、循環作動薬、ホルモン系）
4．性格・体格・体質

2 麻酔の説明とインフォームド・コンセント

▶インフォームド・コンセント

インフォームド・コンセントとは「十分に知らせたうえでの承諾」「説明と同意」などと訳されている。患者の権利意識が高まり、医療事故・訴訟の増加という現在の医療情勢で、患者が納得できる医療を提供するためには、十分な医療情報を開示したうえで、患者自身の治療に対する同意や選択が不可欠になってきている。麻酔科医は手術を前提として、過度の不安や緊張を与えないように、

麻酔方法とそれに伴う合併症を本人と家族に説明する必要がある。小児においても、同様に行うことは当然である。しかし、小児は、理解力や認知能力が乏しいという理由で、医師や保護者からなんらかの説明を受けるのみというのが現状である。

手術という治療を受けるにあたっては、外科医から家族に説明がされ、家族を通して患児に伝えられるのが一般的である。この際、手術が肉体的、精神的に苦痛を伴う医療行為であることと伝えられることが多い。入院時の看護記録などから患児と親の病気や手術に対する認識の程度を把握しておくとよい。乳児期の場合、手術に対する理解はできないが、入院に伴う環境の変化から、情動反応がみられるので、和やかな雰囲気をつくり、言葉かけなどで、苦痛を緩和する。また、親の不安が乳児の情動反応に影響することがあるので、親への丁寧な説明に努め、十分に理解を得るようにすることが必要であろう。幼児期の場合、親の理解と納得の程度を把握しつつ、患児自身がどれほど理解しているか、不安をもっているかを評価する必要がある。学童期の場合、手術・麻酔に対する理解は可能であり、具体的な情報提供も必要となるであろう。麻酔科医が必要とされるのは、患児の理解力、認知力の発達に合わせて話を進めていくことである。

▶情動反応

手術や麻酔に対する理解の程度はさまざまである。患児や家族向けの麻酔パンフレットやビデオなどで事前に知ってもらうとよい。病院のホームページを通じて、麻酔について広く一般に啓蒙していくのも1つの方法である[4]。

手術を何度も経験する患児もいる。その中には、手術や麻酔によくない経験や印象をもつ患児もいる。不安の緩和には、発達段階に応じた説明や方法を用いて、患児との信頼関係を構築していく。

患児と家族に対して行った説明の内容、時間、署名を、カルテに必ず記載しておく。

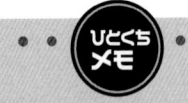

ひとくちメモ

麻酔の説明とインフォームド・コンセント

麻酔の方法と合併症などについて説明し同意を得る。
・マスク換気、挿管、硬膜外麻酔、腋窩神経ブロック、モニタリング(動脈ライン、中心静脈ラインなど)
・術後鎮痛法(坐剤、硬膜外鎮痛、麻薬の持続静注・皮下注)
・合併症：嗄声、興奮、嘔気、嘔吐、痺れ、尿閉、液漏れ、気胸、頭部剃毛など

III. 術前準備、評価のポイント

3 絶飲食

▶絶飲食

麻酔導入時の誤嚥性肺炎を予防する必要性から、術前の絶飲食が行われてきた。しかし、長時間の絶飲食による脱水・低血糖・代謝性アシドーシスを誘発したり、患児の精神面に悪いなどの理由で、さらに、小児において麻酔開始2時間前に clear fluid を摂取しても、導入後の胃液の量、pH を増加させないことがわかっており[5]、最近の絶飲食の時間を短縮する傾向にある。

逆流や誤嚥の原因となりそうな基礎疾患(逆流性食道炎、胸やけ症状、胃腸疾患、糖尿病など)を調査する。絶飲食の必要性を説明し、遵守させる。

4 術前食

午後麻酔開始症例では、朝食を抜きにすると、絶食時間が半日にも及び、患児に長時間の空腹を強いることになるが、これは現実的ではない。朝食の時間帯に消化のよいロールパンとリンゴジュースなど(術前食)を食べさせるとよい。術前食を食べさせても、4時間後の麻酔開始時の胃液の量・pH は朝食を抜いた場合とそれほど差がない。術前食は、手術の待ち時間にお腹が空くといったストレスを減らす1つの方法と思われる。

術前絶飲食は**表20**のように行っている(但し、痛み、消化管狭窄のある場合、消化管手術を除く)。

表 20 絶飲食時間

	2 時間前	3 時間前	4 時間前	6 時間前
新生児	clear fluid	母乳	人工乳	
乳児	clear fluid	母乳	人工乳	離乳食
小児	clear fluid		術前食 牛乳類	固形物

5 前投薬(表21)

前投薬は、手術麻酔に対する不安を軽減したり、気道分泌を抑制したり、有害な神経反射を予防するなど、麻酔導入や術中管理をスムーズにすることが目的である。しかし、最近、麻酔前投薬の必要性の是非に関して論議されるようになっている。

小児麻酔の領域でも、麻酔導入時に親を立ち合わせることで、必ずしも前投薬は必要ではないという意見もあり[6]、実際、親同伴で導入を行っている施設もある。外来の診察や検査は親と一緒にできるが、手術室で親と離されて、鎮静されない状態での麻酔導入は、マスクを顔に近づけることさえ拒まれることがある。小児(特に小学生以下)の麻酔には、前投薬の投与が必要であると思われる。

前投薬の投与経路には、経口、注腸、経鼻、筋注などがある。小児の場合、

表 21　福岡市立こども病院の前投薬

1．注腸法
　・筋注用ケタミン　0.1 ml・kg^{-1}（5 mg・kg^{-1}、最大 2 ml）
　・ミダゾラム　0.1 ml・kg^{-1}（0.5 mg・kg^{-1}、最大 2 ml）
　2 剤を、手術室搬入 30 分前に注腸投与
2．内服法
　・エスタゾラム　0.1 mg・kg^{-1}（最大 4 mg）
　・ニロラゼパン　0.3 mg・kg^{-1}（最大 10 mg）
　・トリクロリールシロップ®　1.2 ml・kg^{-1}（最大 10 ml）
　手術室搬入前 2 時間前に経口投与

▶ケタミン・ミダゾラム注腸法

筋注による恐怖、痛みに対して、激しく啼泣し、気道分泌物を増やし、患児に対する侵襲や不安が大きいので、筋注は小児麻酔の前投薬としては適当でないと思われる。

　注腸はほとんどの乳幼児に嫌がられず、この年代の児には適当な投与方法である。ケタミン・ミダゾラム注腸法は投薬効果が高い[7]。搬入 30 分前に投与すると、投与 10 分後から効果が発現し、9 割以上に効果があり、手術室搬入時刻が不定の場合にも対応可能である。

　学童になると、注腸を嫌がる児が増えてくるので、患児と相談して、注腸にするか、経口にするかを決める。

　気道分泌を抑制する目的で、アトロピン投与が行われるが、前述のように筋注の場合、啼泣により気道分泌物が増加することがあり、前投薬の目的に相反することになる（気道分泌物は麻酔導入時の喉頭痙攣を誘発する）。どうしてもアトロピンの投与が必要な場合は、末梢ライン確保後に静注する。

▶患者の取り違え防止

ひとくちメモ

患児の取り違え防止

　麻酔科医は他科の医師と比較すると患者との接触の程度や時間が圧倒的に少ない。術前訪問で患児と接しても、手術室に鎮静状態で搬入されるときには、患児を取り違えていないだろうかと不安になることがある。各地の医療機関では患者の取り違えを防止するためにネームバンドなどを用いるなどの対策をとっているが、成人と異なり、小児の場合は、バンドが気になり外そうとしたり皮膚を傷つけたりすることもあり、その管理が問題になる。福岡市立こども病院では、手術の前日に、患側でない四肢に油性マジックで保護者に氏名を書いてもらい、これをネームカードの代用にしている。手術室搬入の際は、必ず四肢に書かれた氏名を確認して、患児の取り違えがないようにしている。

III. 術前準備、評価のポイント

　過度の鎮静は、気道閉塞などの思いがけない合併症を起こすので、いびきや無呼吸のある患児や、循環予備量の少ない患児に対する前投薬の投与は慎重に行う必要がある。

（自見宣郎）

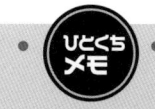

ひとくちメモ

ASAのリスク分類

　麻酔および手術に際して、全身状態の評価（physical status）をアメリカ麻酔学会（ASA）では以下のように通常分類している。
　PS1：正常健康患者
　PS2：軽度の全身疾患がある患者
　PS3：中〜高度の全身疾患があり、日常の活動が制限されている患者
　PS4：生命を脅かすほどの全身疾患があり、日常の活動が不能な患者
　PS5：手術施行の有無にかかわらず、24時間以内に死亡すると思われる瀕死患者
　この分類ではPS2とPS3およびPS3とPS4のほぼ真ん中に位置する患者をどちらに分類すべきか迷う場合がある。例えば、予防的に酸素投与をしている先天性心疾患を有する小学生で、学校生活で体育の授業以外はすべて参加している場合は、PS2とPS3の間にあると思われる。PS2$^+$とPS3$^+$というクラスを設けていることは、評価を中途半端にしないメリットがある（但し、麻酔統計にはPS2$^+$はPS2と、PS3$^+$はPS3に分類する）。

■文　献■

1) 広木公一：日帰り麻酔の術前検査；小児．臨床麻酔 24：1880-1887, 2000.
2) 藤原孝憲：小児麻酔と予防接種（質疑応答）．臨床麻酔 6：1061-1062, 1982.
3) Pornis SJ, Barker DS, Van Der Walt JH：Clinical predictors of anaesthetic complications in children with respiratory tract infections. Pediatr Anaesth 11：29-40, 2001.
4) 福岡市立こども病院・感染症センター麻酔科ホームページ：http://www.fukuoka-child.jp/child030data.ikyoku/anesthesiology/Anesthesia.html
5) Emerson BM, Wringley SR, Newton M：Pre-operative fasting for paediatric anaesthesia；A survey of current practice. Anaesthesia 53：326-330, 1998.
6) 尾原秀史：小児麻酔と前投薬．麻酔 43：1119, 1994.
7) 森本文子，井口まり，秦　恒彦：小児の麻酔前投薬としてのケタミン注腸法．臨床麻酔 15：513-514, 1991.

IV 術中管理

1 呼吸

1. 気道確保

1 マスク（マスク保持の注意点）

▶フェイスマスク
▶気管挿管

　気道確保の基本は、麻酔用フェイスマスク（以下：マスク）の保持である。長時間の確実な気道確保は気管挿管であるが、気管挿管はマスクによる動脈血の酸素化と炭酸ガスの排泄が確実に行えてから初めて安全に施行できる。患児が低酸素または高炭酸ガス血症に陥っているときに、その状態を改善せずにやみくもに気管挿管をしようとすれば、患児の状態をさらに悪化させ心停止をきたすことも稀ではない。

　小児用マスクは種々のサイズ（図32）があり、患児の顔を見てそのサイズを決める。マスクの上端が患児の鼻と口を覆い、眼にはかからず、少し口を開けても下唇がマスクからはみ出さないのが至適サイズである。至適サイズがどちら

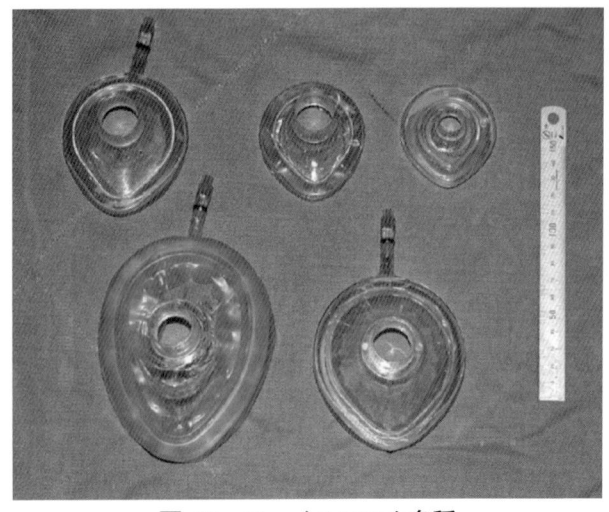

図 32　フェイスマスク各種

IV. 術中管理

か迷うときは複数のサイズのマスクを準備する。中指を下顎骨の先端に、小指を下顎角に、薬指はその中間の下顎骨にかけ、下顎を少し挙上しながらマスクを顔に密着させ、マスクの上端を親指で、下端を人差し指で抑える。この状態を上から見ると、アルファベットのE(小指、薬指、中指の3本)とC(人差し指と親指でつくったカーブ)の形になるので、ECクランプ法(図33)[1]と呼ぶ。このECクランプの形を保持したまま、下顎を引き上げると下顎骨に付着した舌根もともに引き上げられ、気道が開通する。これでも気道が開通しない場合、マ

▶ECクランプ法

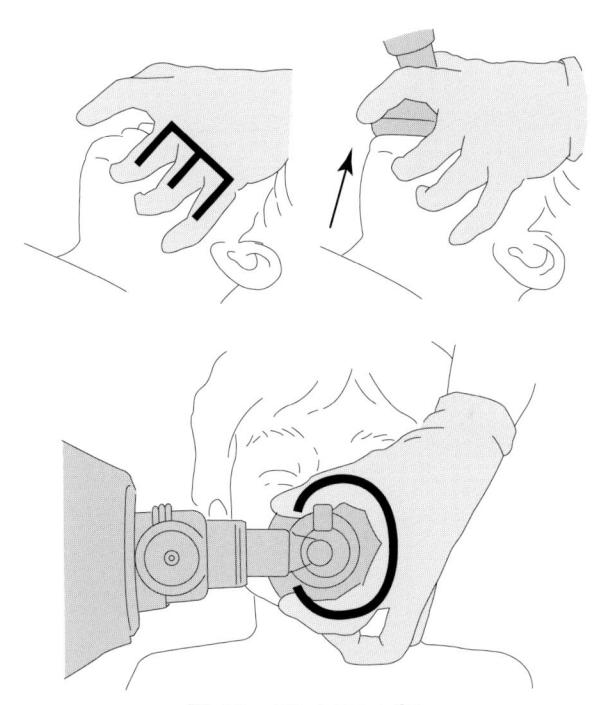

図33 ECクランプ法
アルファベットのE(小指、薬指、中指の3本)とC(人差し指と親指でつくったカーブ)の形。

> **ひとくちメモ**
> マスク保持のときには、決して術者の指で患児の喉頭(のど仏)を押さえてはならない。小児の喉頭は軟らかいので、容易につぶれ声門部で気道閉塞を起こし、換気ができなくなる。麻酔医本人としては一所懸命マスクを持って換気をしているのだが、パルスオキシメーターの数値が下がってくるときなどはこの可能性が高い。すなわち、マスクの漏れがないように力を入れ過ぎ指がずれ、却って喉頭をつぶしていたのである。

スクをフィットさせたままで患児の頭部を右または左に少し倒してみると、気道が開通するところがあるので、この状態を保つ。

2 ラリンゲルマスク[2] (図34、35)

▶ラリンゲルマスク(LMA)

ラリンゲルマスク(LMA)は図34に示すように、喉頭を覆うマスクとそれに付属するチューブから成り立っている。LMA使用の小児麻酔における利点は、気管挿管に伴う頻脈や血圧上昇などの心・血管反応の軽減、喉頭浮腫、喉頭損傷などの偶発症の軽減が挙げられる。また、挿管困難症例(次項参照)での気道確保手段や挿管補助手段ともなる。LMAの適応症例は従来からのマスク麻酔の適応症例(鼠径ヘルニア根治、各種検査の麻酔、股関節造影検査、鼓膜切開など)が挙げられるが、これら以外にも斜視などの眼科症例、鼓室形成などの耳鼻科症例も適応となる。LMA麻酔の主な問題点としては、気管挿管に比して不確実な気道確保、胃内空気流入、胃内容の逆流、喉頭痙攣、LMAの屈曲・逸脱、挿入時や留置に伴う咽頭・喉頭損傷、カフによる圧迫損傷(特に亜酸化窒素の使用時)がある。LMA麻酔が不適切な症例としては、腹臥位症例、開腹術、口腔内手術、開胸術などが挙げられる。

挿入のコツとしては患児の体格に合ったサイズ(表22)のLMAを用意し、下顎の前歯と下顎骨先端を左手の親指と人差し指で挟んで持ち上げ、右手の人差し指と中指にてLMAのチューブのマスクとの接続部を挟み、マスク部を硬口蓋に押

表22 ラリンゲルマスク(LMA)の適応サイズとカフ容量

LMA	適応体重(kg)	カフ容量(m*l*)
#1	新生児～5	～4
#1.5	5～10	4～7
#2	10～20	7～10
#2.5	20～30	10～14
#3	30～50	14～20
#4	50～70	20～30
#5	70以上	30～40

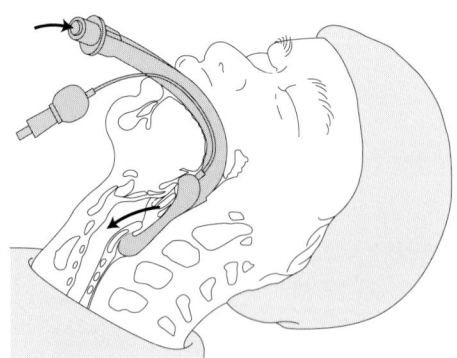

図34 ラリンゲルマスク(構造)
LMAは喉頭を覆うマスクとそれに付属するチューブから成り立っている。

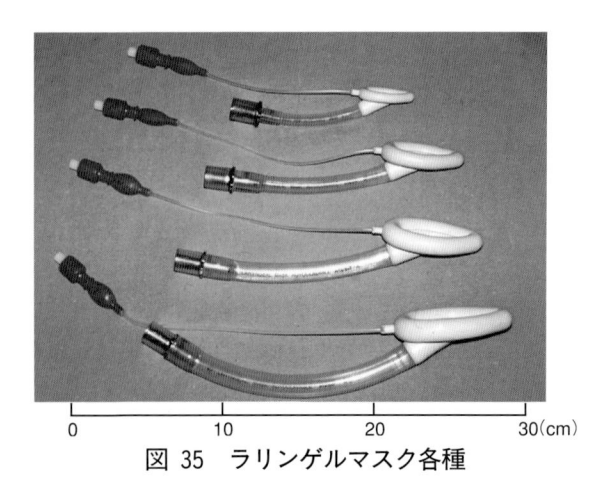

図35 ラリンゲルマスク各種

IV. 術中管理

し当て、硬口蓋を滑らせながら挿入する。慣れるまでは、喉頭鏡直視下に操作を行うとやりやすい。メーカーからの説明書にはカフを完全脱気して、開口部を前面に向け硬口蓋にカフ背面を押しつけながらLMAを挿入すると記載されているが、近年これとは異なった方法、すなわちカフを半分膨らませて入れる方法や、カフを半分膨らませ開口部を始めは後方に向けて入れ、咽頭部で180度回転させて声門に正対させる方法で挿入成功率が上がるという報告[3]もみられ、1つの挿入法で行き詰まった場合は、種々の方法を試してみるべきである。

3 気管挿管

気管挿管は適正に管理されれば、気道確保の最も確実な方法である。小児における適切なチューブサイズ(表23)とは、声門および声門下を容易に通過する最も太いチューブである[4]。20 cmH$_2$Oの陽圧を気道にかけたときに、少しリークのあるものが望ましい。また、透明な塩化ビニール製のチューブが、分泌物

▶適切なチューブサイズ

表 23 挿管チューブのサイズと深さ(国立小児病院の基準)

年齢	内径(mm)	長さ(cm) 経口	長さ(cm) 経鼻	喉頭鏡のサイズ*
0～1ヵ月	2.5	～9	～10	0
	3.0	10	11～12	
1～6ヵ月	3.0	10	11～12	1
6ヵ月～1歳	3.5	11	12～13	
1歳	4.0	12	15	
2歳	4.5	13	16	1.5
3歳	4.5	13	16	
4歳	5.0	14	17	
5歳	5.0	15	18	
6歳	5.5	16	19	
7歳	5.5	16	19	2
	6.0	17	20	
8歳以上	6.5	18	21	
	7.5	21～	24～	3

*喉頭鏡のサイズについては筆者の私見
サイズ(内径 mm)＝4.0＋年齢/4、を用いてもよい(1歳以上)

> **ひとくちメモ** LMA使用症例では、本来マスク保持に使用する片手が自由になり、口の中にチューブが入っていてなんとなく気道が確立されているような気がするが、従来のマスク麻酔症例が適応となるといっても、LMA挿入操作に伴う扁桃や後咽頭の損傷や胃内容の逆流を防げないといった不利益も考えられるので、その使用には注意を要する。

> **ひとくちメモ**
>
> ### ラリンゲルマスクプロシール(図36-1〜3)
>
> 近年、LMA挿入中の胃内容を吸引排液する目的のために開発されたもので、チューブ本体は押しつぶされないようにスパイラルワイヤーで補強されている。挿入には専用のイントロデューサーを使用するか、術者の人差し指をその代わりとして使用する。胃管挿入用のドレインチューブが付いており、LMA挿入前にマスク換気で胃内にガスを押し込んだ場合など胃内のガスを排出でき、術後の嘔吐の頻度が減少し有用である。このドレインチューブとエアウェイチューブとで一体型バイトブロックを構成しており、この部分が扁平なため従来型(クラシック)LMAで時に問題となっていた、使用中に口腔内でLMAが回転してカフ漏れが生ずる問題もほとんどなくなった。また、成人用LMAプロシールは後咽頭接触面にもカフがあり、咽頭シール圧がクラシックより高くなっているが、♯2.5以下の小児用ではLMA挿入の邪魔になるためこの部分にカフがなく、シール圧は18 cm H_2O 程度でクラシックと変わらないことを知っておく必要がある。

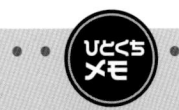

▶クラシックLMA

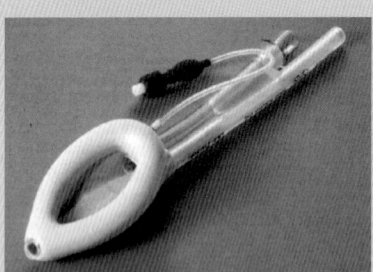

図 36-1 ラリンゲルマスクプロシール

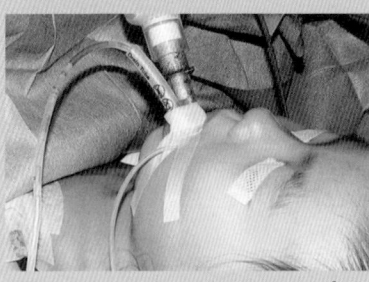

図 36-2 ラリンゲルマスクプロシールの使用例

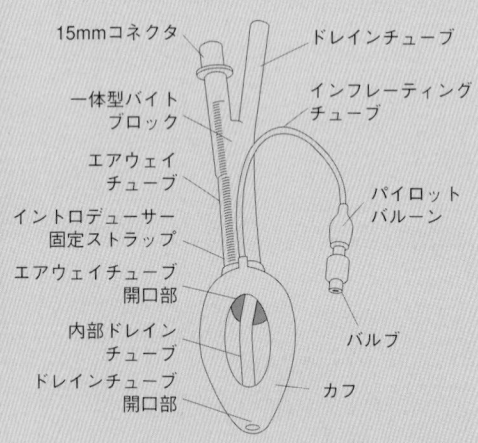

図 36-3 ラリンゲルマスクプロシールの構造

IV. 術中管理

の有無を外部から観察できるので望ましい。内径5.5mm以下のチューブでは通常はカフ付きを使用しない。幼児は声門下が一番狭くなっているので、カフによる損傷を防ぐためである。挿管後は直ちに両肺野を聴診し、片肺挿管でないことを確認する。幼小児では胃内へのガス注入音が肺野で誤って呼吸音として聴診されることも稀ではないので、カプノグラフに接続し、気管チューブから炭酸ガスが排泄されていることを確認する。乳幼児の気管は短いので、気管チューブの先端位置の確認は大事である。頸部の伸展でチューブは浅くなり、屈曲で深くなる。首の位置を変えた場合はその都度、全肺野を聴診しチューブ先端が適正な位置（気管全長の中間）にあることを確認する。小児の気管チューブは細く軟らかく、外力が加わると容易に屈曲や閉塞を起こすので、外力の加わらないように麻酔回路を確実に固定する。気管チューブは通常は絆創膏固定でよいが、長時間手術、ICU入室症例、新生児などでは絆創膏外れによる事故抜管を防ぐために、しっかりとした固定を行う。一例として、当院における気管チューブ固定ワイヤーを用いた固定法（図37）を紹介する。

▶気管チューブ固定ワイヤー

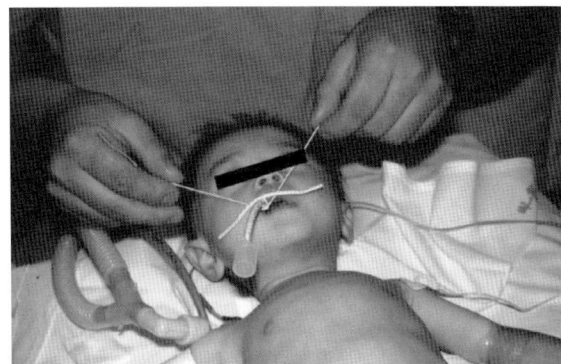

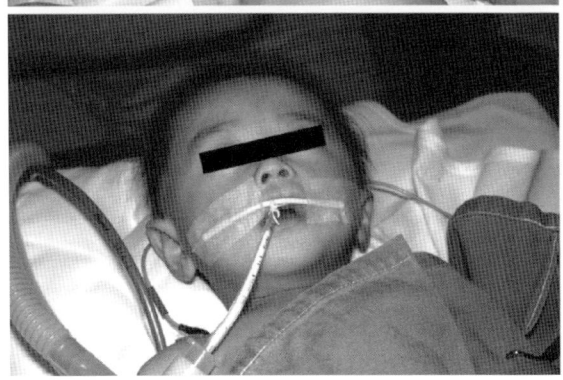

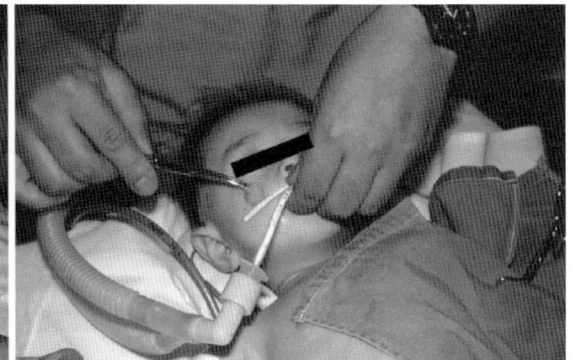

図37 チューブ固定法
福岡市立こども病院式チューブ固定ワイヤーの中央付近に2-0〜1-0のサイズの絹糸を二重結紮し、挿管した気管内チューブの適正な位置にこの絹糸を結紮する。ワイヤーを患児の顔のカーブに沿って曲げ、ワイヤーの両端の薄い部分をスキンプレップと紙絆創膏で、児の頬部の皮膚に固定する。絹糸の絞め具合によっては気管チューブの内径が狭窄するので、弛まず絞め過ぎない力加減が肝要である。一番の問題点は事故抜管であるが、挿管したチューブの深さを記録しておき、ナースの勤務サイクルごとにこの深さを確認する。患児の口許がすっきりし、かつ口の開閉は自由であるので固定長のずれは容易に発見でき、抜けている場合は適正な深さまで押し込んで絹糸固定をやり直す。唾液などにより紙絆創膏の固定が弛んだ場合は、再度新しい絆創膏で固定する。

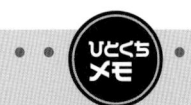

ひとくちメモ　福岡市立こども病院式チューブ固定ワイヤー

　このワイヤーの本来の使用目的は気管チューブの安全で確実な固定であるが、時としてそれ以外のものも固定できる。すなわち食道閉鎖症（TEF）術前の食道盲端の持続吸引用チューブ固定などである。通常の胃管の固定は患児の頬などに絆創膏を用いて固定することが多いが、絆創膏固定ではチューブが数 cm 出入りすることはざらであり、この疾患では吸引ができなくなると唾液が溢れるため、TEF 症例の吸引用チューブ固定には不向きである。固定ワイヤーに絹糸で吸引用チューブを確実に固定し、その長さを記録しナースの各勤務で抜けていないか確実にチェックすることにより、このような不具合は起こらなくなる。

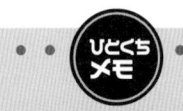

ひとくちメモ　気管チューブの種類

▶スパイラル
　チューブ

▶レイチューブ

　気管チューブは通常は塩化ビニール製の透明なものを用いる。頭部を強く屈曲させる手術や頸部気管を変位させる可能性の高い手術では、チューブの壁内に補強用のワイヤーを螺旋状に巻いたスパイラルチューブ（図 38）を用いると、チューブの折れによる術中の突然の気道閉塞が防げる。スパイラルチューブの挿入にはスタイレットが必要である。口蓋裂の手術時には上顎部の空間を確保するために、チューブの途中をはじめから強く屈曲させてあるレイチューブ（図 39）などを用いる。レイチューブは口腔内が広く使えて外科にとっては有利であるが、気管内吸引は少々困難となる。

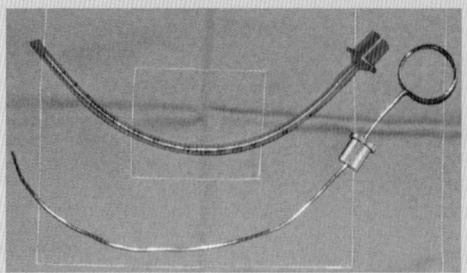

図 38　スパイラルチューブ（上）とスタイレット（下）

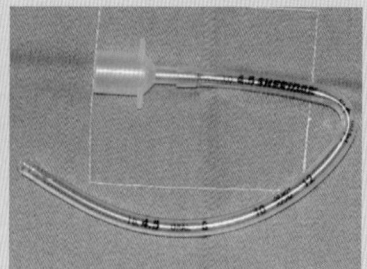

図 39　レイチューブ

4 喉頭鏡

▶マッコイ喉頭鏡

▶ブレード挿管喉頭鏡

　喉頭鏡には大きく分けて、直型と曲型(マッキントッシュなど)があるが、乳幼児では口唇から声門までの距離が短い、喉頭が成人よりも高い位置にあるなどの理由で直型が使いやすい。その他、挿管困難症例[5]に対するものとしてマッコイ喉頭鏡[6](図40-1、2)、ブレード挿管喉頭鏡[7](図41)などがある。マッコイ喉頭鏡は、通常のマッキントッシュ型喉頭鏡のブレード先端が蝶番を用いて上方に動くようになっており、ハンドル部にあるレバーをハンドルに向かって握り込むと、ブレード先端が上方に屈曲する。実際の使用法は、あらかじめ親指をレバーの後方に置き、ハンドルを人差し指から薬指で保持し、ブレード先端を喉頭蓋谷に進め、ここでレバーを握り込むと喉頭蓋が挙上でき、声門が直視できる。ブレード挿管喉頭鏡は、"？"マークを逆さまにしたようなブレードの下面に光源ファイバーと接眼レンズを通してみるファイバースコープが付いている。気管チューブを専用スタイレットに挿入し、喉頭鏡のルアーロック部に装着する。これにより気管チューブはブレード先端の右側に位置する。ブレード挿管喉頭鏡のハンドルをこのスタイレットを入れた気管チューブと一体化して持ち、正中から舌のカーブにそって進め垂直に持ち上げると、声門が確認できる。右手で気管チューブをゆっくりと気管内に進める。接眼レンズで見ながらの操作であるので、慣れるまで成功率が悪いのが難点である。この喉頭鏡の利点は一横指程度の開口でも挿入可能なことと、頭部後屈をする必要がないことである。

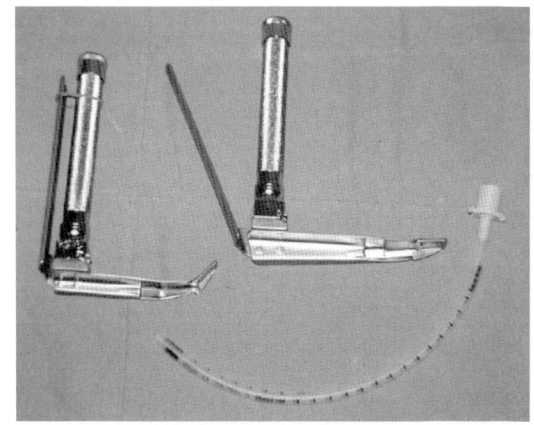

図 40-1　マッコイ喉頭鏡
右：レバーを開放した状態
左：レバーを握り込んだ状態

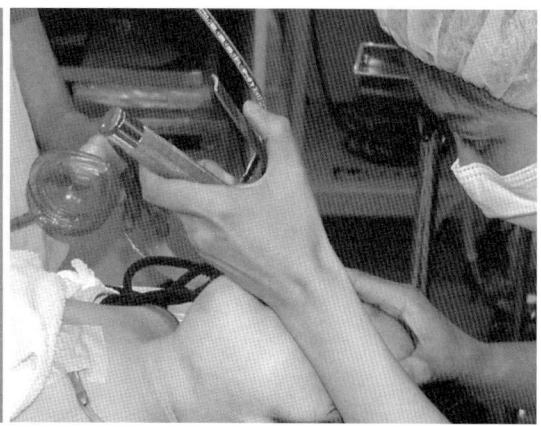

図 40-2　マッコイ喉頭鏡使用例
実際にマッコイ喉頭鏡を使用しているところ。

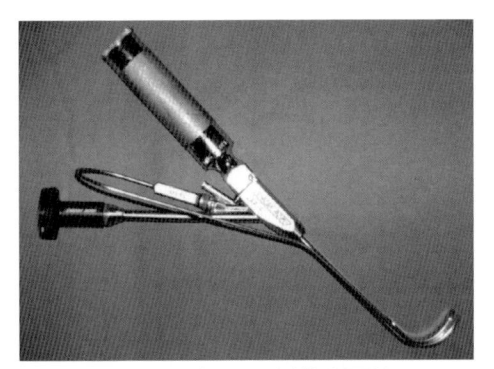

図 41　ブラード挿管喉頭鏡
"？"マークを逆さまにしたようなブレードの下面に光源ファイバーと接眼レンズを通してみるファイバースコープが付いている。

表 24　挿管困難が予想される症例
1．首の短い患者
2．舌の大きい患者
3．口腔の小さい、下顎の発達していない患者
4．首の伸展の制限されている患者
5．気道に変形のある患者
　（喉頭腫瘍、気管腫瘍、気切後など）
6．大きなまたは突出した門歯
7．いわゆる挿管困難を伴う特殊疾患
　（Pierre-Robin 症候群など）

5 気道確保困難をきたす症例（表24）とその対処法

▶difficult airway

　術前回診時、いわゆる気道確保困難（difficult airway）症例や特殊疾患であった場合、口が十分に開くか否か、頸部の前後屈が自由か、肥満か、太くて短い頸かなどを確認する。挿管困難を予測したら、前もって以下に述べるような種々の準備を講じておく。すなわち、①上手な人を依頼する。②十分な麻酔および筋弛緩と酸素化の下でなるべくゆっくりと試みる。③曲型喉頭鏡を用いる場合、体位は"花の香をかぐ体位：sniffing position"で行う。④直型喉頭鏡を用いるなら逆に枕を外し、頸部を伸展した体位で行う。⑤各種エアウェイ、各種気管チューブ、各サイズのスタイレットを準備する。⑥スタイレットを用いてチューブの先端を鋭く彎曲させる。⑦各種喉頭鏡の準備では、十分に明るいことを確認しておく。⑧気管支ファイバースコープの準備（器具のみでなく手順もしっかり予習する）も行っておく。実際の挿管では、上記の準備の下に、酸素化を十分に行い、操作は丁寧に行って、口腔と咽頭の損傷を避けることが肝要である。

▶Cormack の分類
▶Mallampati の分類

　挿管困難を分類する方法としての Cormack の分類（Grade Ⅰ～Ⅳ）や、術前の挿管困難予測としての Mallampati の分類（Class Ⅰ～Ⅳ）などが紹介されているが、前者は使用する喉頭鏡の種類や喉頭の用手圧迫によって容易に程度が変化する、また後者は術前に開口してくれない小児も多く、これらに頼ることは実用的ではない。挿管困難症に出合ったときにその程度を記載する手段としては有益であろう。

　気道確保困難症の対処法としては、①意識下挿管、②逆行性挿管、③特殊な喉頭鏡（プリズム付きなど）の使用、④トラキライト®（光ガイド付きスタイレット）の使用、⑤マッコイ喉頭鏡の使用、⑥ブラード挿管喉頭鏡の使用、⑦ラリンゲルマスク（LMA）で気道確保または LMA の中を通して気管挿管、⑧気管支

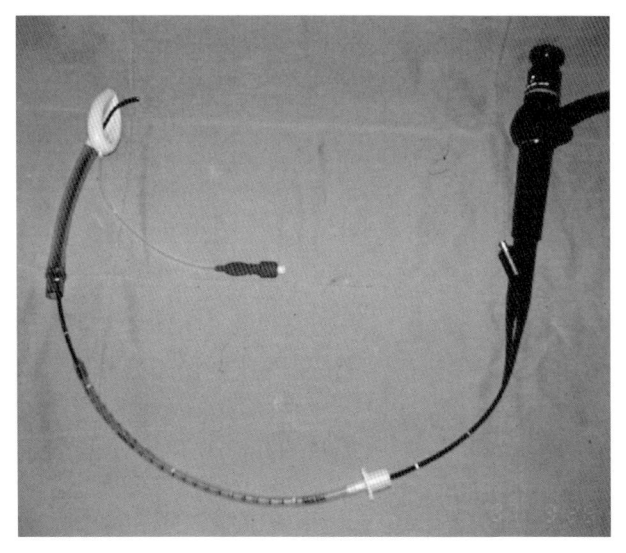

Ⅳ. 術中管理

図 42 ファイバースコープとLMAを用いた挿管
LMAの中を通して気管チューブを被せた気管支ファイバースコープを気管へ挿入。その後、ファイバースコープをガイドにして気管挿管し、ファイバースコープとLMAを抜去、気管チューブで麻酔を維持する。

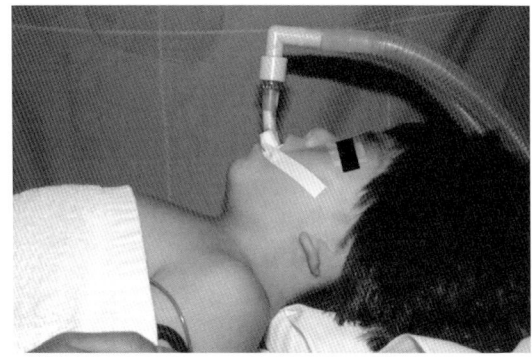

図 43 Klippel-Feil 症候群
頸部が短く頭部伸展が困難、LMAで気道確保している。

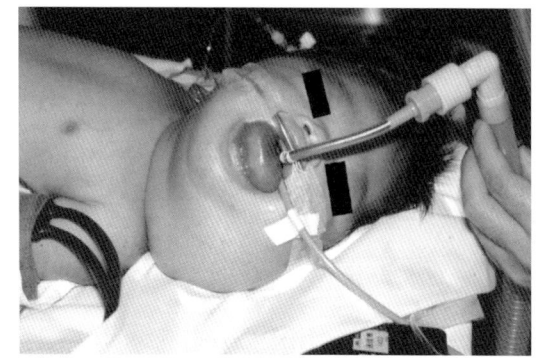

図 44 頸部リンパ管腫
下顎から頸部にかけての腫瘍により気道閉塞を起こす。

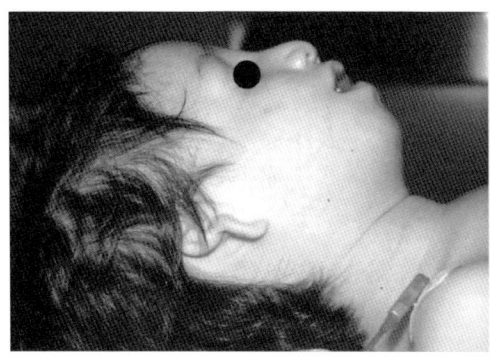

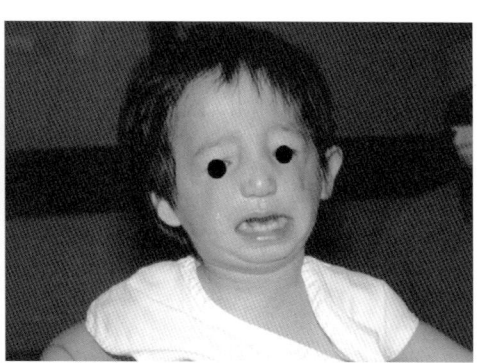

側面　　　　　　　　　　　　　正面
図 45 Treacher Collins 症候群
眼裂の異常（下がり目）、かつ小顎症を呈する。

表 25 挿管困難症を示す特殊疾患

疾患名	疾患概念
Achondroplasia(軟骨形成不全症)	小人症の最も多い原因。軟骨内骨化が遅れ長管骨が短い。気管挿管は普通は容易であるが、困難なこともある。
Anderson 症候群	重症顔中部低形成→相対的下顎前突出：下顎角異常(三角顔貌)、後側彎症。
Apert 症候群	上顎形成不全、眼球突出。頭蓋骨癒合症、頭蓋内圧亢進を伴うことあり：精神遅滞、合指症。先天性心疾患を伴うことあり。
ケルブム症	上下顎骨線維性異形成、口腔内腫瘤により呼吸困難を起こしうる。
Christ-Siemens-Touraine 症候群	無発汗・流涙。発汗による体温調節不能→熱不耐症。粘液産生不全→持続性呼吸器感染症。下顎発育不全により挿管が困難なことあり。
Cockayne 症候群	異型小人症、精神遅滞、早老現象：小児期初期に発現。著明な上顎、巨大歯、陥没眼。運動失調、末梢神経障害、屈曲拘縮。高血圧、動脈硬化症、腎疾患を伴う。30 代までに多くは死亡。
膠原病	種々の臓器浸潤を伴う全身性結合織疾患。骨粗鬆症、筋肉内脂肪浸潤、貧血、線維肺浸潤。腎障害も多い。側頭下顎関節、輪状・披裂関節炎により気道確保困難。
Cornelia de Lange 症候群	低身長、精神遅滞、小頭症、多毛。短・異形四肢、乳頭低形成、肋骨・胸骨欠損。
猫鳴き症候群(cri-du-chat syndrome)	精神遅滞、異常(猫様)啼泣、小頭症、丸顔、両眼隔離症。症例によっては、耳異常、小顎、小喉頭蓋、小喉頭。先天性心疾患を伴うこともある。
Crouzon 病	頭蓋骨癒合症、両眼隔離症、オウム嘴様鼻、上顎形成不全。
Edwards 症候群(trisomy 18)	95％で先天性心疾患、80％で小顎症、50〜80％で腎奇形。筋緊張低下。ほとんどが乳児期に死亡。
胎児アルコール中毒症候群	妊婦のアルコール中毒が原因：成長遅滞、知能障害、頭蓋顔面異常(小頭症、小眼球症、上唇低形成、平坦上顎)、心疾患(特に VSD が多い)、腎奇形、鼠径ヘルニア。
Goldenhar 症候群	片側不全形成、下顎形成不全、20％に先天性心疾患。
Hurler 症候群(ガルゴイリズム)	精神遅滞、怪人様顔貌(gargoyle facies)、聾、関節拘縮、小人症、漏斗胸、後側彎症。異常気管気管支軟骨：若年性冠動脈疾患、弁および心筋障害。肝脾腫。多くは心肺不全で 10 歳以前に死亡。7 歳以降は突然死が多い。
Klippel-Feil 症候群	先天性複数頸椎癒合症→頸部硬直。可能な限り意識下挿管。
Larsen 症候群	多発性先天性脱臼、特徴的顔貌。水頭症、口蓋裂、結合織異常(肋骨、喉頭蓋、披裂軟骨脆弱、気管軟化症)。頸椎異常、後側彎症。慢性呼吸障害。心奇形。
Marfan 症候群	長い指、長顔、高口蓋弓の長身で痩せた患児。結合織異常で関節不安定、脱臼(頸椎を含めて)、水晶体脱臼、後側彎症、ヘルニア、漏斗胸、肺嚢胞。大動脈起始部拡大により大動脈弁不全、動脈瘤。肺動脈弁、僧帽弁も侵す。
正中裂顔症候群	種々の程度の裂顔：前頭骨上の脂肪腫、皮様嚢腫。
化骨性筋炎	腱、筋膜、腱膜、筋肉の骨浸潤。胸部浸潤で胸部コプライアンス減少：進行性呼吸不全。
Noonan 症候群	低身長、翼状頸、両眼隔離症、精神遅滞(軽度)、先天性心疾患(通常、肺動脈弁狭窄)。肥大性心筋症、小顎症：水頭症または腎低形成。血小板機能不全もありうる。
口顔面指症候群	口唇裂、口蓋裂、二分舌、上顎・下顎低形成、指趾奇形。水頭症、多嚢胞性腎。
Patau 症候群(trisomy 13)	精神遅滞、小頭症、小顎症：口唇裂、口蓋裂：先天性心疾患(通常、心室中隔欠損、右胸心)。多くは 3 歳までに死亡。
Pierre Robin 症候群	口蓋裂、小顎症、舌下垂症：症例によっては先天性心疾患。挿管が非常に困難。意識下挿管。完全覚醒まで抜管しない。
Silver-Russel 小人症	低身長、骨格非対称、小顎症、低生下時体重。
Smith-Lemli-Opitz 症候群	小頭症、精神遅滞、生殖器・骨格奇形(小顎症を含む)、胸腺低形成、筋緊張低下。易感染性。
Treacher Collins 症候群	小顎症、頬骨弓無形成、小口症、後鼻孔閉鎖。先天性心疾患を伴いうる。
Turner 症候群	XO 型女性。低身長、小児様生殖器、翼状頸：小顎症、大動脈縮窄、解離性大動脈瘤、肺動脈狭窄を伴うこともあり。50％以上に腎奇形。

(文献 8)より一部改変して引用)

IV. 術中管理

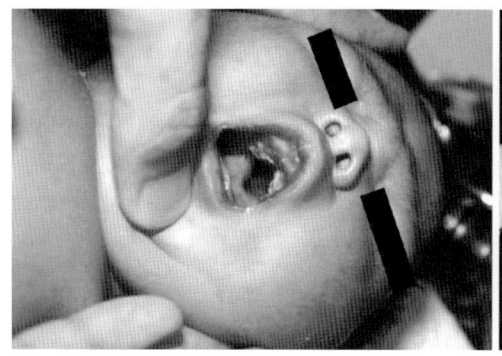

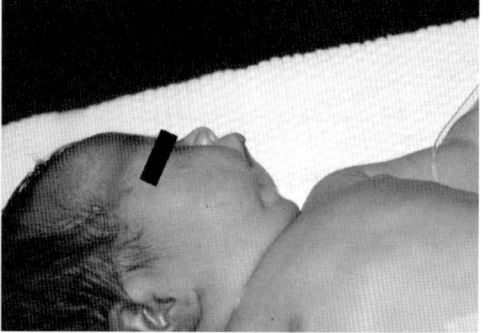

口腔：口蓋裂を示している。　　　側面：下顎は後退し、かつ小顎症を示す。

図46　Pierre Robin症候群

▶気管支ファイバースコープ

ファイバースコープを使用して気管挿管、⑨盲目的気管挿管、などがあり、それぞれの使用法に習熟しておく必要がある。図42に、上記の⑦と⑧を組み合わせた方法を示す。

▶挿管困難症
▶Klippel-Feil症候群

挿管困難症を示す特殊な疾患の一覧を表25に示しているが[8]、以下その中で当院で経験した症例について解説する。図43にKlippel-Feil症候群の症例を示す。本症候群は先天性に複数の頸椎が癒合しており、頸部硬直が強く挿管は困難である。外見的には頸部が短く、側面像で毛髪の生え際が低くみえる。図44に頸部リンパ管腫の症例を示す。巨大なリンパ管腫により上気道の閉塞が強い。図45にTreacher Collins症候群の側面像と正面像を示す。小顎症、頬骨弓無形成、小口症を呈し、頬骨弓無形成のため下がり目にみえる。図46にPierre Robin症候群の症例を示す。口腔内は口蓋裂がみられ、側面では極端な下顎の後退と小顎症を呈し、挿管困難症の代表格である。

▶Treacher Collins症候群
▶Pierre Robin症候群

（秦　恒彦）

■文　献■

1) Zaritsky AL, et al(ed)：Airway, ventilation, and management of respiratory distress and failure. PALS Provider Manual, pp 81-126, American Heart Association, 2002.
2) Bagshaw O：The size 1.5 laryngeal mask airway(LMA)in paediatric anaesthetic practice. Paediatr Anaesth 12：420-423, 2002.
3) Nakayama S, Osaka Y, Yamashita M：The rotational technique with a partially inflated laryngeal mask airway improves the ease of insertion in children. Paediatr Anaesth 12：416-419, 2002.
4) Steward DJ(原著), 宮坂勝之, 山下正夫(共訳)：小児で用いられる手技と技術. 小児麻酔マニュアル, 第4版, pp 63-115, 克誠堂出版, 東京, 1997.
5) 奥秋　晟：Difficult Airwayについて. 臨床麻酔 20：9-21, 1996.
6) Saruki N, Saito S, Sato J, et al：The combination of a fiberoptic stylet and a McCoy laryngoscope facilitates tracheal intubation in difficult airway cases. J Anesth 15：132-135, 2001.
7) Weiss M, Schwarz U, Gerber AC：Difficut airway management：comparison of the Bullard laryngoscope with the video-optical intubation stylet. Can J Anaesth 47：280-284, 2000.
8) Steward(原著), 宮坂勝之, 山下正夫(共訳)：付録I　特殊疾患・症候群の麻酔. 小児麻酔マニュアル, 第4版, pp 405-442, 克誠堂出版, 東京, 1997.

2 循環

1. 循環の評価

　麻酔中に、末梢組織への十分な酸素と栄養の供給を維持することは、麻酔科医の重要な役割である。しかし、小児の場合、手術侵襲や手術時間、さらに室温などの外部環境に影響され、末梢組織への供給が容易に障害されることがある。したがって、これらの状況に対して迅速に対応して循環を維持する必要がある。

1 評価のポイント

　循環が良好でない、いわゆるショック状態とは、出血などによる血管内volumeの減少（hypovolemic shock）、心機能の低下による心拍出量の減少（cardiogenic shock）、血液の末梢への貯留（septic shock）などが考えられる。

▶ショック
　ショックを認識し対応するには、早期のサインを見逃さないようにする必要がある。ショックの初期では、血圧が維持されているので、血圧は初期のショックの指標とならない。皮膚の温かさ、尿量などを瀕回にチェックすることで早期の診断を行う必要がある。

　長時間の手術や出血が多いと予想される手術の場合は、通常のモニターに加えて、動脈圧や中心静脈圧などをモニターし、急激な循環の変動に対応する。

　さらに、ショックの原因を術前状態や麻酔・手術経過から判断し、治療を進めていく。

2 ショック時の対応

1．ショックの原因が出血などであれば、原因の除去に努める。
2．術中のショックのほとんどは循環血液量の不足に起因することが多いので、細胞外液と組成がほぼ同じである乳酸加リンゲル液などで循環血液量の是正を行う。ヘモグロビンの低下や血漿蛋白の低下が認められる場合は、濃厚赤血球やアルブミン・凍結血漿の投与も考慮する。
3．十分な容量負荷を行っても、血圧上昇が認められない場合は、強心薬を投与する。
4．出血により血圧が低下した場合、輸液や輸血をまず選択するが、一時的に

IV. 術中管理

冠血流や脳血流を維持する目的で末梢血管収縮薬を投与することがある。
5．酸塩基平衡や電解質に異常があれば補正する。
6．血圧が維持され、容量が十分補われているが、末梢循環が悪い場合は、血管拡張薬の投与で末梢循環を改善し、心臓への負担を軽減する。
7．尿量が十分に得られない場合は、利尿薬を投与する。

2. 心血管作動薬

▶心血管作動薬

心血管作動薬は、強心作用や血管収縮作用を有し、心臓外科手術や心不全の治療には必要な薬剤である。微量で速効性があり、かつ作用が強力であるので、可能であれば中心静脈ラインから投与するのが望ましい。投与薬剤や量を誤ると循環動態が悪化することになるので、誤投与がないようにする(表26)。

▶ドパミン

❶ドパミン

最も使用頻度が多いカテコラミンである。β受容体に作用し、心収縮力を増強させる。体外循環離脱時5〜10 μg/kg/min で使用する。腹部外科手術で、尿量保持で使用されることもある。大量投与で、末梢血管抵抗を増大させる。

▶ドブタミン

❷ドブタミン

合成カテコラミンでβ_1受容体刺激による心収縮力増強作用がある。ドパミンと併用して投与されることが多い。

▶エピネフリン

❸エピネフリン

強力な心収縮力増強作用がある。少量(0.01〜0.05 μg/kg/min)ではβ_2受容体刺激による血管拡張作用があり、後負荷を上げずに心拍出量が増加する。大量投与(0.1 μg/kg/min)では、α受容体刺激による血管収縮作用があり、腎血管抵抗を増加させ、腎血流量を低下させるので、血管拡張薬と利尿薬を使用して、末梢循環と尿量の維持をはかる必要がある。

▶ノルエピネフリン

❹ノルエピネフリン

末梢血管収縮作用が強力で、小児で使用されることはほとんどない。

▶イソプロテレノール

❺イソプロテレノール

心拍数増加があり、徐脈傾向の患児に使用する。気管支拡張作用を有し、喘息にも有用である。

表 26 カテコラミン投与量

薬品名	投与量
ドパミン	3〜10 μg/kg/min
ドブタミン	3〜10 μg/kg/min
エピネフリン	0.1〜0.2 μg/kg/min
ノルエピネフリン	0.1〜0.2 μg/kg/min
イソプロテレノール	0.005〜0.01 μg/kg/min

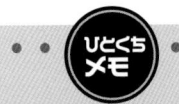

> **ひとくちメモ　エピネフリンの少量持続投与**
>
> 新生児の開心術やβブロッカー使用症例では、体外循環離脱直後から心不全状態に陥りやすいが、エピネフリンを少量持続投与(0.01〜0.05μg/kg/min)すると、この状態からの脱出が容易になることがある。投与量が多くなると、末梢血管や腎動脈を収縮させるので、血管拡張薬や利尿薬の併用が必要になってくる。術後、エピネフリンの投与が長期間に及ぶ場合、その投与が抜管を遅らせる理由になるかも知れないが、投与量が少量であれば抜管しても問題ない。

3. モニター

1 動脈圧ライン

▶橈骨動脈

心臓外科手術や血圧の変動が予測される手術症例では、観血的動脈圧の持続的モニターが必要である。通常は、橈骨動脈に挿入している。小児、特に体重10 kg以下の患児の動脈には成人と同じようにカニュレーションできないことが多い。できるだけ径が太く、拍動が強く、皮膚に近いところにある動脈を穿刺目標にするとよい(図47)。

▶足背動脈
▶後脛骨動脈

橈骨動脈の穿刺に失敗した場合は、足背動脈、後脛骨動脈から穿刺することがあるが、以下のような短所がある。

①皮下直下に動脈が走行していないことが多く、橈骨動脈に比べて穿刺が難しい。

②術中は、リネンに隠れることが多く、トラブル時に対応できないことがある。

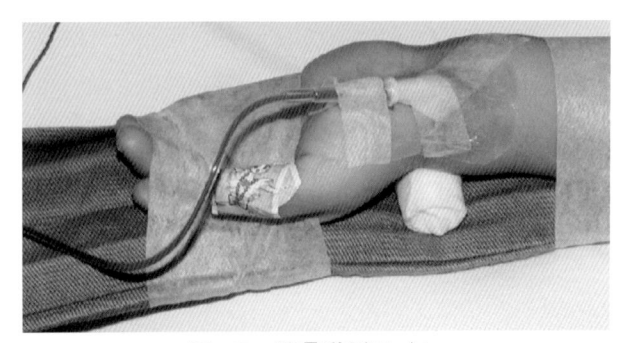

図 47　橈骨動脈ライン

IV. 術中管理

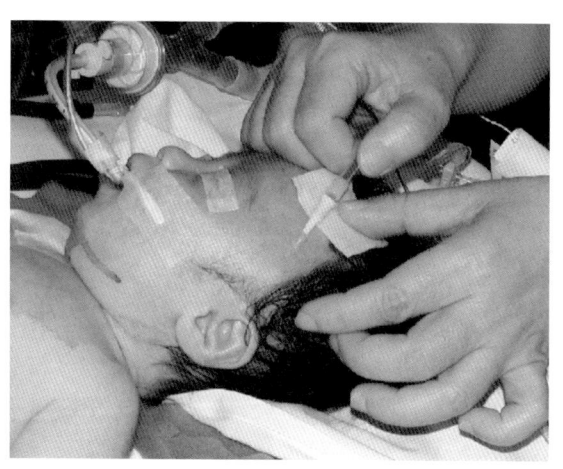

図 48　浅側頭動脈ライン穿刺

　③開心術での人工心肺離脱後では、復温が橈骨動脈と比べて遅く、圧波形のなまりを認めることがあり、信頼できる動脈圧を得られないことがある。
　上記の動脈で穿刺できない場合や、術中に左総頸動脈より中枢側で大動脈を遮断するような症例で頭部の左側の血流を確認する必要がある症例では、浅側頭動脈を穿刺することがある。動脈の走行をはっきりさせるために、側頭〜前頭部の剃毛をする。末梢循環が良好であれば、動脈の拍動が触知可能であり、動脈の走行を視認することもできる。皮膚とほぼ平行の角度で留置針を穿刺する。橈骨動脈穿刺のように留置針と皮膚との間に角度をつけると失敗することが多い。また皮下組織が粗で容易に血腫をつくるため、貫通法ではあまり成功しない。幼児以上は、浅側頭動脈が皮下直下に走行しないことが多く、穿刺は難しい（図 48）。

▶浅側頭動脈

　血管のスパズムを防止し、抜去後の血管閉塞を防ぐためにヘパリン入りのソルラクト®にリドカインを混注し、プレッシャーカフを用い 150〜300 mmHg の圧を加える（新生児・乳児：150 mmHg、小学生：250 mmHg、中学生：300 mmHg）。体格の小さい児に採血時に急速にフラッシュして圧を加えると、脆弱な脳動脈を傷つけ、脳出血を起こすことがある。また、ルート内の気泡をフラッシュすると脳動脈にまで到達することがある。体格の小さい患児の動脈圧ラインの取り扱いには細心の注意が必要である（表 27、28）。

表 27　ヘパリンの濃度

Ht 値	ヘパリン量
Ht ≦ 50	5 mg/500 ml
Ht ≧ 50	10 mg/500 ml

表 28　リドカインの濃度

体重（kg）	リドカイン量
0 ≦ 〔　〕< 5	100 mg/500 ml
5 ≦ 〔　〕< 10	200 mg/500 ml
10 ≦ 〔　〕< 15	300 mg/500 ml
15 ≦ 〔　〕< 20	400 mg/500 ml
20 ≦	500 mg/500 ml

2 中心静脈ライン

心臓外科手術の圧評価や心血管作動薬の投与、高カロリー輸液、末梢静脈確保が困難な症例などに、中心静脈ラインが必要になる。穿刺部位は、鎖骨下、内頸、外頸、大腿静脈が用いられる。

1）鎖骨下静脈穿刺

①トレンデンベルグ体位とし、両上肢を体幹と平行になるように下げる。
②鎖骨が突出するように肩枕を入れる。
③鎖骨の胸骨端と肩峰端を結んだ線の内側1/3～1/2から頸切痕のやや頭側に向けて試験穿刺する。
④静脈に当たらない場合は、穿刺点や角度を変えて試みる。
⑤同じ穿刺点・角度で本穿刺を行う。
⑥血液の逆流があったところでカテーテルを挿入する。ある程度進めたところでも、逆流がなければ内筒を抜いて、さらにゆっくり外筒を抜いて、逆流があったところでカテーテルを挿入していく。
⑦カテーテルの先端を気管分岐部の付近に留置して固定する。カテーテルの先端が内頸静脈にある場合も、相応の圧波形であれば問題はない。どうしても上大静脈に留置が必要な場合は、透視を用いて誘導する。
⑧動脈を穿刺した場合は、枕子などで5～10分間、圧迫する。穿刺後は、必ず胸部X線でカテーテルの位置や気胸、血胸などがないかを確認する。

▶鎖骨下静脈穿刺

小児に対する鎖骨下静脈穿刺は、動脈穿刺や血・気胸などの合併症を起こしやすいと敬遠されがちである。しかし、経験を重ねることで比較的安全に行うことが可能である。鎖骨下静脈穿刺の利点は、術後も固定性がよく、清潔に保

ひとくちメモ

酸素濃度21％の麻酔器

日常の麻酔で使用している麻酔器は、酸素流量は0にならないように設定されている。したがって、空気のみを流した場合でも、FiO_2は21％になることはない。先天性心疾患には、なるべく低い酸素濃度が必要な症例があり、FiO_2を21％で管理しなければならない場合もある。これらの患児に対して、福岡市立こども病院では、空気のみを流せる麻酔器を使用している。この麻酔器には、笑気・酸素の流量計に対する安全対策を講じているので、純笑気が流れないようになっている。麻酔中に、FiO_2を極力下げることになるので、許容できない低酸素状態にならないような管理が必要である。

IV. 術中管理

てること、患児の動きが制限されない、などである。全身麻酔下で穿刺をするのが望ましいが、病棟や心カテ室で鎮静した状態でも穿刺は可能である。小児の場合は、特別な理由がない限りは、peel off 式の方が簡単で合併症が少ないので適している。先天性心疾患の患児は、異常な血管の走行をもつ場合がある。術前の心臓カテーテル検査の血管造影などで血管の走行を確認しておくとよい。

▶内頸静脈穿刺

2）内頸静脈穿刺

挿入や留置が容易という理由で、通常は右内頸静脈が選択される。小児、特に乳児以下では、内頸静脈の径が細く（体重約 10 kg の児で 5〜7 mm）、頸動脈との距離が短いこともあり、体表面からの頸動脈の拍動のみを指標にすると、穿刺の成功率は低く、動脈穿刺などの合併症が多くなってくる。エコーやドップラーを用いて作図したうえで、内頸静脈を同定して穿刺する方が成功率は高くなる[1]。顔を左側に向け、頸部をやや進展させ、トレンデンブルグ体位（できれば懸垂頭位）にして作図する。内頸静脈が頸動脈の外側に必ずしも位置しているわけではなく、体表面に対して両血管が重なり合う場合もあるので、頸部ドップラーやエコーで内頸静脈を同定するとともに頸動脈との位置関係も把握しておく（図 49、50）。小さい患児の場合、試験穿刺で静脈がスパズムを起こすことがあるので、通常試験穿刺は行わない。穿刺し血液の逆流を認めたところでガイドワイヤーを挿入し、カテーテルを留置する（図 51）（ガイドワイヤー、カテーテルを進め過ぎると不整脈を誘発するので注意をする）。穿刺できない場合は、最初の穿刺点の内側あるいは外側で穿刺してみる。穿刺針を進め過ぎると、胸腔内の血管や肺、場合によっては椎骨動脈、くも膜下腔などを穿刺することがあるので注意を要する。3 回以上内頸静脈からの血液の逆流を認めたにもかか

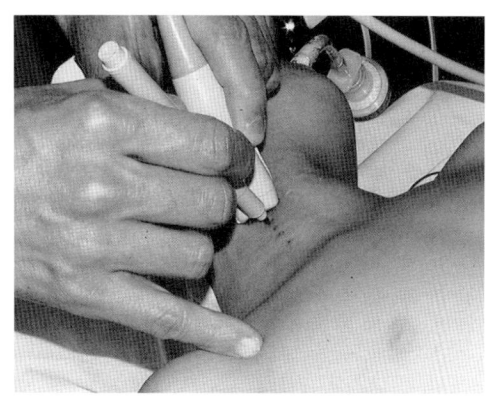

図 49　頸部ドップラーを用いた内頸静脈の作図

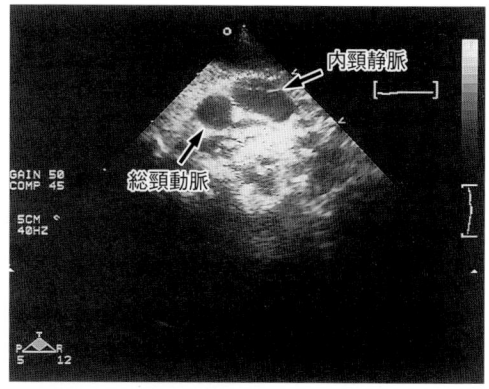

図 50　6 歳、男児（15 kg）の頸部エコー
皮下約 5 mm に幅約 5 mm の内頸静脈が描出される。

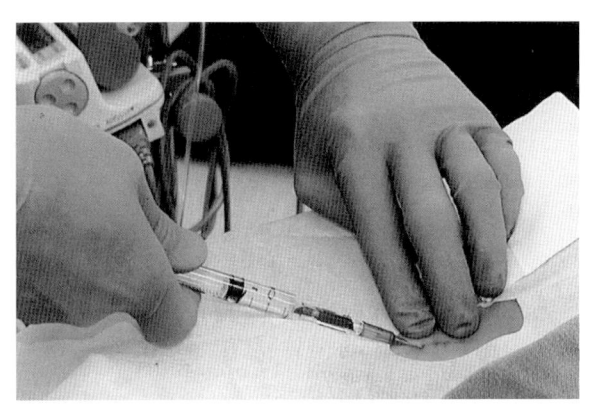

図 51 内頸静脈穿刺

わらず、ガイドワイヤーが挿入できず、カテーテルの留置ができない場合、内頸静脈の内腔は虚脱あるいは細くなっており、留置は難しいと思われる。したがって、穿刺する中心静脈を変更する方がよい。穿刺後、胸部 X 線でカテーテルの先端の位置、気胸・血胸などがないかを確認しておく。頸動脈を穿刺した場合は、鎖骨下動脈穿刺時の場合と同様に止血を確実に行っておく。鎖骨下静脈と比べて、内頸静脈留置では、首の動きでカテーテルの先端の移動が大きいので注意が必要である。

3）大腿静脈穿刺

▶大腿静脈穿刺

心臓カテーテル検査では第一選択とされる。フォンタン手術やグレン手術時で、モニターする必要がある。長期留置では、閉塞や感染の発生率が高くなる。

4）外頸静脈穿刺

▶外頸静脈穿刺

小児では、ガイドワイヤーを鎖骨下静脈まで誘導することが難しく、成功率が高くないためあまり行われていない。

4. 消毒法

中心静脈穿刺などの麻酔科医が手術室・ICU で行う手技は、清潔操作で行うのが原則である。細菌感染などのリスクを減らすためには、以下のことを徹底する必要がある。

1）手洗い

▶手洗い

昨今問題になっている院内感染は、医療従事者(特に医師)の感染対策に対する関心の薄さが原因の 1 つになっている。感染率を減少させるためには、手洗いを徹底することがまず大切である。手術室や ICU に入室するとき、患児に触

れて診察・処置をするとき、血液、体液などが手指に接触したときなどは消毒薬を使用した手洗いが必要である。10秒以上、流水と石鹸による洗浄を勧めている。汚染が激しいときは、消毒薬を使用する。アルコールの擦り込みも有効である。

▶ガウンの着用

2）ガウンの着用

IVHカテーテル挿入時には、滅菌ガウン、滅菌手袋の着用、大きなドレープの使用は感染率を低下させるので、その使用が望ましい[2]。

▶皮膚消毒

3）皮膚消毒

IVHカテーテル挿入や硬膜外穿刺時には、消毒薬による手洗いが望まれる。皮膚表面の殺菌効果があるということで、0.5％クロルヘキシジン80％アルコール（ヒビテンアルコール®）を使用するとよい。

▶ドレッシング法

4）ドレッシング法

IVHカテーテルや硬膜外カテーテルの刺入部のドレッシングは、ガーゼとテープによる方法が従来から行われてきたが、刺入部が観察できる利点から透明性セロハンによる方法が取り入れられている。どちらの場合も、細菌の定着率は同程度といわれる[3]。定期的な交換の必要はないが、濡れたり、汚れているときは交換が必要である。

（自見宣郎）

■文　献■

1) Alderson PJ, Burrows FA, Stemp LI, et al：Use of ultrasound to evaluate internal jugular vein anatomy and to facilitate central venous cannulation in paediatric patients. Br J Anaesth 70：145-148, 1993.
2) 管　桂一：特集 集中治療の根拠を求めて，(1)手洗い・ガウンテクニック．ICUとCCU 26：323-327, 2002.
3) Pearson ML & HICPAC：Guideline for prevention of intravascular device-related infections. Am J Infect Control 24：262-293, 1996.

MANUAL OF PEDIATRIC ANESTHESIA

V 各科の代表的疾患に対する麻酔法

1 小児外科の麻酔

1. 先天性食道閉鎖

頻度は出生3,000〜4,500例に対して1例である。

最も多い型は、上部の食道が盲端に終わり、下部食道が気管につながっている（気管食道瘻）C型（図52）で、約80％である。上下の食道がいずれも盲端で閉じているA型が約10％で、上下の食道の間が長く治療が長期にわたることが多い。

▶気管食道瘻

▶泡沫分泌物

口腔（鼻腔）からの泡沫分泌物を伴った唾液流出、呼吸困難やチアノーゼなどの症状を呈し、カテーテルが胃内に挿入できないことにより診断される。出生前の羊水過多と胎児超音波検査により診断されることもある。

▶VACTERL (VATER) association

図52 食道閉鎖症にみられるコイルアップサイン
Gross C型：空気による胃の著明な拡張が認められる。

1 随伴症

1．1/3は低出生体重児
2．33〜35％に先天性心疾患
3．その他の消化器系奇形（直腸肛門閉鎖など）
4．脊椎、腎、四肢、気管・気管支などの異常
5．VACTERL(VATER) association が10％の頻度でみられる：Vertebrae、Anal atresia、Cardiac anomalies、TracheoEsophageal fistula、Renal anomalies & Radial anomalies、Limb anomalies

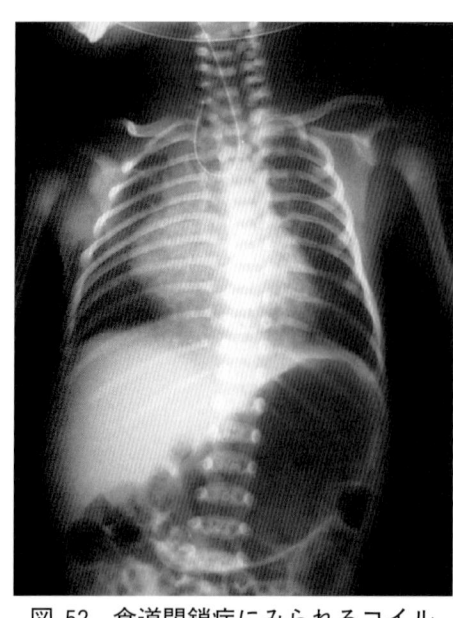

V. 各科の代表的疾患に対する麻酔法

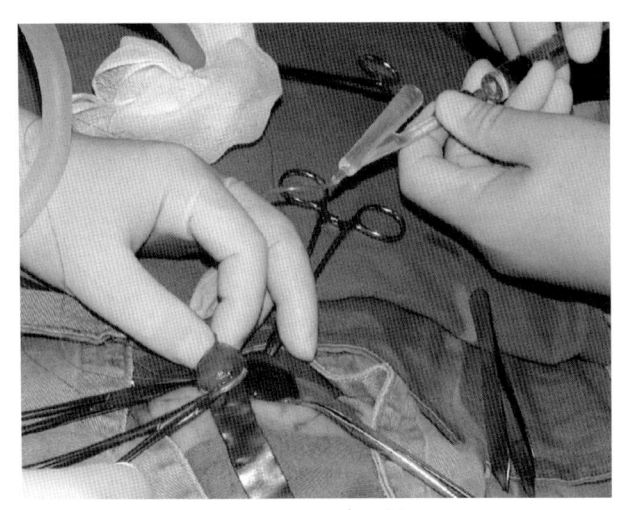

図 53　胃瘻造設
この後下部食道のバンディングを行う。または、状態が許せば一期的根治を行う。

2 治療

1）肺炎の予防および治療

発見次第、上半身を挙上した仰臥位（semi-Fowler 位）に保ち、閉塞した上部食道にカテーテルを挿入して持続吸引を行う。肺合併症は予後を大きく左右するため、口腔内分泌物を誤嚥して肺感染症を起こさないように管理する。

2）段階的手術

▶胃瘻造設
▶気管食道瘻

特に C 型では緊急に胃瘻を造設（図 53）、気管食道瘻を切離して胃内容物の気道への逆流を防止する。患者の状態が悪い場合は瘻孔切離の代わりに食道バンディング、または経胃瘻的にバルーンを挿入し食道への逆流を防止することもある。

全身状態が改善した後食道吻合を行う。

3）一期的根治手術

胃瘻造設、気管食道瘻切離および食道吻合を行う。

3 麻酔管理

1．通常のモニターを装着する。左腋窩に胸壁聴診器を装着する。一期的根治術を行う場合は直接動脈圧モニターも行う。
2．意識下に気管挿管する。
3．挿管後両肺野の換気を確認する。チューブの先端は瘻孔より末梢側に置くのが望ましい。いったんチューブを右主気管支まで挿入した後、左側の呼吸

音が聴診できるまでゆっくりと引き抜いてきて固定するとよい。瘻孔へのチューブの迷入や陽圧換気による胃の膨満に注意する。
4．麻酔は酸素、空気、セボフルランを用いて、自発呼吸で維持する。しかしほとんどの症例で、自発呼吸のみでは不十分なので、胃が膨れてこないよう慎重に補助換気を行う。
5．胃瘻開放後は通常の換気を行う。
6．続けて根治術を行う場合は筋弛緩薬(ベクロニウムまたはパンクロニウム)、およびフェンタニル 5～10 μg/kg を併用することもある。二期的手術では持続硬膜外麻酔(仙骨あるいは腰部)を併用する場合もある。

▶硬膜外麻酔

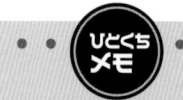

ひとくちメモ　術中の保温

新生児・未熟児は体表面積が大きく、皮膚が薄く、皮下脂肪が未発達である。また熱産生機能も乏しいため低体温になりやすい。

低体温は代謝性アシドーシスの助長、覚醒遅延や、呼吸・循環抑制を生じさせるなどの悪影響を及ぼすので、積極的に体温保持に努めなければならない(図 54)。

①室温を上げる(30℃以上耐えられるだけ)
②温水ブランケットや温風式加温装置(最も有効とされている)、ラジアントウォーマーで直接加温する。
③輸液、輸血を加温する。
④頭部を帽子で覆う。
⑤四肢をラップで包んで放熱を予防する。

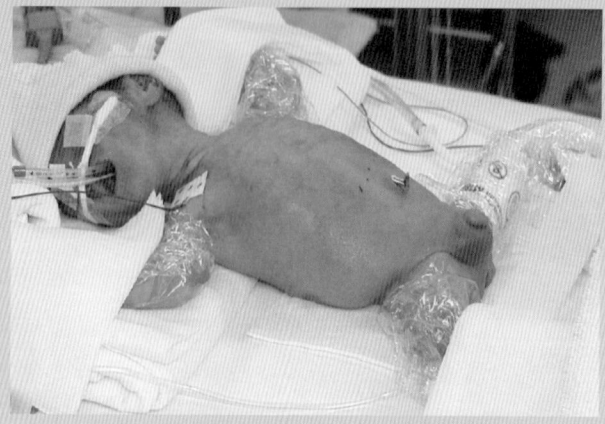

図 54　新生児手術における体温管理
温水ブランケット・ラジアントウォーマー・室温管理に加えて、頭部の保温、術野以外の四肢のラッピングを行っている。

V．各科の代表的疾患に対する麻酔法

7．開胸操作中は気道の圧迫や屈曲などが生じやすいため、換気に細心の注意を要する。気管チューブの位置にも常に注意が必要であり、瘻孔閉鎖中に気管チューブが押し戻されて事故抜管の危険性がある。

4 術後管理

1．肺合併症がなく、覚醒して自発呼吸が十分であれば抜管する。
2．根治術を行った場合や、肺合併症があり呼吸が不十分な場合は、ICU で人工呼吸管理を行う。

▶フェンタニル
3．術後約24時間は、フェンタニル 0.5〜1 μg/kg/hr を鎮痛のため持続静注する。硬膜外チューブ留置症例では 0.2%ロピバカインを 0.2 ml/kg/hr で持続注入する。新生児では、麻薬による呼吸抑制や局所麻酔薬による中毒が生じやすいので注意が必要である（第Ⅷ章参照）。

▶咽頭部の持続吸引
4．低圧での咽頭部の持続吸引を継続する（図55）。

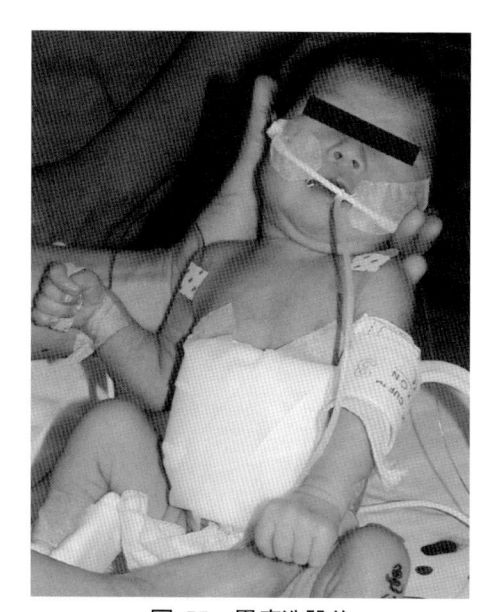

図 55　胃瘻造設後
食道盲端部に先端を置いて口腔内持続吸引を行う。

5．予後は、合併奇形の有無、肺合併症の有無、および体重 2,500 g 以下の低出生体重児、縫合不全やそれに伴う細菌感染・敗血症などに左右される。

5 晩期の合併症

1．気管食道瘻の閉鎖部に憩室形成がみられることがある。憩室に気管チューブが入り込む可能性があるので注意を要する。

▶気管軟化症
▶大動脈吊り上げ術
2．気管軟骨が異常で、気管軟化症の症状をきたすことがある。喘鳴・呼吸困難・チアノーゼなどの症状が重篤な場合、大動脈吊り上げ術や気管形成術な

> **ひとくちメモ**
>
> **食道異物**
>
> 吻合部狭窄のある患児は、ハンバーグやカレーの肉などをひっかけ、内視鏡下食道異物除去術を行うことがある。

どの手術が必要となる。
3．食道吻合部狭窄のため、食道ブジー、バルーン拡張術を長期にわたって繰り返す例もある。

2． 先天性横隔膜ヘルニア(Bochdalek 孔ヘルニア)

頻度は出生 4,000 例に対し 1 例である。

横隔膜ヘルニアは、横隔膜に生じた裂隙から腹腔内臓器が胸腔内に脱出した状態である。大部分が先天性で、そのうちのほとんどが Bochdalek 孔ヘルニアである。Bochdalek 孔とは胸腹膜と横中隔が癒合する際に、左右の胸腹膜孔の閉鎖不全によって多くは左側横隔膜に生じた孔であり、ここを通って腹腔臓器が脱出する。

▶船底状陥凹

呼吸困難、チアノーゼ、胸郭の拡大と腹部の船底状陥凹(barreled chest with scaphoid abdomen)、胸部での腸蠕動音の聴取などがみられる。胸部 X 線検査では患側に腸管影、健側に縦隔影がみられる。腹腔内では腸管ガス像が減少している。最近では胎児エコー検査で、胎児の胸腔内に消化管が入った像がみられ、出生前診断が可能である。われわれの施設には産科がなく、胎児手術の経験はない。

麻酔薬は消化管の拡張による肺の圧排を避けるため亜酸化窒素は使用しない。空気・酸素・セボフルランまたは少量フェンタニル 5〜10 μg/kg 麻酔を行う。

ヘルニアが胎児期初期に起こると、肺は無気肺を伴った肺形成不全を呈する。
▶一酸化窒素 (NO)吸入
術後は高頻度換気(HFO)や一酸化窒素(NO)吸入などの呼吸管理に加え、カテコラミン投与などの循環管理も重要である。予後は肺の発達の程度により左右される。主となる死亡原因は、肺低形成、胎児循環遺残(persistent fetal circulation；PFC)である。

▶胎児循環遺残

1 麻酔管理

1．状態が許せば、肺血管抵抗の高い時期を避け、呼吸状態が安定した頃に手術を行う。
2．胃管を挿入し、胸腔内脱出臓器の拡張を予防する。
3．胸腔内に脱出した消化管の拡張を防ぐため、また脱出した消化管を狭い腹腔内に還納しやすくするためにも亜酸化窒素は使用しない。
4．気道内圧の上昇で容易に肺損傷をきたすので、常に気胸の発症に注意する。
5．胸腔内に実質臓器が脱出している場合や、重度の肺の低形成が疑われる場合は循環動態の変動、頻回の血液ガス検査を考慮して観血的動脈圧測定を行

3. 肥厚性幽門狭窄症

頻度は出生1,000例に対して0.52～0.7例。男児に多く(男女比は3～5：1)、第1子に多い傾向がある。家族内発症が約3%認められる。

▶噴水様嘔吐

生後2～3週から3ヵ月前後の乳児にみられ、発症初期は溢乳、非噴水状嘔吐であるが、症状が完成されると典型的には無胆汁性の噴水様嘔吐となる。治療が遅れると、嘔吐による脱水、低クロール・低カリウム性代謝性アルカローシスをきたす。約3%に間接型ビリルビン優位の高ビリルビン血症を認めるが、症状の軽快とともに改善する。

腹部超音波検査で幽門輪状筋の肥厚がみられ、確定診断となる。

1 手術

▶幽門筋層切開術
(Ramstedt手術)

幽門筋層切開術(Ramstedt手術)で、短時間の手術である。

2 術前管理

▶胃管

1．胃管を挿入する。
2．手術は緊急性がないので、まず嘔吐による脱水、電解質異常を補正する。代謝性アルカローシスは、術後無呼吸の原因となる。

3 麻酔管理

1．患児を左側臥位にして、ネラトンカテーテル(当院では12 Frを使用)で胃内容吸引を行う。仰臥位、右側臥位と体位を変えて同様に吸引を行う。
2．マスクで100%酸素を投与する。
3．意識下に挿管する。
4．酸素・亜酸化窒素・セボフルランで麻酔を導入、維持する。
5．幽門筋切開後、胃管より空気を注入し、通過と胃壁のリークの有無を確認する。このとき、胃管による穿孔を防ぐために、胃管の先端が幽門まで達しないように注意する。
6．疼痛管理として、気管挿管後フェンタニル1～3 μg/kgを静脈内投与し、術前にアセトアミノフェン20～30 mg/kg[1]を挿肛することもある。但し、無呼吸が心配される場合は麻薬の使用は控える。さほど術後痛の激しい手術ではない。

▶アセトアミノフェン

4. 腸閉鎖症

　十二指腸・小腸閉鎖は5,000〜7,000人に1人の頻度で認められる。十二指腸閉鎖症では、60％が未熟児であり、約50％にDown症、先天性心疾患、食道閉鎖、腸回転異常症、泌尿器異常、直腸肛門奇形などを合併している。生後数時間以内に嘔吐を認め、腹部単純写真でdouble-bubble signを認める。穿孔のリスクが低いため、腸回転異常症や腸捻転を除外診断すれば緊急手術の適応とはならない。新生児用静脈内留置カテーテル（PIカテーテル、NCVカテーテルなど）の使用や経口開始時期が4〜5日と比較的早いため、IVHカテーテルを挿入することは少ない。

　一方、空腸・回腸の閉鎖は胎生期の血行障害が原因と考えられており[2]、合併する先天異常は10％以下と少ない。嘔吐の出現時期は閉塞部位が下部であるほど遅く、徐々に腹部膨満、脱水、発熱、黄疸（間接ビリルビン優位）、などが認められる。腸管の内圧上昇により穿孔しやすく、数時間以内に緊急手術となる。通常、一期的根治術を施行するが、腹膜炎を合併している場合根治手術は危険なため、腸瘻造設とドレナージ手術のみを行うことがある。経口開始時期は術後1〜2週間以上要することが多いため新生児用静脈内留置カテーテルやIVHカテーテル挿入も必要となる。

1 術前管理

1．胃管を挿入する。
2．電解質バランス異常、脱水の補正を行う。
3．十二指腸閉鎖症例では特に合併奇形の有無を確認する。

ひとくちメモ

意識下挿管

　たとえ新生児であっても抵抗は激しく、愛護的な挿管とは程遠い状況になることがほとんどである（抵抗する元気がないとすれば、補正が不十分なのである）。

　現在は、気道確保困難や挿管困難が予想されなければ、チアミラールナトリウム4mg/kgで導入し、ベクロニウム0.1mg/kgを投入してマスク換気をしながら筋弛緩薬の効果発現を待ち、気管挿管を行うことが多い。

2 麻酔管理

1. 体温の保持。
2. 胃管より内容物を吸引してから導入を行う。
3. 可能なら意識下挿管を行う。
4. 亜酸化窒素は使用しない。
5. 鎮痛は最初の2時間でフェンタニルを5 μg/kg、以後1 μg/kg/hrで持続静注。

▶フェンタニル
6. 術後もフェンタニルの持続静注で鎮痛をはかる。但し、呼吸抑制に注意し、酸素投与、パルスオキシメーター管理の下で行う。

5. 腸重積症

乳児〜5歳における腸閉塞の原因として最も多く、間欠的腹痛、血便、嘔吐、腹部腫瘤を主徴とする。好発部位は回盲部や結腸で、確定診断には腹部エコー(target sign、pseudokidney sign)や注腸造影(蟹の爪)などの画像検査を必要とする。

まず非観血的治療(エコー下整復、注腸造影による整復)を行い、整復不可能な症例、穿孔症例、ショックなどで全身状態が著しく悪い症例では観血的整復に至る。特に、非観血的整復に難渋した症例や長時間経過した症例では穿孔のリスクが高いので注意が必要である。

1 術前管理

1. 術前に頻回の嘔吐、血便がある場合は、電解質バランス異常、脱水、貧血の有無を確認し補正する。

▶full stomach
2. 絶飲食時間が十分であっても胃液の貯留を考えfull stomachとして対応する。

2 麻酔管理

▶full stomach
1. 基本的にfull stomachとして導入を行う。嘔吐の危険性が極めて高い場合は意識下挿管や、先に胃管を挿入し胃内容吸引をしてから挿管を行う。
2. 消化管穿孔やイレウスの症例では、亜酸化窒素は使用しない。
3. 観血的整復を必要とする場合、硬膜外麻酔を併用する。通常上位腰椎より穿刺するが、10 kg以下の患児では仙骨部から穿刺してもよい。術後1日は持

▶持続硬膜外注入
続硬膜外注入(0.2%ロピバカイン 0.2 mg/kg/hr)にて鎮痛を行っている。

6. メッケル憩室

　腸管奇形で最も頻度の高い疾患である。1～3％に存在するといわれているがほとんどは無症状で開腹時に偶然発見される。
　1歳以下では20％で腹痛、嘔吐、血便などの症状が認められる。全身状態が安定していれば待機手術となることが多いが、穿孔症例、全身状態の悪い症例では緊急手術となる。

1 麻酔管理

1．穿孔がある場合、笑気は使用しない。
2．症状のある場合は急性腹症に準じた麻酔管理を行う。

7. ヒルシュスプルング病

　S状結腸～直腸の腸管壁内にある神経細胞が先天的に欠如し、腸管の移送が行われず腸閉塞症状を呈する。慢性の便秘、腹部膨満、体重増加不良、嘔吐、脱水、腸炎を併発すると発熱、下痢、ひどいときには敗血症へと発展することもある。直腸肛門内圧検査や直腸粘膜生検、大腸内視鏡などの検査を経て根治術となる。腸炎の合併が認められる場合や栄養状態の悪い場合は、先に人工肛門を造設した後根治に至る。したがって、患者は術前術後の検査、根治術のため頻回の麻酔を経験することになる。

1 術前管理

1．全身状態の安定化。脱水、電解質異常の補正を行う。
2．頻回に麻酔を受けた患児では吸入麻酔薬に対して過敏に反応することがあるため、前投薬はしっかりと行い、術後は病室で完全覚醒することが望ましい。

2 麻酔管理

1．検査麻酔では吸入麻酔のみで行う。
2．根治術や人工肛門造設術では全身麻酔に硬膜外麻酔を併用している。
3．術後は2日間硬膜外持続鎮痛を行う。

8. 急性虫垂炎

急性虫垂炎は小児期における代表的疾患で、4～12歳に多くみられる。腹痛の訴えがさまざまで診断が遅れることが多い。乳幼児の虫垂粘膜や筋層は未熟で、大網は未発達なことから穿孔性虫垂炎を起こしやすく、腹膜炎を併発していることが多い。腹痛、嘔吐、発熱を主症状とし、炎症の波及とともに下痢や頻尿をきたす。発症後1日以上経過した場合、穿孔率は3割を超すといわれている[3]。

1 術前管理

1．絶飲食時間の確認。不安や疼痛により腸の蠕動は停止しているものと考える。
2．下痢や嘔吐の有無。電解質異常、脱水がある場合補正を開始する。
3．発熱、嘔吐がある場合、前投薬は基本的に行わない。

2 麻酔管理

▶full stomach

1．飲食時間が守れていても full stomach として扱い、頭部高位で導入する。
2．迅速導入(rapid sequence induction)で行うことが多い。頻回の嘔吐がみられる場合は、意識下挿管を行う方が安全と思われる。
3．全身麻酔と硬膜外麻酔(できれば下部胸椎)を併用し行う。

▶持続硬膜外鎮痛

4．術後疼痛管理は持続硬膜外鎮痛で行う。投与期間は半日程度であるが、穿孔症例では手術侵襲が大きく、またドレーンが挿入されているため、術後2日程度行われることが多い。硬膜外鎮痛に麻薬を併用することもあるが腸蠕動を抑制するため、外科医と相談しながら使用する。

9. 胆道閉鎖症

出生1万人に1人の割合で発症する疾患で、多脾症、先天性心疾患、十二指腸前門脈症などの合併奇形を伴うこともある。胆道閉鎖により胆汁が排泄されず胆汁うっ滞性肝障害やビタミン欠乏による出血傾向や易骨折性など生じる。肝障害が進行すると食道静脈瘤、出血、汎血球減少、低蛋白血症、出血傾向などさまざまな症状が出現する。手術は生後60日以内に行われることが多い。術式は肝門部空腸吻合術および Roux-Y 脚再建を行う。

1 術前管理

1．肝機能障害の程度を把握する。
2．血液凝固異常が認められたときはビタミンKや新鮮凍結血漿を投与し補正する。
3．輸血の準備の確認をしておく。

2 麻酔管理

1．低体温になりやすいため、ウォーマーなどを利用し体温管理に注意する。
2．挿管までは低酸素血症を予防するため純酸素を投与する。
3．胃管より内容物を吸引する。
4．通常、セボフルランを使用した緩徐導入を行う。腹満が強い場合は迅速導入、未熟児や出生後間もない患児の場合は意識下挿管を行う。
5．腹満がある場合、チューブは通常より浅めに固定する。
6．麻酔の維持は体内代謝率の低いイソフルランを使用することが多い。
7．ドパミン($3〜5\mu g$)の使用、十分な輸液、凍結血漿、アルブミン投与などにより循環血液量を補い、血圧と臓器血流を維持する。
8．術中の出血、下大静脈の圧排、肝臓の脱転などにより急激な血圧低下が生じる可能性があるため、観血的動脈圧測定を行う。
9．長期の中心静脈栄養管理が必要となるため、IVHカテーテル挿入も術前に行う。
10．出血傾向、食道静脈瘤のある場合胃管挿入は避けること。

3 術後管理

長期的に食道静脈瘤の経過をみるため、食道胃内視鏡検査を必要とする。
前投薬は控えめにする(肝機能が正常に近い場合でも、肺内シャントのために肝肺症候群を呈し、低酸素血症が起こりやすいため)。

▶肝肺症候群

10. 臍ヘルニア・臍過長症

ヘルニア門のあるなしで手術の侵襲は異なるが、麻酔管理上は大きな変動はない。胸部または腰部硬膜外麻酔で行うが、術中に腹部を圧迫し嘔吐の危険性がある場合は気管挿管が必要となる。通常マスク吸入麻酔を併用している。年齢が低いまたは体重が少ないなどの理由で胸・腰部硬膜外麻酔が難しい場合は、仙骨硬膜外麻酔でも1.2 ml/kg量を投与すれば可能である。マスク麻酔のみで

V．各科の代表的疾患に対する麻酔法

行う場合、傍臍ブロックを併用する。

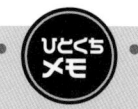

> **ひとくちメモ**
>
> **傍臍ブロック[4]**
>
> 〈傍臍ブロックの手順〉
> 1. マスク麻酔下に、臍の高さで腹直筋腱鞘外縁を結ぶ線分の中点（図56）を、25G注射針またはブロック針を用いて皮下まで穿刺。
> 2. 皮下に薬液の1/4を注入（0.25％ブピバカインまたは0.2％ロピバカイン0.5mℓ/kg）。
> 3. 針が腹直筋腱鞘を通過するクリックを感じるまで進め、薬液の1/4を注入。
> 4. 反対側も同様に行う。
>
> 図56 傍臍ブロックの作図
>
> 〈利点〉
> ・特別な器具を必要とせず、手技が比較的簡単で修得しやすい。
> ・仰臥位のまま施行できる。
> ・少量の局所麻酔薬で十分な鎮痛効果が得られる。
> ・手術直後でも下肢の運動が阻害されない。
>
> 〈欠点〉
> ・腹壁穿破の可能性がある。

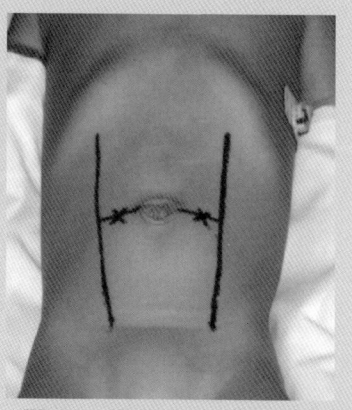

11. 臍帯ヘルニア・腹壁ヘルニア（図57）

　臍帯部に一致して腹壁形成がなされず、外に脱出したものを臍帯ヘルニア、腹壁正中の左右側に腹壁欠損があり脱出したものを腹壁ヘルニアと呼ぶ。臍帯ヘルニアでは、心臓、肝臓、腸管、膀胱などの脱出臓器が多く、また80％以上で心奇形、EMG症候群、染色体異常、腸回転異常、Meckel憩室、腸閉鎖などの合併奇形を認める。一方、腹壁ヘルニアでは、脱出臓器はほとんど腸管であり、合併奇形も少ない。

1 術前管理

1. 出生後早期に手術が行われるため、対象は未熟児、新生児が大半を占める。
2. 合併奇形の有無を確認し、全身状態を把握する。重症な症例が多い。

85

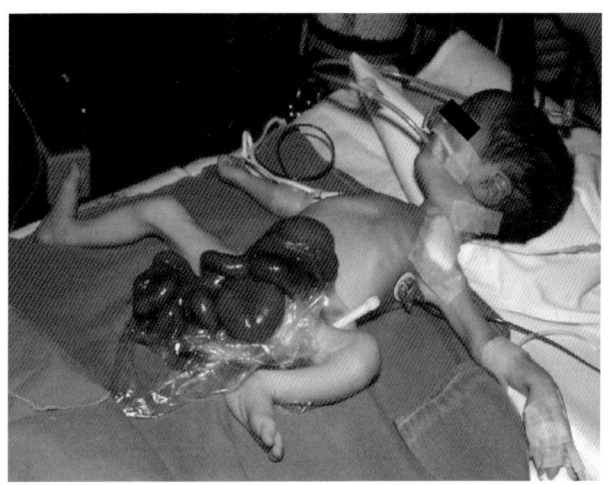

図 57　腹壁ヘルニア
脱出した腸管をラップで覆い、体温と水分の放出を防止する。

2 麻酔管理

▶低体温

1．低体温になりやすいため、室温を高めにする。ウォーマー、加温マットの使用、ラップ、帽子・手袋・靴下の着用による保温など。
2．純酸素の使用は動脈管の閉鎖を促すため、PDA依存性心疾患では、必要最低限の酸素濃度で管理する。
3．腸管の閉塞が考えられる場合は、意識下挿管を行う。
4．ヘルニア門の大きい症例では脱水、感染のリスクが極めて高いので、慎重な輸液管理、感染予防対策が必要である。

3 術後管理

脱出臓器の内容によっては、一期的に腹腔内に還納できないこともあり、二期的手術が行われることもある。実質臓器が脱出している場合、下大静脈にカテーテルを留置し静脈圧を測定する必要がある。狭い腹腔内に臓器が還納されると、静脈の圧迫により静脈還流が悪くなったり、横隔膜の圧迫により呼吸状態の悪化がみられることがある。呼吸循環の安定を待って、抜管を行う。

12. 鼠径ヘルニア

こどもの外科手術で一番多い病気である。発生率はこどもの1〜5％とされている。少しでも戻りにくい場合は早期に手術しても問題はないが、原則として嵌頓傾向のないこどもの場合、生後4〜6ヵ月以降に予定手術とする。首の座ら

V. 各科の代表的疾患に対する麻酔法

ない生後3ヵ月以内では、マスク保持や気道確保など、麻酔管理上の危険性が高い。入院期間は1〜5日程度で、日帰り手術の施設もある。

1 麻酔管理

▶硬膜外麻酔

　仙骨硬膜外麻酔や腰部硬膜外麻酔のよい適応である。マスクによる吸入麻酔を併用する。手術時間が短いので、長時間作用性局所麻酔薬(0.25%ブピバカイン、0.2%ロピバカインなど)の1回投与で行い、術後も鎮痛薬を必要とすることは少ない。仙骨硬膜外麻酔では23Gまたは25Gの注射針で1.2 ml/kg、腰部硬膜外麻酔では20G硬膜外針で0.6〜0.8 ml/kgを投与する。吸入全身麻酔

▶局所浸潤麻酔
▶アセトアミノフェン

単独で行う場合は、術後鎮痛を考慮して局所浸潤麻酔の併用や、創部に局所麻酔薬を1〜2 ml振りかけるだけでも効果があるといわれている。術前にアセトアミノフェンなどの鎮痛薬を投与してもよい。

13. 胃・食道異物

▶full stomach

　緊急手術となることが多く、full stomach として対応する。吸入全身麻酔で行い、気管挿管は必ず行う。上部食道内異物では食道直達鏡下に摘出術を行う場合(図58)があるが、この際懸垂頭位になるので、気管チューブが浅くなり事

▶懸垂頭位
▶事故抜管

故抜管の恐れがあるのでチューブの深さに注意する。内視鏡下に行う際(図59)も操作時に気管チューブが動くので、気管チューブを手で支持し事故抜管に注意する。また、乳児では、内視鏡により気管が圧迫されて換気困難になることもあり、バッグの堅さや酸素飽和度モニターに注意し、換気困難な場合は直ちに操作を中断してもらう。異物の種類によっては、粘膜損傷をきたすような鋭利なものもあり(図60)、十分な麻酔深度を必要とする。摘出後は、胃内に大量の空気が残存していることがあり、覚醒時の嘔吐の原因になることもあるので、胃内容を十分吸引後気管チューブを抜去する。

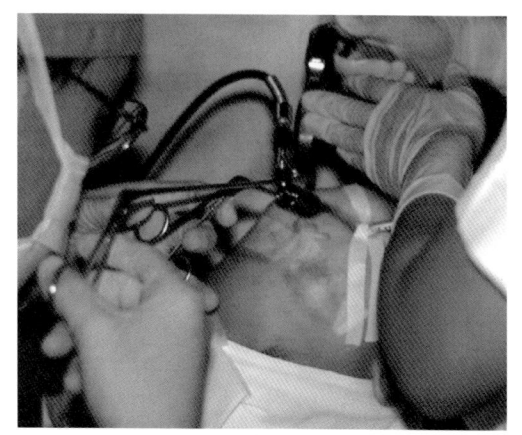

図 58　胃・食道内異物摘出
食道直達鏡による、上部食道内異物摘出。

術前頸部 X 線写真（側面像）

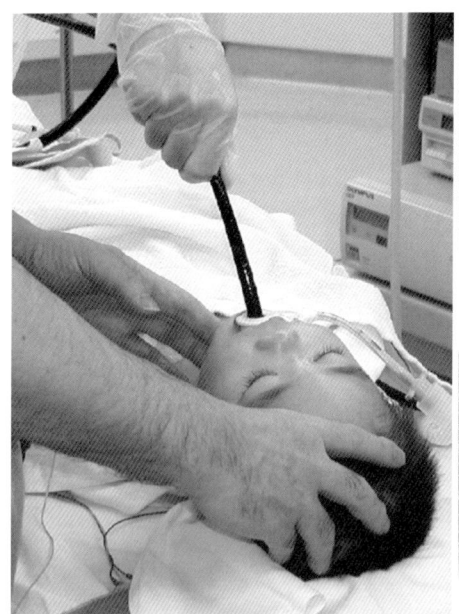

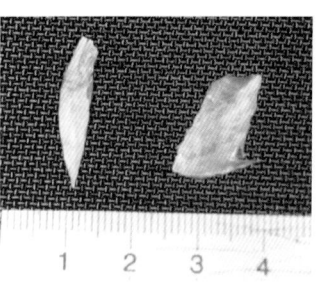

1：魚骨
2：free air

内視鏡下摘出術　　　　摘出標本（魚骨）

図 59　胃・食道内異物摘出

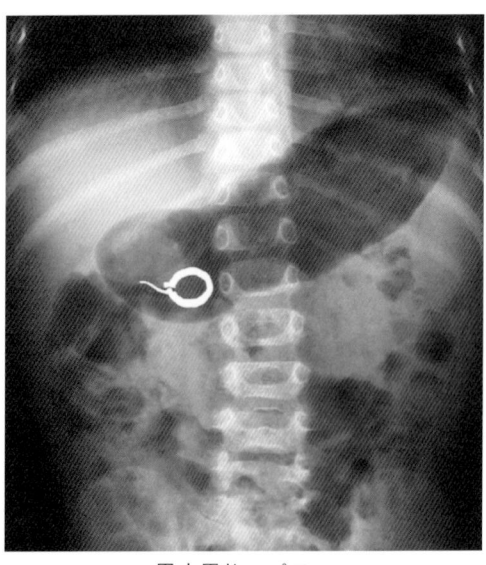

胃内異物・ピアス

図 60　術前の胸・腹部単純 X 線写真

（住吉理絵子、桶谷庸子）

■文　献■

1) 宮坂勝之：小児麻酔マニュアル．改訂 4 版，p 178，克誠堂出版，東京，1997．
2) 鎌形正一郎：先天性消化管閉塞症．小児内科 34：404-407，2002．
3) Willams N, Bello M：Perforation rate relates to delayed presentation in childhood acute appendicitis. JR Coll Surg Edimb 43：101-102, 1998.
4) Courreges P, Poddevin F, Lecoutre D：Para-umbilical block；a new concept for regional anaesthesia in children. Paediatric Anaesthesia 7：211-214, 1997.

V．各科の代表的疾患に対する麻酔法

2　心臓外科の麻酔

はじめに　先天性心疾患の外科治療は手術と麻酔の巧拙が如実に患者の経過に反映されるため、緊張を強いられる反面やりがいも大きい。治療戦略の変遷に伴って周術期管理も大きく変化してきたが、本稿では現時点でわれわれが行っている周術期管理を概説する。

1. 術前評価

▶心機能予備力

1．日常生活の活動性から心機能予備力を推測する。
　・乳児：ミルクの量や哺乳時の様子(汗をかきやすい、時間がかかる)など
　・幼児：同年齢の児と同じように遊べるか、遊んでいるときの様子など
　・学童以上：歩行や階段昇降での息切れ、体育授業への参加状況など
2．一般検査に加えて、心臓カテーテル検査や心臓超音波検査のデータから心機能・血行動態を把握する。
3．常用薬の確認。
4．外科・内科と術式や周術期管理について検討する。

2. 術前説明

一般的な説明に加えて、症例に応じて次のような説明を追加する。
　①侵襲的モニター(動脈ライン、中心静脈ライン)の必要性と合併症・対処法について
　②静脈・動脈カニュレーションの際の頭部剃毛やカットダウンの可能性について
　③術後ICU管理(呼吸管理、鎮静、鎮痛など)について
　④不整脈、心不全悪化、循環虚脱などに対する救命蘇生処置について

3. 麻酔前投薬

心機能が保たれている患者では一般的な薬剤・投与経路の選択に準じるが、心不全やチアノーゼが強い患児では投与量を減らしたり医師の監視下に投与するなどの注意が必要である。術前検査(例えば心臓カテーテル検査や生理検査な

ど)で鎮静された既往があれば、その際の鎮静効果や気道・循環への影響などをレビューして参考にする。

▶常用薬
▶βブロッカー
▶ワーファリン®
▶ヘパリン

　常用薬は主治医に確認していつまで投与するかを指示する。低酸素発作の治療・予防を目的として投与されているβブロッカーは手術当日まで投与を継続する。抗凝固療法でワーファリン®が投与されている場合は1週間前、最低でも3日前からヘパリン療法に変更されていることを確認する。

4. モニタリング

1) 麻酔導入前に装着可である非侵襲的モニター
・胸壁聴診器
・パルスオキシメーター
・心電図電極
・血圧測定用マンシェット

2) 麻酔導入後直ちに行う侵襲的モニター
・動脈ライン留置(橈骨動脈、後脛骨動脈、足背動脈、浅側頭動脈):採血して血液ガス、電解質、Ht、Hb、ACTを測定。
・中心静脈カテーテル留置(鎖骨下静脈、内頚静脈、大腿静脈):通常はシングルルーメンを用いる。必要に応じてマルチルーメンカテーテルを選択する。
・体温測定(食道温、直腸温、皮膚温)
①皮膚温センサーは拇趾掌側に、新生児は足底(拇趾球部)に装着する。
②気管挿管後サーミスタ付き食道聴診器を挿入して食道温測定。
　・あらかじめ体表面でおおよその挿入長の目安を付けておく(口から少したわませて胸骨の下1/3までの長さ)。
　・聴診で心音、呼吸音が最もよく聞こえる深さに微調整して気管チューブに粘着テープで固定。
　・胸写で食道聴診器の先端(サーミスタの位置)が心房の高さにあればよい。

5. 麻酔導入開始

1) 幼少児
・酸素・亜酸化窒素・セボフルランによる吸入麻酔で導入。
・重度の心不全状態を除き、先天性心疾患患児はセボフルラン吸入による麻酔導入に比較的よく耐える。

- 疼痛反応消失後に静脈確保。

2）年長児で協力が得られる場合や成人

- 静脈ルート確保
- ミダゾラム、プロポフォール、チアミラールなどの静脈麻酔薬を、循環抑制に注意して就眠量を用いる。就眠後に吸入麻酔を開始する。

1 麻酔導入：気管挿管

1. 意識消失後、筋弛緩薬を投与
   - パンクロニウムもしくはベクロニウム 0.1～0.2 mg/kg
   - フェンタニル（1～4 μg/kg）投与（フェンタニル投与のタイミングが早過ぎると咳をすることがあるので注意）
2. 適宜セボフルラン吸入を併用しつつ経口気管挿管
3. 気管チューブはワイヤーと糸を用いて確実に固定する（図37、59頁参照）。
4. 気管挿管後、胃内容を経口的に吸引：体重20 kg程度までは10～14 Fr のネラトンカテーテルを用いる。
5. 挿管後から執刀開始までセボフルラン濃度は0～2％で維持
6. ルート確保とモニタリング：2本以上の静脈ラインを確保（最低1本は上肢に確保）
   - 維持ルート：5％ブドウ糖液を1 ml/kgで投与
   - 輸液負荷ルート：乳酸リンゲル液を2～10 ml/kg/hrで投与

ひとくちメモ　カテーテルサイズ一覧

体重	<10 kg	10～20 kg	20～30 kg	30 kg<
末梢ライン	24～22 G	22～20 G	22～20 G	20～18 G
動脈ライン	24 G	24～22 G	22 G	22～20 G
CVライン	20 G	20～18 G	18～16 G	18～16 G

ひとくちメモ　動脈圧モニタリングの注意

- 開心術では橈骨動脈、浅側頭動脈など、上半身の動脈に留置
- 非開心術では血流遮断などの影響を受けない場所に留置
- 穿刺する動脈に狭窄や起始異常がないことを造影検査のレポートで確認

7．吸入麻酔主体から徐々にフェンタニル主体の麻酔に移行する。
8．胸部（大腿静脈カニュレーションを行った場合は腹部も）X線撮影
　・気管チューブ、食道聴診器、中心静脈カテーテルなどの先端位置を確認し、必要であれば適宜挿入長を調節。

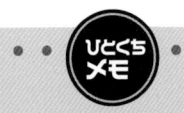

> **ひとくちメモ　中心静脈圧モニタリングについて**
>
> 　人工心肺を用いる手術で、冠静脈洞に還流する左上大静脈遺残（PLSVC）がある症例では、左鎖骨下静脈・左内頸静脈穿刺を避ける（PLSVCに留置されたカテーテルは人工心肺用の脱血カニューレ挿入後に上大静脈圧の指標とならない）。非ポンプ症例では左右どちらでも差し支えない（第II章参照）。
> 　中心静脈カテーテルの挿入長はポンプ症例では先端が上大静脈に挿入する脱血用カニューレと干渉しないように少し浅めに留置する。非ポンプ症例では上大静脈内で心房接合部のやや頭側（胸写上で気管分岐部近傍）にカテーテル先端が位置するように調整する（図61）。
> 　上半身の中心静脈へのカテーテル留置が困難な場合や、下大静脈圧のモニタリングが上大静脈圧と独立して必要な場合（右心バイパス手術やダブルスイッチ手術）は、大腿静脈からカテーテルを挿入する。先端位置は第4腰椎から第5腰椎の高さにあればよく、横隔膜を越えて頭側に位置させる必要はない。第2、3腰椎を越えると腎静脈の開口部にあたるため、長期留置では腎血流障害の可能性に注意する。
>
> 2kg：5.0cm
> 3kg：5.5cm
> 5kg：6.5cm
> 7kg：7.0cm
> 10kg：7.5cm
> 20kg：8.5cm
>
> 体重と挿入長（右アプローチ下方向）
>
> **図61　鎖骨下静脈カテーテルの適正な挿入長**
> 左からのアプローチでは、約1cm深く留置する。

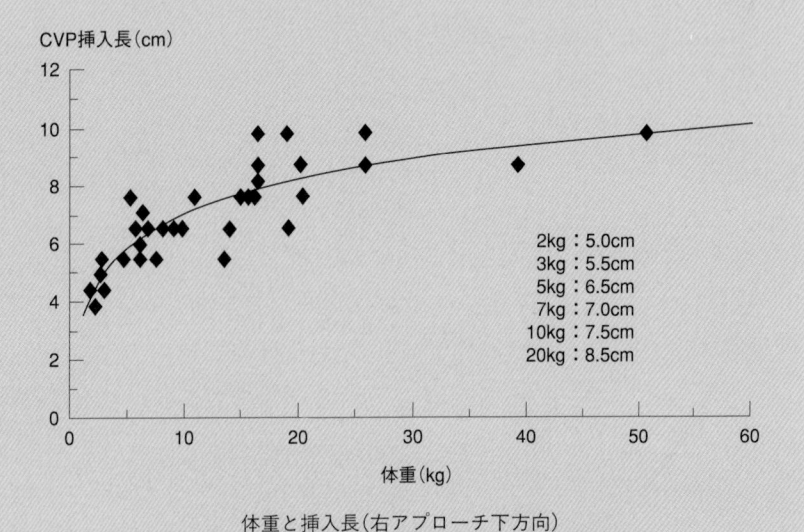

V. 各科の代表的疾患に対する麻酔法

- 無気肺や血気胸、その他の異常がないことを確認する。
- 術前に経食道心エコー検査を行う場合はいったん食道聴診器を抜去するが、気管チューブと食道聴診器に油性ペンで印を付けておき、検査後に再挿入する際の深さの目安とするとよい。

9．X線撮影と前後して膀胱留置バルーンカテーテルを挿入する。
10．手術体位をとり、血圧トランスデューサーの水準を前腋窩線の高さに合わせる。

2 麻酔維持

- フェンタニルの総投与量と麻酔の質はまったく別であり、血中濃度を推測しながらモニタリングや手術の進行に合わせて必要量を適切なタイミングで投与する。結果的に開心術では総投与量が20〜30 μg/kg、非開心術では10〜20 μg/kg となることが多い。フェンタニル単独で意識消失や健忘は十分に得られないことに留意して、適宜セボフルラン、プロポフォール、ミダゾラムなどを併用したバランス麻酔とする。

▶胸骨切開
- 胸骨切開前後に亜酸化窒素の吸入を中止し、酸素・空気を混合して症例に応じた酸素濃度を設定する。
- 大血管の剝離操作や再手術症例での癒着剝離操作で心臓や大血管への機械的圧迫や出血によって血圧が低下することがある。乳酸リンゲル液などの細胞外液を20〜50 ml の注射器に引いて静脈ラインに接続しておいて急速輸液に備えておく。術野を注意深く観察しつつ動脈圧・中心静脈圧を監視し、機械的圧迫が著明な場合は術者に注意を喚起する。

6. 体外循環導入

- 大動脈送血カニューレ固定用のタバコ縫合を終えた時点でヘパリン3 mg/kg を投与する。ヘパリン投与後は静脈ラインの輸液を止めるが、フェンタニルやプロポフォールなどの薬剤を持続投与する場合は輸液を継続する。
- 大動脈に送血用カニューレ、下大静脈に脱血用カニューレを挿入して部分体外循環を開始する。
- 送血・脱血カニューレの挿入操作時に血圧が低下しやすい。カニュレーション操作で出血が著しい場合、カニューレ挿入後に人工心肺からプライミング液を送血して対処することができる。術者、人工心肺操作担当者と連携して対応し、術野の心臓の大きさを観察しながら、血圧と中心静脈圧を注意深く監視して適切な血管内容量の維持に努める。

- 体外循環を開始したらモニターの心拍同期音トリガーをパルスオキシメーターから心電図に切り替える。
- 体外循環中、特に開始直後や部分体外循環から完全体外循環への移行直後は中心静脈圧変動に注意し、静脈圧上昇による顔面浮腫や大泉門膨隆をきたしていないことを確認する。
- 部分体外循環中は肺静脈から左心室に還流して冠動脈に流れる血液の酸素化を維持するために術中操作の邪魔にならないように軽く（短い吸気時間、低い呼吸回路内圧、少ない1回換気量、少ない呼吸数）換気する。

1 体外循環中の麻酔維持

▶クロルプロマジン
- 灌流圧・血管抵抗の調節のためにクロルプロマジンが投与されるので量を把握しておく。クロルプロマジン投与量は症例にもよるが0.5〜3.0 mg/kgである。年長児や成人ではフェンタニルやミダゾラム、プロポフォール、筋弛緩薬などを必要に応じて人工心肺回路内に投与する。
- 肺血流を完全に遮断しない手術であれば換気を継続してセボフルランを使用してもよい。

> **ひとくちメモ　完全体外循環中の気道内圧について**
>
> 完全体外循環に移行すれば気管チューブを呼吸回路から外して大気に開放するか、術野の邪魔にならない程度で呼吸回路に約5 cmH$_2$Oの陽圧をかけておく。呼吸回路を開放しない場合は麻酔ガスモニターのサンプリング流量と同等かそれ以上の新鮮ガス流量を呼吸回路に流し、呼吸回路内が陰圧となって肺が完全に虚脱しないように注意する。

7. 大動脈遮断解除から人工心肺離脱まで

1. 心内修復・大血管吻合などの心停止下の操作が完了すれば大動脈遮断が解除される。

▶脱気
2. 心停止液注入カニューレを通して心室内の空気を脱気したうえで頭低位とする。
3. 術者が心臓を翻転して心尖部に注射針を穿刺する。タイミングを合わせて肺を膨張させ、肺静脈に残存する空気を心腔内に移動させて穿刺針から脱気する。

V．各科の代表的疾患に対する麻酔法

▶除細動

4．通常、大動脈遮断解除により自然に心臓は拍動を再開する。心電図波形、房室・脚ブロックの有無、ST-T変化に注意する。心室細動であれば術野で直接パドルを心臓に当てて0.2〜0.5 J/kgで除細動する。

5．左室の駆出開始で換気を再開する。

▶再灌流障害

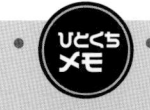

6．大動脈遮断解除後は心筋の再灌流障害を抑制するために約10分間程度カルシウム投与を控える。イオン化カルシウムレベルを補正後、心筋収縮力増強が手術操作の妨げにならなければカテコラミンやニトログリセリンの投与を開始する。

7．体外循環中にフロセミドが投与されて尿量が保たれていると、血清カリウム濃度が低下しやすいので、尿の出方を見て一定の流量で時間をかけて補正する。主に中心静脈ラインから投与する。

8．復温に伴って低体温で低下していた薬物代謝が回復するので筋弛緩薬などの薬剤を追加投与する。

9．心拍再開後に脱血カニューレ周囲のターニケットを外して完全体外循環から部分体外循環に移行すると肺血流が再開する。

10．$ETCO_2$をモニターしながら100％酸素で換気を再開する。一酸化窒素（NO）を投与する場合は、換気再開とともに吸入を開始する。

11．体外循環流量が多い間は呼吸数は数回/min程度でよい。体外循環流量や$ETCO_2$値を確認しながら換気を調節する。

12．大動脈遮断解除前に行った脱気操作を再度繰り返し、脱気穿刺部位の縫合を終えたら頭低位としていた手術台を水平に復帰させる。

▶左房圧

13．止血確認後、人工心肺からの離脱をはかる。術野で挿入したラインで左房

ひとくちメモ

復温時体温の不均等是正について

部分体外循環を行いながら復温していく過程で、皮膚温の上昇が悪い場合がある。皮膚温は交感神経緊張の目安として測定するが、体温の不均等分布を残したままで体外循環から離脱すると内臓静脈などの血液プールが満たされないため、離脱後に容量不足をきたしやすい。クロルプロマジンの追加投与でできるだけ温度格差をなくすようにしているが、心機能に余裕があるケースでは部分体外循環中のセボフルラン吸入（1〜2％）が有効である。セボフルランによる心機能抑制を補うために、やや多めのカテコラミン類を投与し、人工心肺離脱時にセボフルラン濃度を下げるか中止する。姑息手術や新生児症例は心機能予備力に乏しいため、セボフルラン吸入は慎重に行うか避ける。

圧をモニタリングしながら人工心肺の流量を40～60 m*l*/kg/minまで落とす。パルスオキシメーターで脈波が拾えるようになれば心拍同期音トリガーを心電図からパルスオキシメーターに切り替える。

- 低体温からの復温時に橈骨動脈圧と大動脈圧に較差が生じることがある。上行大動脈に挿入された心停止液注入用のカニューレに術野で圧ラインを接続して大動脈起始部圧を測定し、橈骨動脈圧波形を比較する。
- カテコラミン、血管拡張薬の投与量を滴定しながら血圧・心拍数をコントロールする。
- 無輸血手術の場合、体外循環終了直後はヘモグロビン濃度が低く単位血液量あたりの酸素含量が低いため、心拍出量を増加させて酸素需要を賄う必要がある。このため心機能が保たれている場合でも積極的にカテコラミンを使用する。大動脈遮断時間が短い根治手術ではドパミン5 μg/kg/min程度で十分であることが多い。貧血が改善するまでは溶存酸素を利用するために吸気酸素濃度は100％で維持する。無気肺は酸素運搬の支障となるため、十分に肺を膨張させて予防に留意する。適宜愛護的に気管内分泌物を吸引する。

▶限外濾過（MUF）

人工心肺離脱後に、人工心肺回路に問題がなければ限外濾過（modified ultra-filtration；MUF）による血液洗浄・濃縮を行っている。当院では大動脈に挿入した送血カニューレから脱血して、下大静脈に挿入した脱血カニューレから返血する方法で濾過を行っている。貧血の改善とともに心機能も回復する。MUF終了後、脱血カニューレを抜去して、プロタミン3 mg/kgでヘパリンの中和をはかる。プロタミンは、いわゆるプロタミンショックを避けるために血圧をみながら確実・緩徐にLAPラインより投与する。同時にメチルプレドニゾロン30 mg/kg、トラネキサム酸50 mg/kgを投与するが、これらは末梢ラインから投与してもよい。

> **ひとくちメモ　体外循環離脱前の気道分泌物について**
>
> 換気再開後に気道分泌物が認められる場合、ヘパリンが中和されるまでは気道を傷つけて出血させることも考えられるため、気道吸引を避けた方が無難である。分泌物の量が著しく換気に支障をきたす場合は愛護的に（気管チューブ内のみ）吸引する。

8. 手術終了

術野の止血操作が一段落すれば送血カニューレが抜去される。体外循環回路

内血液をセルセーバーに回収し、生食水で洗浄して遠心分離後、静脈ラインから返血する。血圧、中心静脈圧、尿量をモニターしながら適切な血管内容量が得られるように投与速度を調節する。ヘモグロビン濃度が $10\,g/dl$ を上回ったところで酸素化に問題がなければ FiO_2 を $0.6〜0.8$ 程度に下げてもよい。新生児では急に FiO_2 を下げない。

胸骨閉鎖によって心臓が圧迫されることがあるので、心電図波形、動脈圧、中心静脈圧に著しい変動がないことを確認する。

1 患者搬送

手術が終了したら胸写を撮影して問題がないことを確認してICUに搬送する。搬送が呼吸・循環の変動リスクであることを認識しておく。

1. 搬送用蘇生バッグの動き、酸素接続、酸素流量、リザーバー膨張を確認：搬送用モニターの作動を確認
2. パルスオキシメーターを搬送用モニターに接続
3. 直接動脈圧を搬送用モニターに接続
4. 心電図モニターの接続を外す
5. 患者移動
6. 蘇生バッグを用いた換気に問題がないことを確認：SpO_2、血圧を確認
7. 心電図モニターを搬送用モニターに接続
8. 呼吸・循環に問題がなければ搬送開始

2 ICU入室時

ICU入室時も搬送開始時と同様に呼吸と循環を中心に患者の状態を確認する。

1. 人工呼吸器の条件が指示どおりであることを確認：FiO_2、吸気流速、吸気時間、IMV回数、最大吸気圧・終末呼気圧

ひとくちメモ　体外循環離脱前後の換気について

体外循環離脱直後に肺を十分に膨張させるのは循環動態に与える影響が大きい。体外循環中に術操作の邪魔にならないタイミングでやや高めの圧（$20〜30\,cmH_2O$）をかけて虚脱した肺胞を十分に再膨張させておく。開胸時には、術者に無気肺を直視下に確認してもらうとよい。開胸となっていると胸腔内に血液が流れ込んでいることがあるので、その疑いがある場合も術者に確認する。

2．患者を人工呼吸器に接続
3．患者の胸郭挙上と聴診で呼吸音に問題がないことを確認
4．人工呼吸器の条件を再度確認
5．SpO$_2$、血圧、心電図、心拍数に問題がないことを確認
6．パルスオキシメーター、直接動脈圧、心電図モニターを順次メインモニターに切り替える

9. 術後管理

以下の項目をよく観察する。
　①意識レベル：刺激に対する反応、瞳孔径・対光反射を確認
　②呼吸状態：自発呼吸（呼吸数、1回換気量、吸気・呼気の力）、嚥下・咳嗽反射の回復、酸素化（SpO$_2$、血液ガスデータ）
　③循環状態：血圧、心拍数、不整脈、ペーシング、カテコラミン、尿量、ドレーン量

　新生児や肺高血圧危機症のハイリスク症例などの若干の例外を除き、大部分の症例では手術当日の抜管を目指す。ICU入室から1〜2時間を経過したところで、IMVの回数を減らして自発呼吸の割合を増やしていく。

＜抜管の基準＞
- 自発呼吸で胸郭挙上が十分かつ左右均等
- 努力呼吸（呼吸補助筋運動や鼻翼呼吸）を認めない
- 聴診で左右均等にエア入り良好
- 1回換気量6 ml/kg以上、努力吸気圧−20 cmH$_2$O・努力呼気圧＋20 cmH$_2$O以上
- 血液ガス所見に問題がない
- 術後胸写に異常所見を認めない
- ドレーン出血量：1 ml/kg/hr以下

　SpO$_2$、心拍数、血圧を観察しながら気管、口腔、鼻腔、胃管を吸引し、気道をクリアにした後に抜管する。抜管後は視診で陥没呼吸がなく胸郭が十分に挙上し、胸部・頸部の聴診でエア入りが良好かつ狭窄音がないこと、モニターでSpO$_2$値や心拍数・動脈圧・中心静脈圧に問題がないことを確認する。気道に分泌物が残っている場合は、嘔吐や迷走神経反射をきたさないように注意して吸引する。

1）術後疼痛管理・鎮静
- クロルプロマジン：0.5〜1.0 mg/kg/6 hr（0.08〜0.17 mg/kg/hr）持続静注

V. 各科の代表的疾患に対する麻酔法

- 塩酸ペチジン：100〜200 μg/kg/hr 持続皮下注、またはフェンタニル：0.5〜1 μg/kg/hr 持続静注

2）心血管作動薬の準備（表29）

1 ml/hr が初期量になるように、体重に応じて濃度の調整をする。

- ドパミン・ドブタミン：5 μg/kg/min で開始
- アドレナリン：0.02〜0.1 μg/kg/min で開始
- ノルアドレナリン（小児では通常使用しない）：0.05 μg/kg/min で開始、アドレナリンと同様に希釈
- イソプロテレノール（血圧低下、不整脈に注意する）：0.005 μg/kg/min で開始、0.02 μg/ml に希釈
- ニトログリセリン：0.5〜2 μg/kg/min で開始、原液のまま（500 μg/ml）で用いる

表29 ボスミン希釈液の作成方法

濃度（γ/ml）	ボスミン（1 mg/ml）	希釈液（通常10%糖ベース）
50 γ/ml	1 ml	19 ml
100 γ/ml	2 ml	18 ml
150 γ/ml	3 ml	17 ml
200 γ/ml	4 ml	16 ml
250 γ/ml	5 ml	15 ml

術中は血糖値が高くなることが多いので5%糖ベースで希釈する。

ボスミン 50 γ/ml 以下の場合、まず 50 γ/ml をつくる

10 γ/ml	50 γ/ml 4 ml＋希釈液 16 ml
20 γ/ml	50 γ/ml 8 ml＋希釈液 12 ml
30 γ/ml	50 γ/ml 12 ml＋希釈液 8 ml
40 γ/ml	50 γ/ml 16 ml＋希釈液 4 ml

シリンジに記入するときは以下のように記載する。
例：ボスミン 50 γ 4 ml＋5%糖 16 ml

10. 各論

1 麻酔導入から人工心肺導入までの一般的注意

▶肺血流増加型

1）肺血流増加型

- 高濃度酸素吸入と過換気は肺血管抵抗を下げ、増加している肺血流をさらに増加させて心不全を悪化させる。新生児や心不全が強い症例では肺血流を増加させないために原則として酸素は投与せず、空気を使用して正常換気を基本とする。
- 心不全が重篤であれば窒素投与による低酸素療法や、二酸化炭素投与もしくは低換気による高二酸化炭素血症療法が必要となることがある。
- 肺コンプライアンスが低下しているので高めの吸気圧が必要だが、過換気にならないように呼吸数を減らし、必要であればデッドスペースをつける。
- しばしば分泌物が多く、頻回の気管吸引が必要となる。
- $ETCO_2$ は $PaCO_2$ をよく反映する。通常は $PaCO_2$ 40 mmHg 前後を目指す。肺血流増加が著しい場合は、$PaCO_2$ を 50 mmHg 前後まで上昇させて肺血管

抵抗増加(肺血流低下)作用を期待することもあるが、極端に過ぎると酸素化が悪化するので注意する。
- 麻酔薬投与により血圧維持が困難な場合は、カテコラミン投与を考慮する。

▶肺血流減少型

2) 肺血流減少型

- 肺血管抵抗を下げるために吸入酸素濃度を高めに保ち、二酸化炭素の貯留を避ける。しかし極端に呼吸数を増やしたり吸気圧を高くすると、胸腔内圧上昇・静脈還流減少により肺血流はむしろ減少するので注意する。
- $ETCO_2$は必ずしも$PaCO_2$を反映せず低めに出る。換気条件を変えなければ肺血流量の目安にはなるので相対的変化に注目して肺血流量変化を推測する。
- 新生児で肺血流を動脈管に依存している症例では、換気は空気を基本とする。プロスタグランジン製剤使用例では、肺血流が動脈管に依存する限り投与を継続する。低酸素が進行すれば一時的に吸入酸素濃度を上げて対処するが、酸素化が改善してベースラインに復帰すれば酸素濃度を下げ、漫然と高濃度酸素を投与しない。
- Blalock-Taussingシャント術後の開心根治術ではシャント側では血圧が低く出る場合があり、できるだけシャント側の橈骨動脈圧モニタリングを避ける。術前に四肢で非観血的血圧測定を行っておくと判断の助けとなる。

2 非開心姑息術の麻酔管理のポイント

1) 体肺シャント形成術―Blalock-Taussig(BT)シャント (Blalock-Taussig shunt；BTS)、セントラルシャント

▶体肺シャント形成術
▶Blalock-Taussigシャント
▶セントラルシャント

- 動脈圧モニタリングはシャント側の上肢以外であれば特に制限はない。
- 中心静脈圧は非シャント側の鎖骨下静脈(血気胸を起こすと手術ができなくなるので無理をしない)または左右いずれかの内頸静脈、大腿静脈でモニタリングする。
- 肺血流が乏しく低酸素状態を改善するための手術なので、非開胸側の無気肺などの肺合併症を起こさないように注意を払う。
- シャントにより酸素化は改善するが心室への容量負荷が増加する。
- シャント開通に備えて容量負荷やカテコラミン投与の準備をしておく。貧血があれば輸血してヘマトクリット(Ht)値を45〜50%まで上昇させる。
- 心不全に伴うアシドーシスの進行がないことを確認する。心不全・末梢循環不全が重篤な場合は、シャント量を制限するために肺血管抵抗を高めに保つような管理を行う。すなわち、FiO_2をできるだけ下げ、$PaCO_2$を45〜50 mmHg、Ht 50%に保つ。

- 術中は極端な過換気や低換気を避け、換気条件をできるだけ一定に保つ。
- SpO_2 が80％前後となるように吸気酸素濃度を調節する。シャント流量は血圧に相関するため術中・術後早期はカテコラミンを投与して血圧を上げることにより、やや高めの SpO_2 を維持してもよい。
- 状態が安定していれば当日でも抜管可能だが、鎮静して翌日まで人工呼吸を継続することもある。

▶肺動脈絞扼術

2）肺動脈絞扼術（Pulmonary Artery Banding；PAB）

- 肺血流増加による心不全を姑息的に改善（同時に肺血管閉塞病変の進行防止）させる手術なので、バンドがかかるまでに状態を悪化させないように管理する。フェンタニル総投与量は10～20μg/kg程度までに留める。
- 食道聴診器で心音・心雑音を聴取する。心雑音消失は絞扼が強過ぎることを示唆するので術者に注意を喚起する。
- 循環不全が著しい場合は動脈圧モニタリングにこだわらずに非観血的血圧測定で管理する。術後は循環が改善するのでラインを確保しやすくなる。
- 術前は肺血流を増加させないように管理する。適切な絞扼手術で肺血流を物理的に制限すれば心不全が改善して循環は安定する。酸素化が悪化するので貧血があれば輸血をする。呼吸と循環が安定していれば手術当日の抜管を目指す。

3 非開心根治術の麻酔管理のポイント

▶動脈管開存症結紮術

1）動脈管開存症（Patent Ductus Arteriosus；PDA）結紮術

- 左開胸で行うので開胸手術一般の注意が必要。
- パルスオキシメーターは右上肢と下肢の2ヵ所でモニタリングする。
- 動脈管結紮時は吸入麻酔薬またはニトログリセリン静注で血圧を60～70 mmHgに一過性に下げる。
- 反回神経損傷のリスクがあるため抜管後の呼吸状態に注意する。
- 未熟児症例は心不全が強い。未熟児網膜症のリスクがあるため高濃度酸素投与を避け、SpO_2 が95～97％となるように調節する。絶対的な輸液量が少ないのでラインのデッドスペースを考慮して時間的に余裕をもって薬剤を投与する。動脈圧ラインや中心静脈ラインは、あれば利用するがライン確保に時間をかける必要はない。保温に努める。

▶大動脈縮窄症根治術
▶サブクラビアンフラップ法
▶直接吻合法

2）大動脈縮窄症（Coarctation of the Aorta；CoA）根治術—サブクラビアンフラップ法（Subclavian Flap Aortoplasty；SFA）、直接吻合法（Coarctectomy and End-to-End Anastomosis；EAA）

▶CoA複合

- CoA複合として心内病変を合併することがある。一期的修復（SFA/EAA＋根治術）と二期的修復（SFA/EAA＋PAB）の2つの方法がある。
- 動脈圧は非開胸側の右橈骨動脈、中心静脈圧は開胸側の左鎖骨下静脈か左右いずれかの内頸静脈または大腿静脈でモニタリングする。
- パルスオキシメーターは右上肢と下肢の2ヵ所でモニタリングする。

▶脊髄虚血

- SFA/EAAを行う場合は下行大動脈遮断に伴う脊髄虚血の対策として、手術体位をとった後で背部に氷枕を置いて下半身を冷却（直腸温で35℃程度）する。下行大動脈遮断が解除されたところで冷却を中止（氷枕を除去）して復温する。
- 下行大動脈遮断解除時の低血圧には容量負荷やカテコラミン投与で対処する。
- 側副血行路からの出血に注意。
- 麻酔管理は肺血流増加型の管理に準じる。

4 開心術の麻酔管理のポイント

▶心房中隔欠損閉鎖術
▶部分肺静脈還流異常根治術

1）心房中隔欠損（Atrial Septal Defect；ASD）閉鎖術、部分肺静脈還流異常（Partial Anomalous Pulmonary Venous Drainage；PAPVD）根治術

- 術前の心機能は保たれていて無症状の場合が多いが、心房レベル（PAPVDでは大静脈レベル）での左右シャントによって左心室への容量負荷が減るために、左心室容積が小さいことに注意する。
- 容量負荷に対する左心室の予備能が限られているため、修復後の急激な容量負荷は左心不全の原因となる。無輸血で手術を行うことが多いので自己血の返血を急ぎたいところだが、中心静脈圧をモニターしながら注意深く行う。
- 人工心肺離脱後の麻酔維持に吸入麻酔が必要となることが多いが、貧血による心機能低下があるためカテコラミン（ドパミン3〜5 μg/kg/min程度）を積極的に投与する。
- ASD閉鎖術では美容上の観点から右開胸左側臥位で手術を行うことがある。非開胸側の無気肺予防に留意する。術野の制限が多く大血管へのカニュレーションが正中切開の場合よりもやりにくいので、手術操作をよく見ながら換気する。カニュレーション時のトラブルに備えて乳酸リンゲル液などの細胞

V. 各科の代表的疾患に対する麻酔法

外液を急速輸液できるようにしておく。

2）心室中隔欠損(Ventricular Septal Defect；VSD)閉鎖術

▶心室中隔欠損閉鎖術

▶肺高血圧発作

- 乳児期早期に手術が必要となる症例は肺血流量が著しく多く(VSD＋PH)、術後に肺高血圧発作(pulmonary hypertensive crisis；PH crisis)をきたす危険がある。不用意な気道への刺激や低酸素は厳禁であり、血液ガス所見で多少のA-aDO$_2$開大を認めても胸写上問題がなければ術当日の気管内吸引は必要最低限に留める。術翌日に気管吸引により肺高血圧発作が惹起されることはほとんどない。自発呼吸が十分であれば手術当日の抜管は可能であるが、抜管後も経鼻カニューレなどを用いて高濃度酸素を確実に吸入させる。肺高血圧発作のハイリスクケースでは鎮静下でFiO$_2$を0.4以上に保って人工呼吸を継続し、翌日以後の抜管を目指す。
- 幼児期以後の手術では心機能が保たれていて無症状の場合が多い。
- 欠損孔修復によって左心室の容量負荷と右心室の圧負荷が軽減されるため、通常は人工心肺からの離脱は容易で、麻酔を維持するために吸入麻酔が必要となることが多い。房室ブロックに注意する。
- 無輸血手術では貧血による心機能の低下があるため、カテコラミンを積極的に投与する。自己血返血で貧血が改善するとともに心機能は回復する。

▶心内膜床欠損症根治術
▶房室中隔欠損症根治術

3）心内膜床欠損症(Endcardial Cushion Defect；ECD)・房室中隔欠損症(Atrioventricular Septal Defects；AVSD)根治術

- 多くの症例でDown症候群を合併する。
- 肺血流増加による心不全が主体で、三尖弁・僧帽弁の逆流の程度によって心不全が修飾される。ASD・VSD閉鎖術の麻酔に準じる。房室ブロックに注意する。

▶ファロー四徴症根治術

▶低酸素発作

4）ファロー四徴症(Tetralogy of Fallot；TOF)根治術

- 右心室流出路にあたる漏斗部のダイナミックな狭窄に伴って肺血流が減少し、心室レベルの右左シャントが増加することが低酸素発作の本態である。したがって麻酔導入前の興奮や啼泣を避ける。
- 呼気二酸化炭素濃度低下が低酸素発作を最も早期に検出し、やや遅れて動脈血酸素飽和度が低下する。
- 低酸素発作がコントロールされていれば麻酔導入は通常どおりで差し支えない。末梢血管拡張に伴う循環血液量不足を補うために細胞外液を多めに(10〜20 ml/kg)輸液する。容量負荷が直ちにできるように準備しておく。
- 術中の低酸素発作の誘因として肺動脈周囲の剝離操作と大静脈の剝離操作が挙げられる。剝離操作やカニュレーションに伴う大静脈の圧迫は静脈還流を

著しく低下させるため、右心室の容量不足から漏斗部狭窄が増強して低酸素発作をきたす。術前の低酸素発作の有無とは関係なく低酸素血症のリスクが存在することを忘れてはならない。

▶低酸素発作
- 術中の低酸素発作に対しては、①100％酸素による過換気、②腹部圧迫、③急速輸液、④α刺激薬(フェニレフリン 25〜50 μg IV)、⑤βブロッカー(プロプラノロール 10〜100 μg、ランジオロール 0.25〜0.5 mg/kg IV)で対処する。
- 術前にβブロッカーを投与されている症例では人工心肺離脱時にカテコラミンが多めに必要である。

5）総肺静脈還流異常症(Total Anomalous Pulmonary Venous Drainage；TAPVD)根治術

▶総肺静脈還流異常症根治術

▶肺静脈閉鎖病変(PVO)
- 肺静脈の還流形態で分類されるが、肺静脈閉鎖病変(PVO)の有無と程度が周術期管理に大きな影響を与える。
- PVOが強ければ(Ⅰ型とⅢ型に多い)内科的治療の効果は期待できず、緊急手術の対象となる。肺うっ血が強く酸素投与による全身状態改善はあまり見込めない。新生児では肺高血圧症、右心不全を続発してショック状態にあることも少なくない。麻酔導入前に末梢から中心静脈ライン(PIカテーテル、NCVカテーテルなど)を確保してカテコラミンを開始する。吸入麻酔による心機能抑制に耐えられないので最小限のフェンタニルと筋弛緩薬で麻酔を導入・維持して人工心肺までもちこたえる。吸気酸素濃度は状態によるが FiO_2 0.21 が原則である。過換気および低換気を避ける。
- 新生児症例では人工心肺からの離脱にカテコラミンが必須である。ドパミン(5〜10 μg/kg/min)、ドブタミン(5〜10 μg/kg/min)、ニトログリセリン(2〜4 μg/kg/min)に加えて低量エピネフリン(0.02〜0.05 μg/kg/min)投与も考慮する。肺血管の過敏性は術後も残存するので一酸化窒素(NO)吸入(5〜20 ppm)を開始して術後2〜数日間は鎮静下に人工呼吸を継続する。
- PVOがなければ(Ⅱ型に多い)待機的に手術が可能で、ASD閉鎖術の管理に準じる。

6）右心バイパス手術ー両方向性グレン(Bi-directional Glenn；BDG)手術、フォンタン(Total Cavo-Pulmonary Connection；TCPC)手術

▶右心バイパス手術
▶両方向性グレン手術
▶フォンタン手術
- 麻酔、モニタリングは他の手術に準じるが、中心静脈圧は上大静脈(鎖骨下静脈または内頸静脈)と下大静脈(大腿静脈)の2ヵ所で測定する。
- 段階的手術が一般的なので、先行手術のために心・大血管周囲組織が癒着していることが多く、大血管や心房・心室損傷の危険がある。
- 人工心肺離脱時の肺動脈圧(＝中心静脈圧、グレン手術では上大静脈圧)を15

V．各科の代表的疾患に対する麻酔法

mmHg以下に保つことを目標にする。100%酸素で軽度過換気（グレン手術でPaCO₂ 35〜40 mmHg、TCPCでPaCO₂ 30〜35 mmHg）とし、ドパミン（3〜10 μg/kg/min）、ニトログリセリン（1〜2 μg/kg/min）およびNO吸入（5〜20 ppm）をルーチンに投与する。

▶メトヘモグロビン濃度
- 高濃度酸素とNOの併用は窒素酸化物（NOx）を産生しやすいので、定期的に血液ガス測定で血液酸素化とメトヘモグロビン濃度を確認する。NOはICU搬送までに5〜10 ppmに漸減する。
- 酸素化に支障がない限り、低めの吸気圧、短めの吸気時間で極端な過換気を避ける。術中から術後にかけて酸素濃度を下げてもよいが40%以上を維持する。
- 洞調律の確保と頻脈防止、房室弁逆流の低減によって心房・心室の順方向性駆出の最適化をはかる。高濃度のカテコラミン投与を避ける。接合部調律などの調律異常にはペーシングで積極的に対処する。
- 術後早期の抜管によって自発呼吸による肺循環へのポンプ効果が期待できる。抜管後は経鼻カニューレで酸素（1〜2 l/min）と低濃度NO（2〜5 ppm）を吸入させて肺循環の安定化をはかる。

▶塩酸ペチジン
▶クロルプロマジン
- 不十分な鎮痛・鎮静は、呻吟・息こらえ、不穏などにより胸腔内圧上昇をきたし、その結果肺循環への悪影響をもたらすため、呼吸管理の一環として積極的に鎮痛・鎮静をはかる。塩酸ペチジン持続皮下投与（100〜200 μg/kg/hr）とクロルプロマジン持続静注（80〜160 μg/kg/hr）で良好な鎮痛・鎮静効果を得ている。

▶大血管転位症根治術

7）大血管転位症（Transposition of the Great Arteries；TGA）根治術

- VSDの有無、肺動脈狭窄の有無（肺血流量の多少）によって術前状態が異なるため、一般的注意の項を参照する。

▶Jatene手術
- Jatene手術では冠動脈移植に伴う心筋虚血（移植冠動脈の屈曲などを含む）や吻合部からの出血に注意する。ドパミン（5〜10 μg/kg/min）、ドブタミン（5〜10 μg/kg/min）、ニトログリセリン（2 μg/kg/min）に加えて低量エピネフリン（0.02〜0.05 μg/kg/min）を投与する。収縮時血圧は60〜70 mmHgで十分なので、血圧が高過ぎるようであれば血管拡張薬を増量するかカテコラミンを減らす。セボフルラン吸入を併用してもよいが心機能低下をきたしやすいので0.5〜1%程度の低濃度に留める。
- 新生児症例が多いので通常は手術翌日以降に人工呼吸からの離脱をはかる。

▶大動脈離断根治術
▶プロスタグランジンE₁

8）大動脈離断（Interrupted Aortic Arch；IAA）根治術

- 下半身の循環が動脈管に依存するためにプロスタグランジンE₁製剤投与が

必須で、無呼吸をきたせば人工呼吸を開始する。

▶左浅側頭動脈
- 人工心肺送血は腕頭動脈（直接カニュレーションまたは人工血管を吻合）と横隔膜直上の下行大動脈からの分離送血を行うので、動脈圧は左浅側頭動脈（左総頸動脈を遮断しても腕頭動脈から右内頸動脈、ウィリス動脈輪を経ての送血圧を反映している）でモニタリングして脳血流の指標とする。左浅側頭動脈が確保できない場合は右浅側頭動脈または右橈骨動脈での測定もやむを得ない。
- 中心静脈カテーテルは腕頭動脈への影響を避けるため右鎖骨下静脈穿刺は避け、左鎖骨下静脈か左右いずれかの内頸静脈か大腿静脈に留置する。
- その他の麻酔管理は合併する心内病変に準じる。

9）ノーウッド（Norwood）手術

▶ノーウッド手術
- 生後、徐々に肺血管抵抗が低下するに従って肺血流が増加して心不全が進行し、体血圧の低下に伴う冠血流減少によってさらに心機能低下をきたす。

▶プロスタグランジンE_1
- 体循環が動脈管に依存するためにプロスタグランジンE_1製剤投与が必須で、無呼吸をきたせば人工呼吸を開始して鎮静する。

▶低酸素療法
- 術前は心不全が進行すれば肺血管抵抗を高く保つために低酸素療法（自発呼吸中は経鼻カニューラから 0.5 l/min 程度の窒素を投与、人工呼吸中は FiO_2 0.21 の定常流中に窒素を混入して FiO_2 を 0.17〜0.19 に調節）をパルスオキシメーターでモニタリングしながら行う。
- 術前管理で人工呼吸が必要となる場合や麻酔導入にあたっては、絶対に過換気をしない。人工呼吸中の患者を搬送する際（院外搬送など）は過換気になりがちなので特に注意する。

▶左浅側頭動脈
- モニタリングは大動脈弓形成を行う IAA に準じて、動脈圧は左浅側頭動脈を第一選択とし、中心静脈圧は左鎖骨下静脈か左右いずれかの内頸静脈か大腿静脈でモニタリングする。

▶NO投与
- 肺血流が再開したら100％酸素、NO投与（20 ppm）下に過換気（$PaCO_2$ 25〜30 mmHg）とし、ニトログリセリン（2 μg/kg/min）を開始して肺血管抵抗を可能な限り低下させる。肺血流の調節は術野で BT シャントか RV-PA 導管にヘモクリップをかけて物理的に行う。カテコラミン（ドパミン 5〜10 μg/kg/min、ドブタミン 5〜10 μg/kg/min、エピネフリン 0.02〜0.1 μg/kg/min）投与を開始し、100％酸素下で SpO_2 が 80〜85％、心房圧（術野で直接心房にカテーテルを挿入して測定）が 10 mmHg 未満、収縮期血圧が 60 mmHg 程度あれば人工心肺から離脱する。
- 動脈血採血でガス分析、酸塩基平衡、電解質をチェックし、濃厚赤血球（人工心肺回路から回収した洗浄赤血球）、新鮮凍結血漿、濃厚血小板をシリンジポ

- 全例、胸骨は閉鎖せずに皮膚のみ閉じ、腹膜灌流チューブを挿入しておく。
- 術後管理のポイントは肺循環と体循環のバランスをとることである。フェンタニル 2～4 μg/kg/hr、ベクロニウム 0.04～0.08 mg/kg/hr、クロルプロマジン 80～160 μg/kg/hr で鎮静・不動化をはかり、SpO_2と血液ガス分析をチェックしながら PaO_2 35～45 mmHg、$PaCO_2$ 35～45 mmHg となるように酸素濃度と換気量を調節する。手術当日の気管吸引は基本的に行わない。尿が出ていても腹膜灌流で積極的に水分バランスをマイナスに管理しながら二期的胸骨閉鎖術に備える。

▶二期的胸骨閉鎖術

- 二期的胸骨閉鎖術の麻酔はノーウッド手術後の鎮静に使用しているフェンタニル・ベクロニウム投与を継続する。胸骨閉鎖にあたっては血行動態の変化に注意する。カテコラミン増量が必要となることが多い。
- 二期的胸骨閉鎖術後、翌日以降にフェンタニル・ベクロニウム投与を中止し、2～3日かけて呼吸器からの離脱をはかる。

10) ペースメーカー植え込みおよびジェネレーター交換

▶ペースメーカー植え込み
▶ジェネレーター交換

- 乳幼児の徐脈性不整脈では心拍出量が確実に低下していることに留意する。
- 覚醒時、睡眠時、体動や運動負荷時の心電図を確認する。麻酔導入によって徐脈や不整脈悪化の可能性がある場合は、一時的ペースメーカー電極の経静脈的挿入や体外式ペーシング、除細動の準備をしておく。

（水野圭一郎）

3 整形外科の麻酔

はじめに 先天性奇形や形成不全によるもの、後天性疾患である骨折、脱臼などの外傷や側彎症などが対象となる。奇形や形成不全疾患には次のような問題点がある。

1．乳幼児期から検査や手術のために頻回の麻酔を余儀なくされる。
2．長期入院を必要とする。
3．完治が期待できない。

これらのいずれをとっても、小児にとっては精神的苦痛を強いられるものであり、後の精神的発達に少なからず影響を与える。したがって、医療従事者はこのような問題点を常に念頭において患児に接しなければならない。一般に全身状態は良好な症例が多いが、中には合併症をもつ症例もあり麻酔上の注意が必要になる。

▶頻回手術　　頻回手術により、麻酔および手術に対して拒絶反応を示すことがある。最初にいやな思いをしていると、後の手術、麻酔に抵抗を示すようになるため、初回の麻酔が肝要である。

1. 前投薬

乳幼児であれば、今後の長い経過を考慮して、いやな思い出を残さないような配慮が必要である。したがって、気道系に問題がなければ、前投薬は多めに投与する。

年長児になれば、自分の疾患をよく理解していることも多く、完治できないことがわかっている症例もあるため、十分な説明をし、本人が納得したうえで手術に臨めるように努力すべきである。

1）学童期以前

主にケタミン・ミダゾラム注腸法など、確実に入眠・鎮静下に搬入できる前投薬を用いる。

2）学童期以後

年長児では注腸されることに抵抗があるこどももいるので、本人の希望を尊重し経口薬を投与するが、完全に入眠して搬入されることは少ない。中には、注腸で眠って手術室に行きたいと希望するこどももいる。

3）骨折などの急患症例

原則的に前投薬は投与しない。

2. 麻酔導入およびモニター

マスクによる亜酸化窒素・酸素・セボフルラン（GOS）緩徐導入が中心だが、種々のエッセンスで香りづけをしていても吸入麻酔薬の匂いをいやがることが多いため、年長児では、静脈路確保後、サイアミラールやプロポフォール（1.0〜2.0 mg/kg）などの静脈麻酔薬を就眠量投与した後、マスクをいやがらなくなってから吸入麻酔薬で導入することもある。

共通のモニターとしては、心音・心電図・血圧・体温・酸素飽和度モニターが挙げられる。

1）心音

胸壁聴診器で十分であるが、腹臥位、側臥位では、食道聴診器が有用である。

2）血圧

血圧計により、通常は5分ごとの間欠的測定をする。側彎症手術では出血が多く、体位が腹臥位または側臥位となるため、直接動脈圧のモニターが必要となる。

3）体温

一般に直腸温でみているが、大きい児の短時間の手術では、腋窩温でも代用できる。

4）その他

長時間手術や出血が多い手術の場合は尿量を計測するが、1 ml 単位で尿量測定できるように定量筒を用いている。また、手術部位によっても導尿が必要となることがある。ラリンゲルマスクまたは挿管例では麻酔ガスモニター、呼気炭酸ガスモニターを使用する。

> **ひとくちメモ**　心電図波形は不整脈などの判定には役立つが、波形が出ていても十分な血液の拍出があるとは限らない。電気的な活動を見ているに過ぎない。その点、心音や酸素飽和度モニターは血液が拍出されていることを示している。

3. 代表的疾患の麻酔管理

1 骨折の手術

緊急手術となることが多い。手術により痛みが軽減する旨を説明する。直前に飲食をしていなくても、受傷後は腸管の動きが悪くなり、痛みのために嘔吐することもあるため、飲食・飲水の時間と受傷の時間関係をよく聞いておくことが大事である。

1）前投薬

緊急手術の場合、前投薬は原則投与しない。時間が十分経過しており、full stomach ではないと判断された場合は通常の前投薬を投与する。

2）麻酔法

陳旧性の骨折や、飲食・飲水から時間が経っての受傷であれば、マスクまたはラリンゲルマスクによる吸入麻酔で行ってもよい。full stomach の可能性がある場合は、静脈路確保後に急速導入やクラッシュ導入により気管挿管を行う。上肢の骨折には、腋窩神経ブロックはよい適応であるが、神経損傷が疑われる場合は術後に指先の動き・しびれや感覚の異常を検査する必要があるために、術者に神経ブロックの可否を確認しておく必要がある。

下肢の骨折では術後鎮痛を考慮して仙骨硬膜外や腰部硬膜外麻酔を積極的に行う。この場合、患肢を上にする必要があり、しかも十分な体位をとれないことが多い。左右どちらの側臥位でも硬膜外穿刺ができなければならない。

3）術後鎮痛

ジクロフェナク坐剤（ボルタレン® 0.5〜1.0 mg/kg）を用いることもあるが、整復・固定されれば強い痛みを訴えることは少ない。

▶内反足
▶多合趾
▶下腿、大腿の骨切り
▶脚延長

2 下肢の手術（内反足・多合趾・下腿、大腿の骨切り・脚延長など）

1）麻酔法

主に硬膜外麻酔で行うが、部位により仙骨硬膜外または腰部硬膜外を選択する。予定手術時間が1時間を超えれば持続硬膜外を行い、痛みの程度によっては術後も積極的に持続硬膜外鎮痛を行う。特に矯正骨切り術では術後痛が激しいので、フェンタニル（1〜2μg/ml）入りの局所麻酔薬を用いる。但し二分脊椎による麻痺性の変形の場合は、硬膜外麻酔は選択できない。その場合吸入全身麻酔を行うことになるが、術野が神経学的には痛みを感じないと思われる領域であっても、モザイク的に痛覚が存在することがあるので十分な麻酔深度が必

▶二分脊椎

要である。また手術部位によっては術後鎮痛も必要であり、ジクロフェナク坐剤や内服、麻薬の持続皮下注など痛みの程度により選択する。

2）注意点

▶駆血帯

下肢の手術では、駆血帯の使用により無血野を得ることができる。駆血帯の使用中は、血圧・心拍ともに次第に増加傾向にあるが、解除後は急速に低下するので麻酔深度に注意が必要である。麻酔が浅いと判断して、吸入麻酔薬の濃度を上げていると、駆血解除時に急激な血圧低下をきたす危険がある。但し、小児の場合は成人に比べてこの傾向は少ない。

3 股関節手術

股関節造影は、マスク麻酔で十分である。股関節造影、徒手整復では対象年齢が低くなり、十分な筋弛緩も必要である。かつギプス巻き込み中は体位が安定せず、気道確保も難しくなるため仙骨硬膜外麻酔で十分な筋弛緩を得、マスクで浅麻酔を併用した方が気道確保は容易である（図62）。気道確保に不安が残る場合は、ラリンゲルマスクまたは気管挿管を行う。しかし、乳児でのラリンゲルマスク挿入では息こらえ、喉頭痙攣や気道閉塞などの気道系合併症が多く発生するため、使用に際しては注意が必要である[1]。股関節手術では出血が予想

▶低血圧麻酔

されるため、腰部持続硬膜外麻酔に低血圧麻酔を併用する。この場合、気管挿管による調節呼吸を行った方が血圧の調節がしやすい。術後は持続硬膜外鎮痛を約2日間行う。二分脊椎による股関節脱臼では、吸入麻酔に低血圧麻酔を併用するが、一定の麻酔深度を得ることができないと血圧の調節が難しい。二分脊椎による麻痺の程度によるが、術後鎮痛には坐剤や麻薬皮下注を用いる。

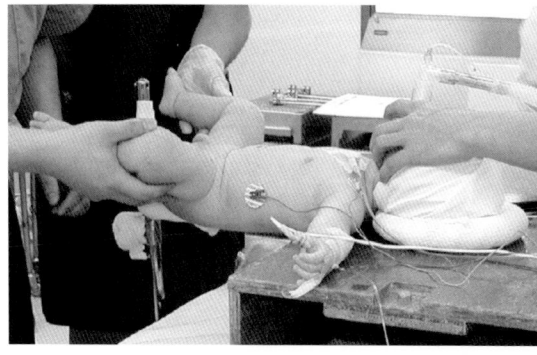

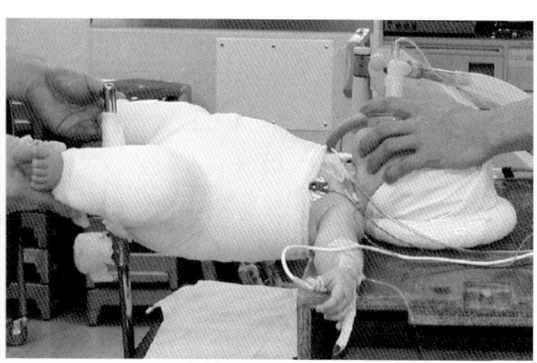

図62 先天性股関節脱臼の徒手整復・ギプス巻き込み
乳頭の位置より足先まで巻き込みをするため、患児は不安定な状態にある。さらに整復がずれないように、麻酔が必要。

ひとくちメモ

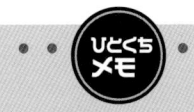

ラテックスアレルギー

　二分脊椎患者で、反復して自己導尿をしている症例に多くみられる。反復導尿や浣腸、反復手術や歯科治療の既往、ゴム製品に対する反応など、術前の問診が重要である。IgE関与のアナフィラキシー反応を呈し、急激な血圧低下、頻脈、気道内圧上昇、酸素飽和度低下、気道分泌亢進、時に紅斑などがみられる。最も有効な予防策は、ラテックスフリーの製品を使用することである。外科医はラテックスフリー手袋を使用し、すべての外科、麻酔関連機器、機材からラテックスを除くことが重要であるが、意外なところにラテックスが用いられている。図63にラテックスフリー製品を挙げ、また図64にラテックスアレルギー患者の搬入の様子を示す。

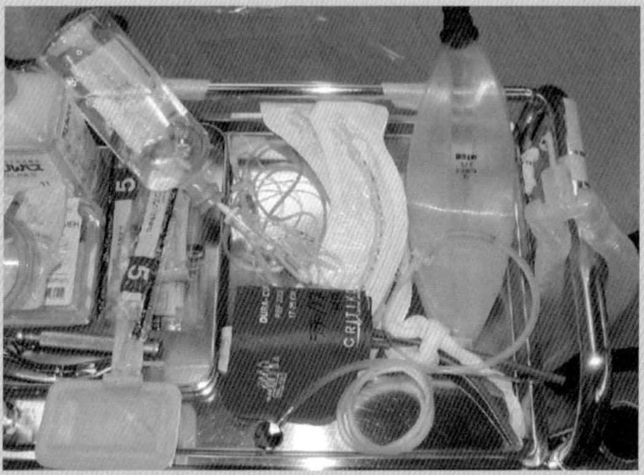

麻酔関連製品、輸液・注射器関連製品：ラテックスフリーバッグ（Anes Silko Bag）、マンシェット（CRITIKON）、ディスポ注射器輸液セット（テルモ）

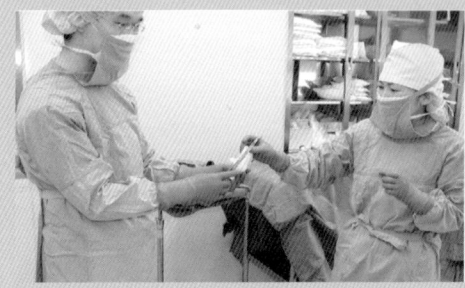

エスティームダーマテックスなどのラテックスフリー手袋

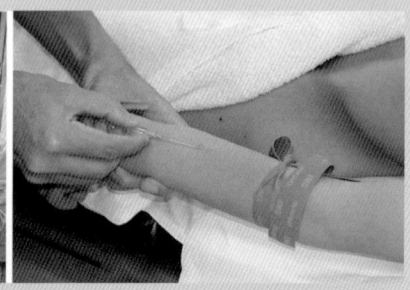

ラテックスフリー駆血帯：IMGノンラテックスターニケット（イマムラ）

図 63　ラテックスフリー製品の使用

・使用可能製品：麻酔器回路、マスクは現在使用中のディスポ製品、バッグ（Anes Silko Bag、Dräger社製）、マンシェット（CRITIKON）、ディスポ注射器・輸液セットはテルモ社製、SO_2センサー（専用）（白いコードで巻くタイプは可）、心電図電極（メディトレイスほか）、手袋（エスティームダーマテックス）、輸液瓶・薬剤バイアルの蓋は黒以外は使用可
・使用禁止製品：クリップ・ネルコア、レザー枕・駆血帯・バイトブロック（ゴム製）、固定テープはニチバン不可、エスマルヒ・弾力包帯、聴診器・ゴムチューブ類は包帯またはサランラップを巻いて使用

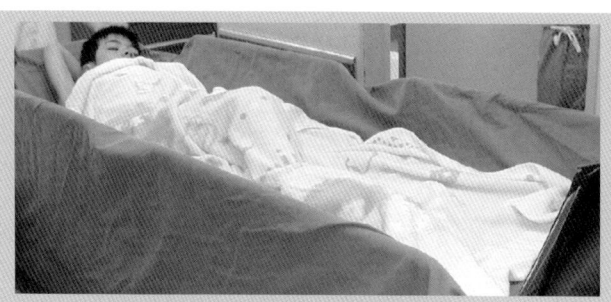

V. 各科の代表的疾患に対する麻酔法

図 64　ラテックスアレルギー患者の搬入
搬入用ベッド全体を布で覆う。

表 30　ラテックス-フルーツ シンドローム

交差反応性が疑われた植物性食品
バナナ、アボカド、ポテト、トマト、キウイフルーツ、クリ、クルミ、パッションフルーツ、西洋ナシ、グレープフルーツ、マッシュルーム、ピーマン、マンゴー、パイナップル、セロリ、マスクメロン、リンゴ、パパイヤ、アーモンド、そば、イチジク、レタス、モモ、オレンジ、ピーナッツ、イチゴ、コショウ、からし、スイカ、タケノコ、ニンジン、ココナッツ、アプリコット、ビワ、ハッカ、大豆、サクランボ、ネクタリンなど

バナナ、クリ、ナッツ、アボカドなどの果物には、ラテックス成分と交差反応を起こす成分が含まれている。これらにアレルギーのある人は要注意である(表 30)。

▶多合指
▶強直拇指

4 上肢の手術(多合指・強直拇指など)

手術時間により、マスクやラリンゲルマスク、気管挿管による吸入麻酔で行う。症例によっては、腋窩神経ブロックもよい適応である。

5 側彎症の手術

▶側彎症

整形外科手術では比較的全身状態のよい患者が多い中で、側彎症の手術は問題が多い。

1) 術前評価

胸郭の変形による呼吸機能、心機能低下を伴うことがあるため、特に運動能力の評価や肺機能検査も術前評価として有用である。CT や MRI による椎体と気管・気管支・大血管の位置関係の評価も重要である。漏斗胸を合併している場合、椎体と胸骨の間で気管が圧迫され、換気不全になることもある。神経圧迫による知覚異常も、それが術後合併症であるか否かの判定を要することもあるので必ず術前に調べておく必要がある。また、Marfan 症候群による側彎症で

▶漏斗胸

▶Marfan症候群

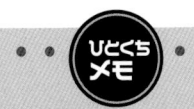

> **ひとくちメモ**
> **腋窩神経ブロック：動脈貫通法（図 65[2)]、66）**
>
> 　成人では、穿刺時の放散痛で針先を確認後、局所麻酔薬を注入することができるが、小児では覚醒状態での穿刺は不可能であり危険である。したがって、吸入麻酔で眠らせた状態で穿刺することになり、針先の確認ができない。神経刺激装置を用いて各神経を同定し局所麻酔薬を注入する方法もあるが、われわれは動脈貫通法を用いている。動脈の拍動を目安に 25 G または 27 G 翼状針で穿刺して血液の逆流を確認し、動脈の前後で局所麻酔薬を合計 1 m*l*/kg（1％メピバカイン、0.2％ロピバカイン）注入する。穿刺後はしばらく動脈圧迫をしておく。 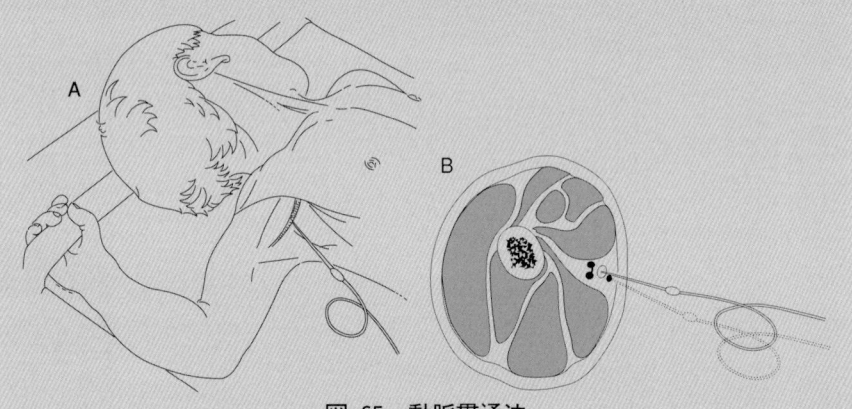
>
> **図 65　動脈貫通法**
> A：目印、穿刺部位、穿刺経路．B：上腕断面図：穿刺経路
> （Dalens（著）：小児の局所麻酔．山下正夫（訳），p 228，真興交易，東京，1991 より引用） 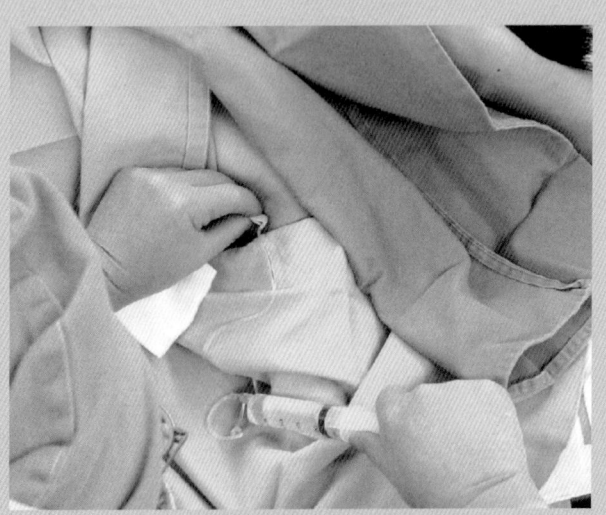
>
> **図 66　腋窩神経ブロックの実際**
> 25 G 翼状針を用いて血液の逆流を確認しながら、動脈の奥と手前に半量ずつ局所麻酔薬を注入する。慣れれば、神経鞘を穿通する際のクリック感がある。

V. 各科の代表的疾患に対する麻酔法

は、基礎疾患に伴う循環器系の合併症検査が重要である。

2）麻酔法

気管挿管下に調節呼吸を行うが、後方固定ではフェンタニル併用の吸入麻酔で維持する。前方固定では持続硬膜外に吸入麻酔を併用するが、脊椎の彎曲・回旋により硬膜外穿刺はやや難易度が高くなる。

3）麻酔管理上の注意点

後方固定か前方固定かにより麻酔法は異なるが、いずれも長時間の手術であり大量の出血を伴う。したがって、褥瘡防止に努め、自己血採血・低血圧麻酔・自己血回収装置などを駆使して無輸血手術を目指す。後方固定は広範囲の固定が必要な症例で、腹臥位で行う。下大静脈を圧迫すると脊椎静脈叢に血液が流入し、脊椎静脈の怒張により出血量が増すので、これを避けるためにレルトンフレームで前胸部・前腸骨部の4点を支える（図67）。腹臥位では顔面・前胸部・腸骨前部に褥瘡をつくりやすい。稀に眼球圧迫により失明の危険性もあるため、手術操作中にも注意が必要である。前方固定は側臥位で行うので、腋窩・肩・腸骨側面部に褥瘡をつくりやすい。術中に開胸になることもあるので、注意深い観察と適切な処置が必要である。エピネフリン生食水（20万倍希釈）やエピネフリン添加リドカイン（0.5％キシロカインE®）を出血量軽減の目的で皮切部の皮下に注入するが、硬膜外麻酔使用時には局所麻酔薬中毒にならないようにエピネフリン生食水を使用する。以前は、術中に覚醒試験を行い、足の動きを確認していたが最近は神経刺激により筋電図の変化を見ることで、神経圧迫・損傷の有無をみている。しかし、時に疑わしい場合に覚醒試験を要求されることがあるので、注意深い観察と即対応できる技術が必要である。現在使用されている吸入麻酔薬は、イソフルランやセボフルランがほとんどであり、吸入中止にすれば速やかに覚醒する。筋弛緩薬は、気管挿管時のみの投与で十分であ

▶自己血採血
▶低血圧麻酔
▶自己血回収装置

▶レルトンフレーム

▶褥瘡

▶覚醒試験

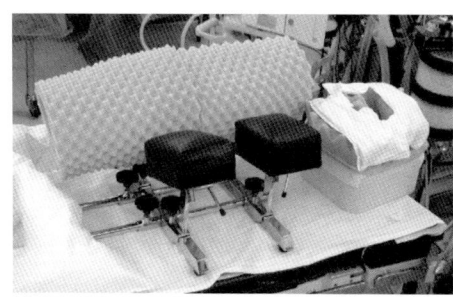

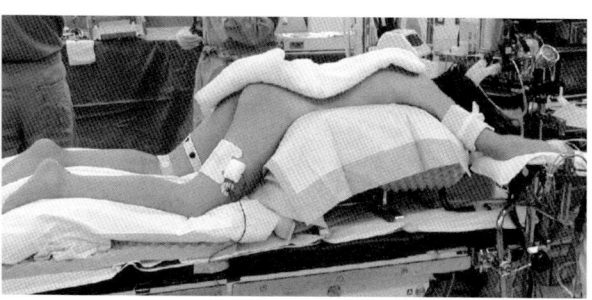

図 67　側彎症の後方固定術
長時間手術で、矯正をかける際にかなりの力が患者に加わるので、特に褥瘡防止に努める。また、ブランケットなどで保温ができないので低体温になりやすい。

ひとくちメモ

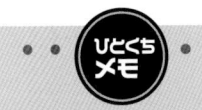

低血圧麻酔

　手術時に無血野を得、手術操作を容易にし、出血を減少させる目的で行う。静注用トリニトログリセリン（ミリスロール®）の静注により約60～70 torr 台に収縮期血圧を維持している。われわれが低血圧麻酔を用いているのは主に整形外科手術である。先天性股関節脱臼に対する骨盤骨切りを含む手術や、脊椎の後方・前方固定術、骨形成不全症患児の髄内釘挿入術などの大量出血が予想され、しかも駆血帯の使用ができない手術を主な対象としている。血管拡張薬として以前はトリメタファン（アルフォナード®）も用いていたが、現在はミリスロール®のみ使用している。小児の場合、血管は弾性に富み、成人に比べ降圧薬に対する抵抗が強いために、成人より大量の降圧薬を必要とする。ミリスロール® 5～10 μg/kg/hr で持続静注しても、降圧作用は緩やかであり、過度の血圧低下を招く危険性は少ない。ほとんどは間欠的な血圧測定のみで管理しているが、むしろ血圧を下げるのに苦労することの方が多い。腹臥位や側臥位で行う脊椎手術時には、脊椎の矯正をかけるときに心臓や大血管を圧迫する危険性があるため観血的動脈圧モニターを行っている。低血圧麻酔は、骨切り時のみ血圧を下げても出血量軽減効果は少なく、皮膚切開と同時に 5 μg/kg/hr で開始し、目標の 70 torr 台になるよう速度を調節し閉創時まで血圧を調節することが必要である。また有効な低血圧麻酔を行うには安定した麻酔深度を得ることが肝要であり、できれば持続硬膜外麻酔が望ましい。後方固定や二分脊椎患者のように硬膜外麻酔ができない場合は、フェンタニル併用の吸入麻酔を施行している。福岡市立こども病院においては、この方法が確立した 1987 年以降は、脊椎以外の整形手術では全例無輸血で、脊椎手術でも自己血採血可能な症例では自己血輸血のみで管理できている[3]。血圧を下げたいために輸液を減らすような管理をしてはいけない。十分な尿量が得られる輸液管理が必要であり、一定速度で血管拡張薬を注入できるように通常の輸液ルートと別に、薬液投与ルートを確保する。また、低血圧麻酔中は血管が拡張しているために、年長児では低体温になりやすく、覚醒時にシバリングをみることがあり体温管理も重要である。ミリスロール®の代謝産物であるグリセリールジニトレートによるメトヘモグロビン血症が副作用として考えられるが、これまでのところメトヘモグロビン血症をきたした症例はない。

V. 各科の代表的疾患に対する麻酔法

▶低体温

る。股関節手術時に比べ大量の出血が予想され、体位も仰臥位ではないので必ず直接動脈圧のモニターをする。年齢が高いこともあるが、体位の関係で手術台に敷いたブランケットの効果が期待できず術中・術後低体温になりやすいので、室温調節が大事である。

4）術後鎮痛

後方固定では塩酸ペチジンや塩酸モルヒネなどの麻薬持続皮下注で鎮痛をはかるが、術後約3日間は必要のようである。前方固定では、持続硬膜外鎮痛を行うが、広範囲であり痛みも強いので、局所麻酔薬にフェンタニル（1〜2μg/ml）を併用した方がよい。

6 骨形成不全症患児の手術

長管骨の易骨折性が主な病態であるが、反復する骨折のために四肢の変形をきたす疾患である。成人になれば骨折の頻度は減少するといわれているが、幼小児期は易骨折性で、ちょっとした外力または自身の筋力によっても骨折する。したがって、変形を防止し、日常生活に支障が出ないよう機能を保つために、髄内釘挿入などの手術を必要とする。

1）注意点

頻回麻酔・手術による精神的負担はもとより、完治の見込みのない疾患であ

ひとくちメモ

褥瘡対策

長時間の手術、痩せ型で骨張っている患者では褥瘡発生の頻度が高い。種々の減圧効果をもつマット類を褥瘡の好発部位に当て圧の分散をはかる。マットとしては、綿枕、アクシオンパット®、ソワレスマット®、ソフトナース®などが開発されている。円座は原則として、褥瘡の原因となり得るので、長時間の手術症例では挿管後に枕に交換するなどの配慮が必要である（図68）。

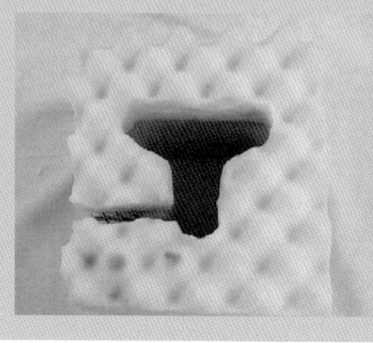

図 68　腹臥位用枕
眼球・鼻部を圧迫しないように年齢別に作成。気管チューブが屈曲しないように切り込みを入れている。

▶側彎

▶経鼻エアウェイ

ることから、患児に接するときは言動に配慮が必要である。術後鎮痛も重要であり、積極的に硬膜外麻酔を用いる。しかし、重症例では脊椎が圧迫骨折様になっており、椎間が十分に開かず穿刺が困難な場合もある。側彎を合併する症例では換気障害にも注意が必要である。重症例では、皆顎が短くしゃくりあげたような顔貌を呈し、マスクの保持が困難なことがあり経鼻エアウェイが有効なこともある。術中の体位にも注意し、不注意な外力により骨折を起こさないように愛護的に接する。

7 骨系統疾患患児の手術

▶褥瘡

骨軟骨の異常をきたす全身疾患である。特徴的顔貌からマスクのフィットが困難で、気道確保に難渋することがある。胸郭の発育不全を伴い、呼吸予備力がない症例が多い。四肢・躯幹のアンバランスがみられ、身体活動が制限されている児もいる（図69）。手術中の体位をとる際に無理な力が加わらないよう、圧迫により褥瘡をつくらないように注意する。気管チューブサイズは、身長、体重より年齢に相関する。術前胸写で気管径を測っておくのも1つの方法である。逆にチューブの深さは身長に相関する。

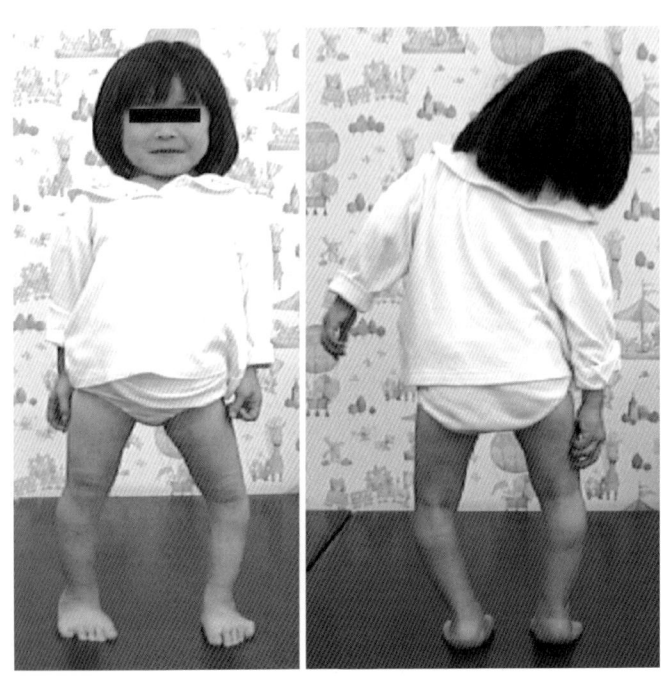

図 69 骨系統疾患
四肢・躯幹のバランスが悪く、年齢に比して体格が小さい。

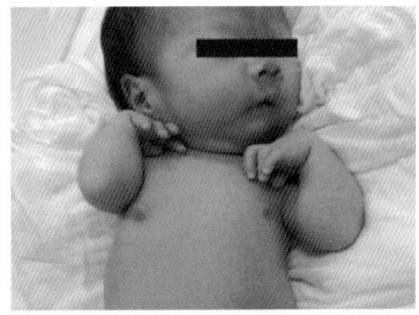

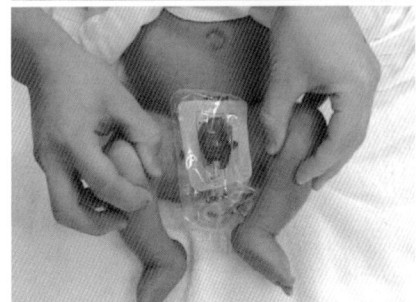

図 70 アルトログリポーシス
程度はいろいろだが、全身の関節拘縮がみられる。

V. 各科の代表的疾患に対する麻酔法

8 アルトログリポーシス患児の手術

全身の多発性関節拘縮症である。独特の光沢のある皮膚をもち、血管確保が難しい。関節の拘縮を解除し、可動範囲を広げるための手術がなされる。手術の部位により、硬膜外麻酔、吸入全身麻酔が選択される（図70）。硬膜外麻酔の体位がとれず椎間が開かない場合は、仙骨硬膜外麻酔を選択する。

9 斜頸

挿管吸入全身麻酔で行うが挿管困難な例もみられる。術中に頭部を動かし首の伸展をみるため、チューブの固定に十分な注意が必要である。以前は術後ギプス固定をしていたので、完全覚醒後抜管をしないと気道確保できない場面もあったが、最近はカラー装着で済ませているので、抜管後の気道トラブルは少なくなっている。しかし、カラー装着が刺激となって、喉頭痙攣を起こすこともあるので注意を要する。

10 環軸椎亜脱臼

▶Halo-Best
▶盲目的挿管
▶ブラード喉頭鏡

Halo-Best装着例では、後屈に制限があり、喉頭展開が困難である。その際盲目的挿管をせざるを得ない場合もあるが、スタイレットや気管支ファイバーを使用し挿管可能なこともある。ブラード喉頭鏡も選択肢の1つである。最終的には、Halo-Best を緩めなければならないこともあるが、その際は頸部を固定し急激な力が加わらないように配慮する。脱臼を増強し神経症状を悪化させ

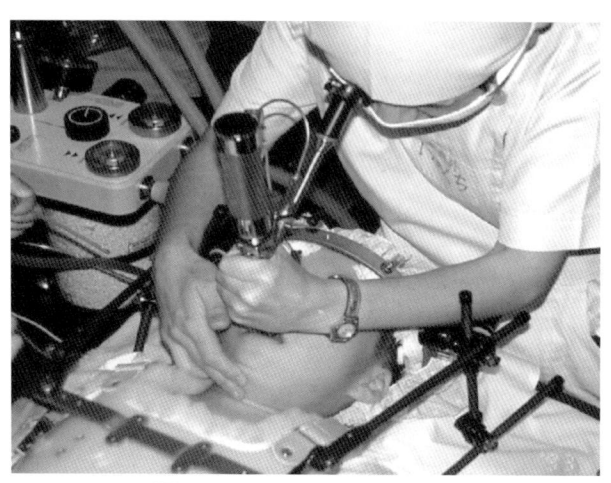

図 71　Halo-Best 装着患者
頸部伸展が制限されており挿管は困難である。ブラード喉頭鏡を用いて挿管している。

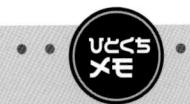

> **ひとくちメモ　小児における鎮痛薬の適応外使用**
>
> 　一般に用いられている薬剤でも、小児では安全性が確立されていない・慎重投与・小児への使用は勧められないなどの効能書きのために適応外使用となることが多い。日本だけでなく外国でも問題になっており、小児に用いられている鎮痛薬の33％が適応外使用であったという報告がある[4]。薬用量・投与方法・年齢適応などペチジンでは100％、ジクロフェナクでは98％に適応外使用がみられたという。ペチジンは投与時の痛みがないため皮下注で用いられるが、小児の適応は筋肉内投与である。ジクロフェナクは解熱目的の投与は適応であるが鎮痛目的の投与は適応外である。われわれが用いているケタミン・ミダゾラムの注腸投与も適応外使用である。

> **ひとくちメモ　鎮痛に用いられる坐剤**
>
> 　ジクロフェナクとアセトアミノフェンが主に用いられるが、鎮痛効果はジクロフェナクの方が強い。しかし、年齢の低い患児では低体温・低血圧などの副作用が出ることがあり、乳児ではアセトアミノフェンの方が好んで用いられる。また成人の喘息患者にジクロフェナクを投与すると5～10％に気管支痙攣が発生するといわれているが、喘息治療を受けている小児患者に1～1.5mg/kgのジクロフェナクを内服させて肺機能検査をした結果、小児喘息患者への非ステロイド性抗炎症薬（NSAIDs）の短期間投与は禁忌ではないという報告がある。しかし注意は必要である[5]。また、手術前に術後鎮痛目的でジクロフェナク1mg/kgを経直腸的に投与すると他の鎮痛薬の使用量とVAS値ともに有意に少なく、先取り鎮痛効果が期待できるという報告もある[6]。

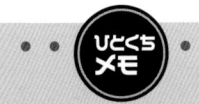

ないために、体位をとるときの患者の扱いは慎重に行う。

▶Down症患者　　Down症患者にみられることが多く、逆に診断はついていなくてもDown症児では頸部伸展操作は慎重に行うことが重要である（図71）。

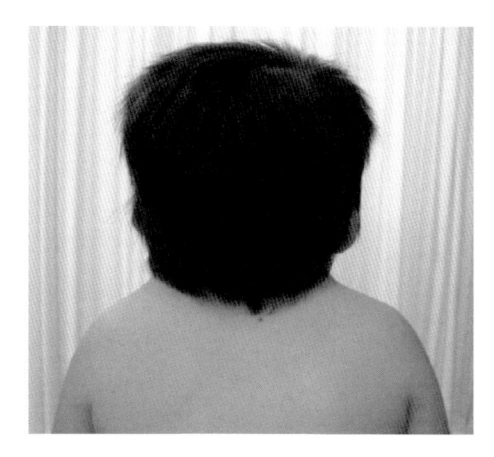

Ⅴ．各科の代表的疾患に対する麻酔法

図 72　Klippel-Feil 症候群
髪の生え際が低い。頸部の可動制限があるので、術前に可動域を確認しておくこと。

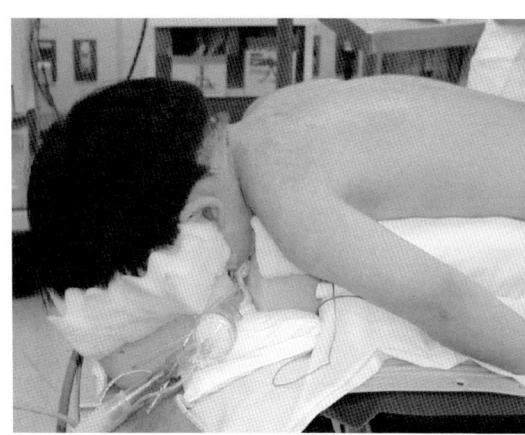

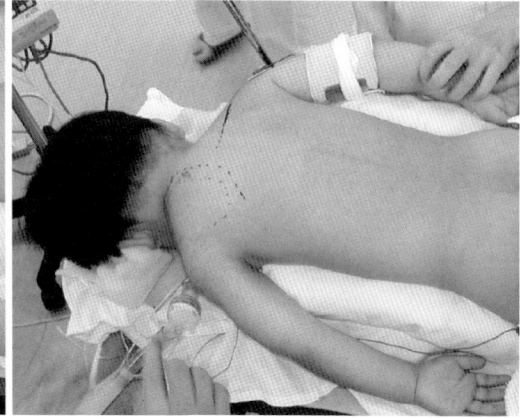

図 73　Sprengel 変形に対する肩甲骨下降術（Green 手術）
眼球圧迫、チューブの屈曲などに注意。頸部および肩関節の可動制限があり無理のない体位をとる。

11 Klippel-Feil 症候群

　先天的に 2 椎体以上の頸椎の癒合がみられる骨格異常を、Klippel-Feil 症候群と呼ぶ。頸部の可動制限があるために、軽微な外力により頸椎捻挫、頸髄損傷をきたしやすい。一般身体症状として、後側彎や肩甲骨挙上（Sprengel 変形）がみられ、手術の対象となる。そのほかに翼状頸、心奇形など多彩な合併奇形がみられる。麻酔前診察時に首の可動域を調べておく（図 72、73）。

▶Sprengel 変形

（森本文子）

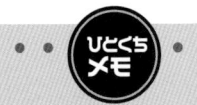

> **ひとくちメモ**
>
> **体温管理**
>
> 小児は容易に低体温になりやすく、代謝性アシドーシスをきたしやすい。したがって体温管理は重要であり、リネンで覆われるまでは、術者の快適温度ではなく、患児の至適温度に室温を保つべきである。しかし手術中はリネンで覆われて、うつ熱をきたしやすい。高体温は代謝を亢進し、神経障害などを増長する恐れがある。整形外科には直接関係しないが、下半身の血行が遮断される大動脈縮窄症や大動脈離断症の手術では、軽度低体温を行う。また、仮死児や心肺停止後は積極的に頭部冷却を行い、高体温にならないように管理する。

■文 献■

1) Harnett M, Kinirons B, Heffernan A, et al：Airway complications in infants ; comparison of laryngeal mask airway and the facemask-oral airway. Can J Anesth 47：315-318, 2000.
2) Dalens(著)：小児の局所麻酔．山下正夫(訳)，p 228，真興交易，東京，1991．
3) 井口まり，藤井敏男，井上敏生，ほか：小児股関節手術における低血圧麻酔の応用．中部整災誌 36(1)：73-74，1993．
4) Conroy S, Peden V：Unlicensed and off label analgesic use in pediatric pain management. Paediatr Anaesth 11：431-436, 2001.
5) Short JA, Barr CA, Palmer CD, et al：Use of diclofenac in children with asthma. Anaesthesia 55：334-337, 2000.
6) Oztekin S, Hepaguslar H, Kar HH, et al：Preemptive diclofenac reduces morphine use after remifentanil-based anaesthesia for tonsillectomy. Pediatr Anaesth 12：694-699, 2002.

V. 各科の代表的疾患に対する麻酔法

4　泌尿器科の麻酔

はじめに　泌尿器科の予定手術を受ける患児は、概して感染症のない元気な症例が多い。そのような症例における術前の準備は本書の第III章「術前準備、評価のポイント」(44頁)を参照してほしい。泌尿器科における各種疾患

▶硬膜外麻酔

は、その手術部位を考慮して硬膜外麻酔が多用される。もちろん、成人のように覚醒状態で硬膜外麻酔を行うわけにはいかず、なんらかの鎮静、できれば気道確保の観点から半閉鎖式またはジャクソンリースなどの部分再呼吸式回路を用いた全身麻酔を併用する。われわれの病院における泌尿器科手術の患者搬入から退室までの大まかな流れを以下に述べる。前投薬により適度に鎮静されて搬入された患児に対して、マスクによる亜酸化窒素-酸素-セボフルラン(GOS)麻酔を開始する。患児が入眠したところで点滴を確保し、長時間が予想され気道確保に不安がある手術症例では気管挿管またはラリンゲルマスク(LMA)を挿入して気道を確保する。このとき、幼小児は筋力が弱いので、高濃度セボフルランの過換気のみで挿管可能である。筋力の強い体格のよい症例では筋弛緩薬を用いるが、当院では稀である。次いで患児を側臥位とし、手術に必要なレベルの硬膜外麻酔を行う。包茎や経陰嚢的アプローチで行う停留精巣の手術では仙骨部から、鼠径部からアプローチする手術では腰部から、腎臓など高い位置の手術では胸部からの硬膜外麻酔を行う。短時間の手術では1回投与法(図

▶1回投与法
▶持続硬膜外麻酔

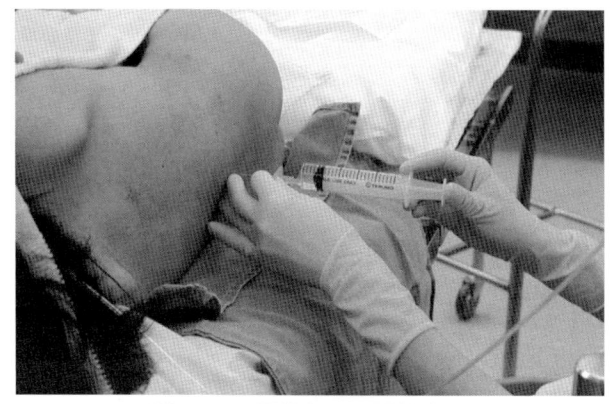

74)を、長時間の手術や術後も硬膜外鎮痛を行う予定の症例では持続硬膜外麻酔を選択する。小児では皮膚から硬膜外腔までの距離が短いので注意深い穿刺が必要であるが、慣れてくれば体重7～8 kgくらいでも椎間硬膜外穿刺は可能で

図 74　1回投与法硬膜外麻酔

123

ある。使用薬剤は1%メピバカイン、0.2%ロピバカイン、0.25%ブピバカインなどを用いる。仙骨部からの1回投与量は包茎や経陰嚢的アプローチ精巣固定では0.5〜1 ml/kg、腰部からは0.8 ml/kgである。持続投与法では初回に0.6〜0.8 ml/kgを投与し、各薬剤の効果時間を考慮し、適宜初回量の1/3量を追加投与する。硬膜外鎮痛が確実に効いていれば、術中のセボフルランの維持濃度は1%内外で十分であり、短時間手術では硬膜外麻酔のみでも十分に手術可能である。モニターは心電図、パルスオキシメーター、自動血圧計、麻酔ガスおよび呼気炭酸ガスモニターなどの標準的なものでよい。腎機能が低下している場合は、腎排泄性の薬剤の効果が遷延することを考慮し、その使用は慎重に行う。輸液の負荷は尿量をみながら適切に投与する。副腎皮質過形成などでステロイドを投与されている患児で、手術侵襲が大きいと思われる術式では、ヒドロコルチゾン10 mg/kgを術中に静注するなどのステロイドカバーを行う。以下に特別な注意点を疾患ごとに示す。

1. 膀胱外反症、総排泄腔外反症

翻転露出した膀胱が恥骨上部にみられ、膀胱粘膜は腹部の皮膚と連続し、恥骨は離開している(図75)。この疾患では新生児期に一期的閉鎖を行うことが多いが、その後も離開した恥骨を可能な限り引き寄せる骨盤形成や、総排泄腔外反症で人工肛門を置いた場合(図76)は、その閉鎖などで整形外科や小児外科と共同で治療を行うことも多く、成長に従って精神面に配慮した対応が必要となる。男児においては尿道上裂を伴っており、この形成術も多段階で必要となり頻回麻酔の対象となる。麻酔法は泌尿器科の一般と異なり、挿管全身麻酔で行

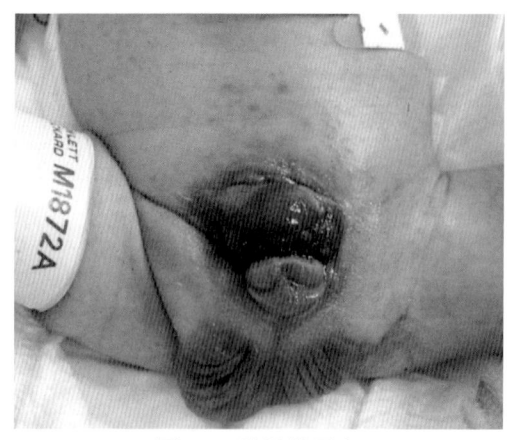

図 75 膀胱外反症

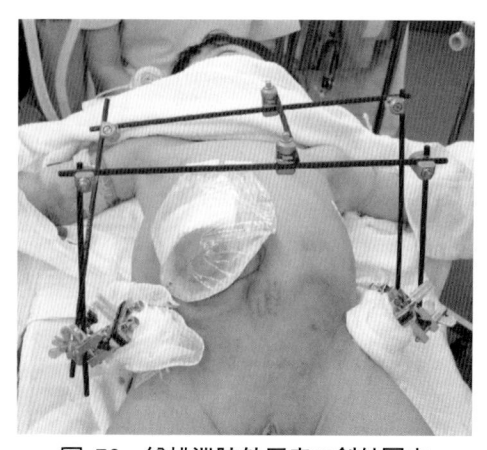

図 76 総排泄腔外反症の創外固定

われることが多い。

2. 腎結石

小児の腎結石摘出では、腎位(手術部位の腎臓を上にした側臥位とし反対側の側腹部を押し上げる体位)をとるために呼吸が抑制されるので、挿管全身麻酔に硬膜外麻酔併用で手術することが多い。

3. 膿腎

小児の膿腎に対する腎瘻造設や切開排膿では、腎位または腹臥位をとるために呼吸が抑制されるので、挿管全身麻酔で手術することが多い。

4. 腎盂尿管移行部(PUJ)狭窄

水腎症の原因の1つであり、腎瘻造設や狭窄切除吻合(腎盂形成)などが行われる。腎位をとるために呼吸が抑制されるので、挿管全身麻酔に硬膜外麻酔併用で手術することが多い。術後も持続硬膜外鎮痛を行う。

5. 膀胱尿管逆流(VUR)

尿管膀胱移行部の先天的な発生異常により、弁機能の不全を引き起こし、排尿時の膀胱内圧上昇中に膀胱尿の尿管や腎盂内への逆流を引き起こす疾患である。しばしば尿路感染を繰り返し、放置すればやがて腎不全をきたす。VUR防止術が行われるが、ほとんどの症例で持続硬膜外麻酔が行われる。気道確保法はマスクやLMAが多い。

術後持続硬膜外鎮痛を行うが、必要とされる鎮痛領域が下部胸椎から仙骨部までと広く、局所麻酔薬のみで完全な疼痛コントロールは困難である。1歳以上ではフェンタニル($1\,\mu g/ml$)入りの0.2%ロピバカインを用いており、坐剤も積極的に併用する。

6. 停留精巣

停留精巣はその部位が鼠径部にあるのか腹腔内にあるのかによって、麻酔法が異なる。鼠径部にある症例では、マスク全身麻酔に1回投与法の硬膜外麻酔

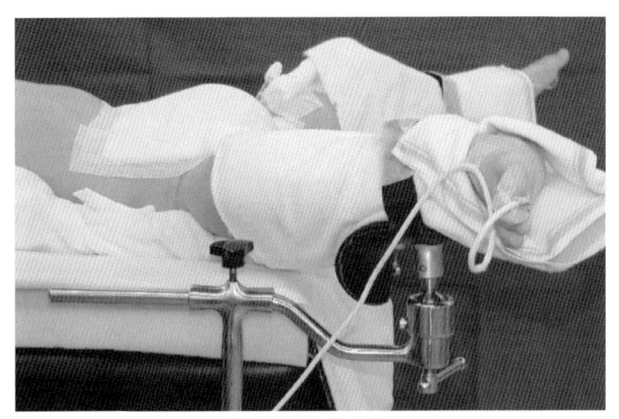

図 77 砕石位

の組み合わせが選択される。腹腔内にあると予想される場合は、腹腔鏡を用いて確認する必要があるので、挿管全身麻酔（Air・O・S）に硬膜外麻酔を組み合わせて行う。

7. 陰囊水瘤

陰囊水瘤では通常、マスク全身麻酔に1回投与法の硬膜外麻酔の組み合わせが選択される。

8. 尿道下裂

尿道下裂では、マスクまたは LMA を用いた全身麻酔に仙骨部アプローチの持続硬膜外麻酔の組み合わせが選択される。術後も持続硬膜外鎮痛を行う。体位は砕石位（図77）で行われるが、手術が長時間にわたることも多いので、仙骨部褥瘡予防のための手術台上の厚いマットと下肢の神経麻痺予防のために保持部へ十分なスポンジを入れるなどの、細やかな配慮が必要である。

▶砕石位
▶仙骨部褥瘡予防

9. 真性包茎

▶仙骨麻酔

背面切開や冠状切除などの包茎の手術は、1回投与法の仙骨硬膜外麻酔（仙骨麻酔）のよい適応である。仙骨麻酔は使用器材が針と注射器のみであることおよび簡便な手技などの理由から、小児の下半身手術の麻酔法として容易な方法であり、初心者が小児で硬膜外腔に局所麻酔薬を投与するのに最も適した方法といえる。以下に実際の方法を示す。

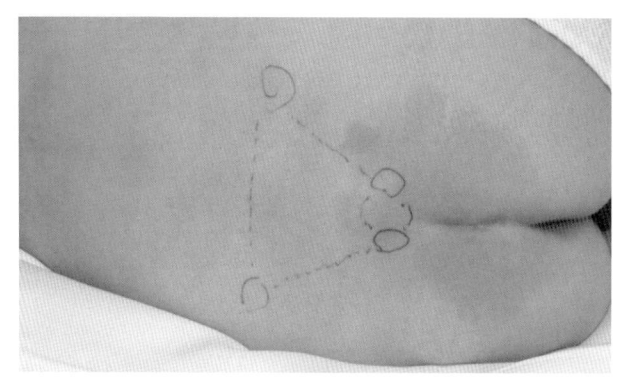

図 78　仙骨裂孔の作図

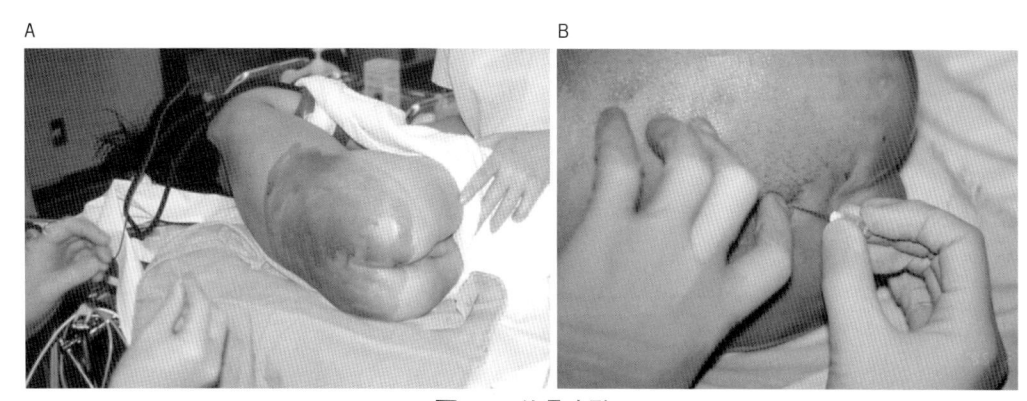

図 79　仙骨麻酔

①マスク全身麻酔による導入。

②左側臥位にし、左右の後上腸骨棘を結んだ線を底辺とするほぼ正三角形の頂点にある仙骨裂孔を触知、サインペンなどで裂孔の形を作図(図78)し、消毒する(図79-A)。

▶仙骨裂孔

③25〜22 G の針を用い、裂孔の中心を穿刺する。

④仙尾靱帯に直角に刺し、靱帯通過時のクリック感を感じて針を止め、骨膜下注入を避けるため針を少し戻し、頭側へ針を捻りながら進める(図79-B)。

⑤注射筒を接続し注意深く吸引試験を行う。

⑥30〜60秒かけて、1%メピバカイン単独、または0.2%ロピバカインを加えたものを0.5〜1.0 ml/kg注入する。

⑦血液を吸引した場合は、慌てず針を抜き、穿刺点を数mmずらして再度穿刺する。

⑧術中はマスクによる笑気-酸素-セボフルランを用いた軽い全身麻酔を併用する。

(秦　恒彦)

5 耳鼻科の麻酔

はじめに 小児では気道トラブルが呼吸・循環の破綻に直結するため、耳鼻科・頭頸部外科・口腔外科の周術期管理では気道の評価と管理が特に大きなウエイトを占めている。本稿で概説する気道評価と管理の方法は、他のすべての診療科の周術期管理の基本でもある。

1. ポイント

1）術前評価

手術を必要とする疾患の所在が気道にある場合、麻酔前投薬や麻酔導入を契機として気道狭窄症状が顕著となる可能性がある。周術期に起こり得る気道トラブルのメカニズムを検討し、トラブルに備える。術式や手順を術前に術者・主治医と十分に協議しておく。

2）術中管理

術野と気道を共有する手術では、人工気道［気管チューブ、ラリンゲルマスク（LMA）など］の位置のずれや事故抜去、屈曲・圧迫によるチューブの狭窄や閉塞などのリスクが高いことに特に留意する。

3）術後管理

術直後は必ずしも気道の状態が改善するとは限らない。術後の腫脹、出血や分泌物などによって、気道狭窄症状が術前よりも一時的に悪化することがある。人工気道抜去後の呼吸状態の観察が重要である。

2. 術前評価

診察時に口を開けたままの患児は、鼻閉による口呼吸の可能性がある。口を閉じて鼻だけで息をさせてみる。アデノイド肥大、口蓋扁桃肥大の患者は、睡眠時の気道狭窄症状（いびき、睡眠時無呼吸など）が認められることが多い。睡眠時の気道狭窄症状は麻酔前投薬や麻酔導入時の気道トラブルを暗示する。耳鼻科手術に限らず、いびきや睡眠時無呼吸の有無や狭窄症状が改善する体位について、親や同居家族に確認することを常に心がけておく。上気道感染で気道狭窄症状が増強するので、直近2週間程度の体調や症状について確認する。

▶いびき
▶睡眠時無呼吸

3. 術中管理

1 麻酔前投薬

睡眠時に気道狭窄症状が認められる患児への麻酔前投薬の処方は、鎮静による気道トラブルを避けることに細心の注意を払う。

▶注腸投与

福岡市立こども病院で、主に体重が20 kgまでの乳幼児に繁用しているケタミン(5 mg/kg)とミダゾラム(0.5 mg/kg)の注腸投与は、意識レベルの低下を伴うため、睡眠時にいびきなどの気道狭窄症状を認める患児ではそれぞれを半量〜7割程度(ケタミン2.5〜3.5 mg/kg、ミダゾラム0.25〜0.35 mg/kg)とするか、ミダゾラム単独(0.3〜0.5 mg/kg)に減量する。経口剤ではエスタゾラム0.05〜0.1 mg/kgが使いやすいが、手術が短時間の場合、鎮静作用が術後に遷延することがあるので注意する。

年長児で手術と麻酔の必要性を理解できる場合は、十分に説明することで前投薬を省略することも選択肢の1つである。年少児でも気道狭窄症状が著明な場合は前投薬を避ける。術前・術後の気道トラブルの可能性と対処法などを保護者に説明して理解を得ておく。

投薬後は呼吸状態を注意深く観察し、必要に応じてパルスオキシメーターによるモニタリングを行う。問題があれば直ちに気道確保と呼吸補助ができるように(病棟への具体的指示や医師のつき添い、フェイスマスク・蘇生バッグ・酸素投与、吸引の準備など)備えておく。

2 麻酔導入

呼吸状態が落ち着いている患児では、パルスオキシメーターと心電図モニタリング下に酸素・亜酸化窒素・セボフルラン吸入で麻酔を導入し、意識・痛覚消失後に静脈を確保する。麻酔導入前に既に静脈路が確保されている場合は、静脈麻酔薬もしくは吸入麻酔のいずれか、または併用で麻酔を導入する。吸入麻酔による導入では、あらかじめ麻酔回路を高濃度セボフルランで満たしておいて急速に導入する方法もある。

> **ひとくちメモ** 普段仰臥位で眠れる患児はほとんど問題ないが、側臥位や腹臥位でないと眠れないという患児は要注意である。前投薬投与後も、側臥位または腹臥位で搬入するように指示する。

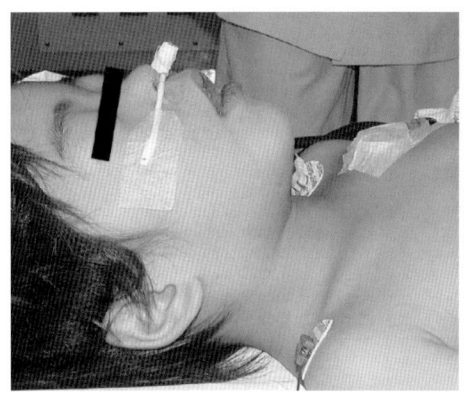

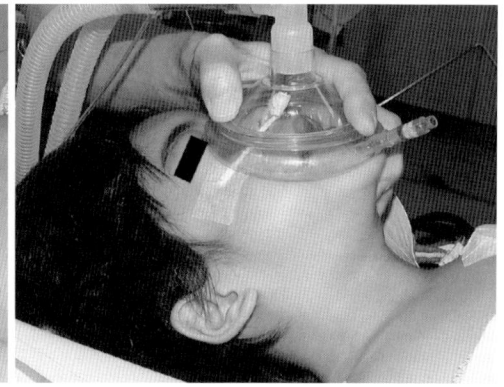

図 80　経鼻エアウェイを挿入した状態での、マスクによる緩徐導入

　　気道狭窄症状が著明な患者では、麻酔導入前に意識下で静脈路を確保する。意識下で呼吸が可能であっても麻酔導入によって気道確保が困難になることが予想される症例では、経口・経鼻エアウエイやLMAを準備しておく(図80)。

▶意識下挿管

気道狭窄が強い場合は意識下挿管(喉頭鏡もしくは気管ファイバー)や気管切開も考慮する。

　　フェイスマスクで麻酔を維持する場合は自発呼吸を残して補助呼吸で麻酔を維持すると管理しやすい。意識消失によって気道狭窄症状が顕著となる場合は、呼気時もバッグから手を離さずに軽く陽圧をかけて対処する。

　　人工気道を挿入する症例では、新鮮ガス流量を 4 l/min 以上の高流量に保ち、気化器を5%に設定して調節呼吸とする。数分間で呼気セボフルラン濃度が4%に達するので、LMA、気管チューブなどの人工気道を挿入する。

　　通常、LMA挿入に筋弛緩薬は用いない。気管挿管も適切に換気ができれば吸入麻酔薬のみで十分であり、筋弛緩薬は必須ではない。但し、浅麻酔下で喉頭を不用意に刺激すると喉頭痙攣を引き起こすことがある。挿管が困難な場合に漫然と喉頭への刺激を続けることは厳に慎しみ、速やかにマスク換気を再開する。挿管に手間取るようであれば、マスク換気に問題がないことを確認して筋弛緩薬投与も考慮する。なお、術中に筋弛緩薬の使用を予定している場合は、挿管時の筋弛緩薬投与を敢えて避けるメリットはない。

> **ひとくちメモ**　肥大した扁桃やアデノイドにより気道狭窄をきたしている患児は、麻酔導入時に自発呼吸では気道確保が難しいが、陽圧換気で調節呼吸にすることにより、換気が容易になることが多い。

3 人工気道の選択

フェイスマスク、LMA、気管チューブの順に侵襲度が高まるが、気道確保の確実性が増す。

▶フェイスマスク
▶ラリンゲルマスク
▶気管挿管

- フェイスマスク：鼓膜切開・鼓膜チュービング、副耳切除など。
- ラリンゲルマスク：耳科手術（鼓室形成など）、鼻腔のみを扱う手術（鼻粘膜レーザー焼灼など）、舌小帯切除、頸部の皮膚表面を扱う手術など。
- 気管挿管：アデノイド切除、口蓋扁桃切除、口蓋形成、喉頭以下の気道を扱う手術（梨状窩瘻孔切除、頸嚢胞切除、咽後膿瘍切開、咽頭直達鏡・食道直達鏡を用いる検査・手術など）。

4 気管チューブの選択

▶スパイラルチューブ
▶プレフォームドチューブ

気管チューブの屈曲が避けられない場合や気管チューブの柔軟性が求められる手術（気管開窓術など）ではスパイラルチューブを用いる（LMA も同様にフレキシブルタイプを用いる方がよい）。口蓋形成術や鼻咽腔閉鎖術ではレ型のプレフォームドチューブを下顎正中に固定する。その他の手術では多くの場合、通常の気管チューブで差し支えない。術者の好みや開口器の種類などによって使い分ける。

5 麻酔維持

酸素・亜酸化窒素・セボフルランによる麻酔維持に加えて、フェンタニル 2〜3 μg/kg または塩酸ペチジン 1〜2 mg/kg（2〜3 時間程度の手術の場合）を補助的に使用すると、術中セボフルラン使用量が節減でき、麻酔終了後も鎮痛が得られて穏やかに覚醒させることができる。但し、術前の上気道狭窄症状が強い症例では人工気道抜去後の呼吸状態に注意が必要で、適宜モニタリングの継続と酸素投与を行う必要が生じる場合もある。

口腔内を扱う手術では出血や分泌物が口腔内に貯留する。カフなし気管チューブを挿管している場合は一般にチューブ周囲のリークがある。術野の喉頭パッキングが不十分だと自発呼吸では陰圧が生じて口腔内の分泌物が気管に入る可能性がある。手術中は調節呼吸とするか補助呼吸（CPAP を含む）により気道内を陽圧に保つことが望ましい。

局所麻酔が可能であれば活用する。使用薬剤、含有エピネフリン濃度、使用量を使用の都度確認する。血管収縮薬で浸したガーゼを使用する際は必ず硬く絞った状態で使い、過量投与とならないように注意する。血管収縮薬は注射・塗布ともにエピネフリンを使用し、α 刺激薬は術中の使用を避ける。α 刺激薬

による過量投与で高血圧になった場合は、β遮断薬は重篤な心不全に至るので禁忌であり、吸入麻酔薬と血管拡張薬を使用する。

4. 術後管理

1 麻酔覚醒

　手術終了後は止血部位を不用意に刺激しないように注意して、覚醒前に鼻咽腔、口腔の出血や分泌物を愛護的かつ十分に吸引しておく。胸部聴診で出血や分泌物の気管への流れ込みが疑われなければセボフルラン吸入を終了し、呼気濃度が低下するまで人工呼吸または補助呼吸を継続する。自発呼吸が十分であれば無用の刺激を避けて抜管（LMA抜去）する。鼻咽腔を含む気道を扱う手術の気管挿管症例では、気管内吸引で血液や分泌物が引ける場合は、しっかりと咳をさせて流れ込んだ血液や分泌物を十分に吸引除去した後に抜管する。

　気道や頸部を扱う手術では、術前と気道の状態が変化している可能性に留意し、抜管後の呼吸状態を注意深く観察する。

2 術後鎮痛

▶非ステロイド性抗炎症薬（NSAIDs）

　非ステロイド性抗炎症薬（NSAIDs）が術後出血のリスクを高めるとの報告が散見されるが、当院では特に問題にしていない。術前もしくは術後にボルタレン® 坐剤 1 mg/kg かアンヒバ® 坐剤 20〜30 mg/kg を挿肛、もしくはロピオン® 1〜1.5 mg/kg を静注する。鎮痛薬を使用した場合は呼吸トラブルに注意し、必要に応じてパルスオキシメーターによるモニタリングと酸素投与を継続する。

3 術後経口摂取指示

　術後経過に問題がなく、意識清明で患児が希望すれば、口咽腔手術で術後4時間、それ以外の手術は術後2時間を目安にして飲水を許可する。完全に覚醒していない場合や吐気・嘔吐がある場合は、症状が治まるまで飲水させずに点滴を続行する。

> **ひとくちメモ**　術後も気道狭窄症状がみられる場合は術前同様に側臥位または腹臥位にすると狭窄症状が改善することが多い。

Ⅴ．各科の代表的疾患に対する麻酔法

5. 各論

1 アデノイド切除

気管チューブは右口角に確実に固定する(図81)。アデノトームを用いて盲目的にアデノイドを切除するので、出血量を減らすために血圧を低めに保つ。セボフルラン濃度を5％に設定して十分に深い麻酔とする。切除後の止血操作中は2％前後で維持する。術後の鼻腔吸引は外鼻孔周辺に留めて吸引管を奥まで突っ込まない。

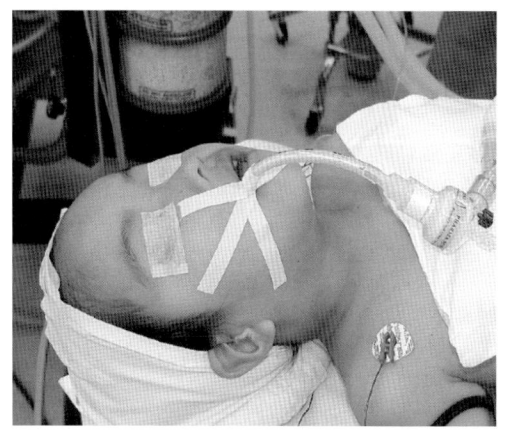

図 81 口角に気管チューブを固定
懸垂頭位になるのでチューブの深さに注意。

2 口蓋扁桃摘出

▶プレフォームドチューブ

気管チューブは右口角に確実に固定する。通常の気管チューブもしくはレ型のプレフォームドチューブを挿管する(術者の好みで使い分ける)。アデノイド切除を同時に行う場合は、アデノイド切除後に口蓋扁桃を切除する。出血量を減らす目的で扁桃の被膜周囲に1％キシロカイン E® を局所注射するので、セボフルラン濃度は 1.5〜2％程度で足りる場合が多い。但し開口器をかけ替える際は嚥下反射や咳嗽反射、息こらえなどを起こすことがあるのでタイミングを見計らって吸入麻酔薬濃度を調節する。

3 口蓋扁桃摘出術後出血に対する止血

出血は嚥下されることが多いので出血量の把握がしばしば困難である。低血圧がある場合はもちろんのこと、四肢末梢の冷感・毛細血管充満時間延長など、ショックもしくはプレショック状態にある場合は血管を確保して輸液を負荷できるようにしておき、貧血が著しければ輸血も考慮する。術前・術中・術後を通して循環血液量の評価と是正に努める。

先行手術の麻酔記録で気管チューブのサイズと深さを確認し、同一サイズから2サイズ細めの気管チューブまで3つのサイズを準備しておく。静脈路を確

133

保して輪状軟骨圧迫下に迅速導入(クラッシュインダクション)する。出血が著しい場合は意識下挿管もやむを得ない。口腔内の粘稠な凝血塊などを吸引するためにセミリジッドな吸引管(ヤンカーカテーテル)を準備しておく。挿管後に胃管チューブを挿入して胃内容物を十分に吸引する。

4 咽頭弁形成

　口蓋と咽腔を扱うため、レ型のプレフォームドチューブを経口挿管し、下顎正中に固定する。両鼻腔をパッキングするため、術後は鼻呼吸ができないことを念頭において麻酔から覚醒させ、抜管後の呼吸状態を綿密に観察する。

5 咽後膿瘍、喉頭血管腫、喉頭蓋嚢胞摘出

　喉頭の占拠性病変では、意識レベルの低下や呼吸パターン(自発呼吸、補助呼吸、調節呼吸)、体位によって気道の開通性が変化することがある。術前診察で呼吸状態を注意深く観察するとともに、睡眠時の体位・呼吸状態を家族から聴取して、麻酔導入時の気道状態を推測する。

6 気道異物摘出

▶肺気腫
▶緊張性気胸

　異物が気管に嵌頓すると窒息、チェックバルブとなれば肺気腫・緊張性気胸の危険がある。陽圧呼吸で気管異物を気道末梢に押し込むと摘出が困難となる可能性もある。

▶ventilation bronchoscope

　術前の呼吸状態が落ち着いていれば、筋弛緩を得て十分な麻酔深度の下に気管挿管を行う。挿管後は気管チューブを仮固定して麻酔科医は患者の右側に移動する(手術台もしくは麻酔器を移動させる)。術者が ventilation bronchoscope を挿管(図82)するので、喉頭展開と気管チューブの入れ替えを側方から支援する。異物摘出操作中は陽圧換気がほとんどできないため、操作が長引いて無呼吸状態が続く場合は術者に断っていったん換気を再開する。気管チューブ抜去後に ventilation bronchoscope の挿管がスムーズにいかない場合や、異物摘出時の ventilation bronchoscope の抜去に備えて、速やかにフェイスマスクによる換気ができるように準備しておく。

　大部分の症例で多かれ少なかれ患側肺気腫が認められるが、肺気腫の程度が著明かつ進行性の場合は、筋弛緩薬投与を避けて自発呼吸を残しつつ直接 ventilation bronchoscope を挿管する。この場合は喉頭痙攣を起こさずに円滑に気管挿管が可能となる麻酔深度を得ることと、自発呼吸の残存という相反する条件を満たす必要があり、麻酔科医と術者の両者の練度と連携が、調節呼吸による管理よりもさらに重要である。自発呼吸・調節呼吸を問わず、気管挿管の前

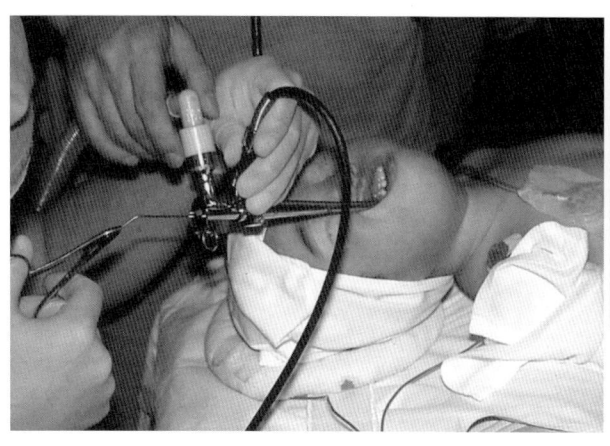

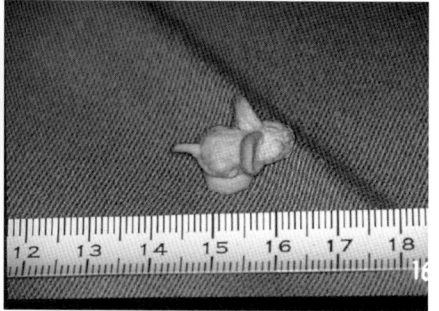

V. 各科の代表的疾患に対する麻酔法

摘出されたネズミの玩具

図82 ventilation bronchoscope を用いた気管支異物の摘出

後を通じて異物の移動を避けるために換気圧はできるだけ低く保つ。

手術終了後は胸部を聴診し、異常があれば胸部 X 線写真を撮る。手術が長時間にわたり、喉頭浮腫の可能性が高い場合はステロイドを使用する。浮腫が高度な場合は気管チューブからのリークが生じるまで抜管せずに人工呼吸管理を継続する。抜管後は再挿管に備え、細めのチューブを準備しておく。

▶喉頭浮腫

7 気管切開・開窓

術中に気管チューブの入れ替えをするため、左前胸部に胸壁聴診器を装着しておき、呼吸音を確認できるようにしておく。気管挿管が原則だが、挿管ができない場合は LMA やフェイスマスクで気道を確保する。術野1%キシロカイン E® を用いて局所麻酔を追加してもらうとよい。

気管を切開したら術野で出血や分泌物を吸引し、挿管している場合は切開孔の直上まで気管チューブを抜く(完全に抜管してしまわないこと)。術野から清潔操作でスパイラルチューブを挿管してもらい、気管チューブの接続端をドレープの間から麻酔科側に出して麻酔器に接続して人工呼吸(もしくは補助呼吸)を再開する。操作に手間取るようであれば術者に切開孔を指で塞いでもらって換気する。

気管切開孔からのスパイラルチューブの挿管は深くなりやすい。チューブ先

> ひとくちメモ
> 気管切開孔からスパイラルチューブを挿入せずに、経口(もしくは経鼻)気管チューブで術中管理を行い、術後に気管カニューラに入れ替えることもある。

端のマーキングを目安にして適切な挿入長となるように指示する。チューブの固定は術野で下顎〜前頸部正中に糸をかけて固定する。胸郭の動きと呼吸音が左右均等であることと呼気 CO_2 の検出を確認する。気管切開孔からのチューブが正しく気道に留置されていることが確認できれば、経口（もしくは経鼻）気管チューブを抜去する。

術後、スパイラルチューブを気管カニューラに入れ替える。術中の気管チューブ交換と同様に、胸郭の動き、呼吸音、呼気 CO_2 検出を確認する。

8 鼓膜切開、鼓膜チュービング

気道確保に問題がなければフェイスマスクで麻酔を維持できるが、浅麻酔や分泌物の刺激で喉頭痙攣を起こさないように注意する。

9 鼓室形成

通常、LMA で気道を確保する。顕微鏡下に骨削開をするので、血圧を低めに保つ。内耳圧上昇が手術に支障をきたす場合には亜酸化窒素は使用しない。

▶内耳圧上昇

（水野圭一郎）

6 眼科の麻酔

▶斜視
▶眼瞼下垂
▶睫毛内反
▶先天性白内障
▶鼻涙管閉塞
▶光凝固

はじめに 手術を必要とする小児の眼疾患には、斜視・眼瞼下垂・睫毛内反・先天性白内障・鼻涙管閉塞・未熟児の光凝固などが挙げられる。大人では表面麻酔（点眼）で行えるような手術でも、小児には眼前で操作されることは極度の恐怖であり、顕微鏡下手術では少しの体動も許容できないために、全身麻酔が必要である。術後にガーゼで周りが見えなくなるのも小児にとっては不安であり、安静を保てない原因の1つである。

1. ポイント

1．術者が患者の頭側に位置するため、手術中の気道へのアクセスが困難。
2．ほとんどの手術はLMAで可能。調節呼吸も問題ない。
3．LMA挿入のコツは硬口蓋方向に押すこと。軽く抵抗があっても、そのまま素早く押し込む。
4．カフを膨らませ過ぎない。フィットするまで時間をおくこと。

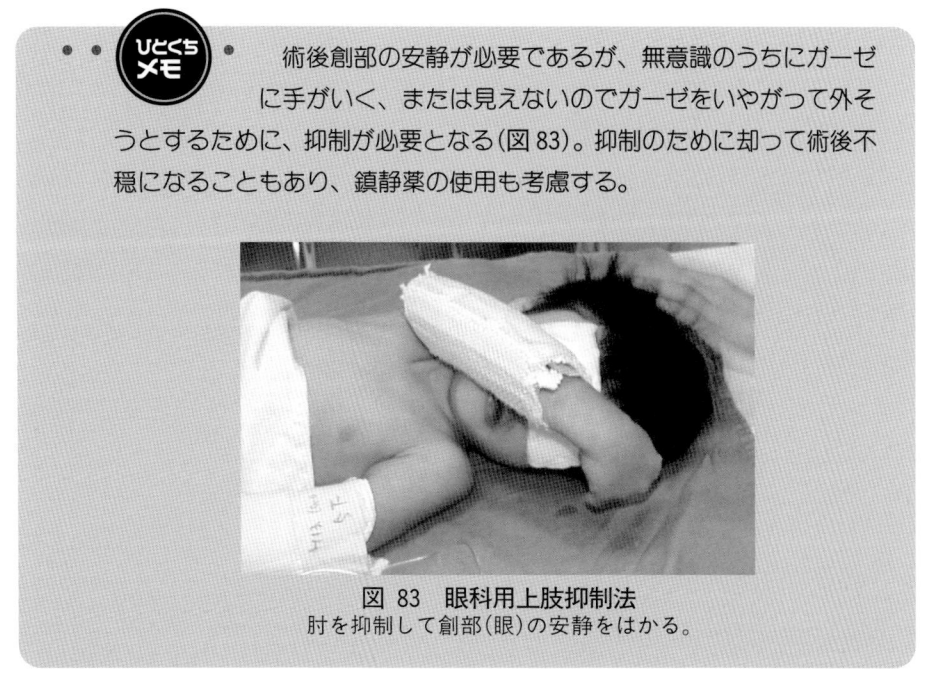

ひとくちメモ 術後創部の安静が必要であるが、無意識のうちにガーゼに手がいく、または見えないのでガーゼをいやがって外そうとするために、抑制が必要となる（図83）。抑制のために却って術後不穏になることもあり、鎮静薬の使用も考慮する。

図83　眼科用上肢抑制法
肘を抑制して創部（眼）の安静をはかる。

5．麻酔導入時に胃が膨満した場合は、LMA挿入前にネラトンカテーテルで胃内空気を脱気するか、LMAプロシールを選択する。

6．脱気が困難な場合やLMA挿入後に調節呼吸で胃が膨満する場合は、気管挿管に切り替える。風邪気味で分泌物が多い場合も、長い手術であればためらわずに気管挿管に切り替える。

▶眼球心臓反射

7．浅麻酔では眼球心臓反射を起こすことがある。

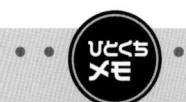

> **ひとくちメモ**
> **眼球心臓反射（oculo-cardiac reflex）**
> 眼筋の牽引により徐脈を生じる反射である。眼球心臓反射予防に、前投薬としてアトロピンの投与が勧められているが、通常の前投薬としての投与量では反射を予防できないともいわれている。徐脈がみられた時点でアトロピンを静注（0.01〜0.02 mg/kg）するが、実際に投与することはほとんどない。

▶眼圧

> **ひとくちメモ**
> アトロピンは眼圧を上げる作用があるが、臨床使用量で危険な眼圧上昇を生じることはほとんどない。特に静脈内投与では作用時間も短く問題とならないが、筋注や点眼では眼圧上昇が遷延することがある。眼圧への影響としてはむしろ術前・術後の興奮や啼泣・怒責の方が問題である。したがって、十分な前投薬による鎮静とスムーズな麻酔導入、刺激を最小限に抑えた麻酔覚醒が重要である。眼圧上昇を絶対避けなければならない場合は、深麻酔状態で気管吸引・抜管を行いマスクで気道確保しながら覚醒させることもある。

2. 未熟児網膜症に対する光凝固

▶未熟児網膜症
▶光凝固療法

新生児管理の向上に伴って、未熟児網膜症に対する光凝固療法の頻度は減っている。短時間の処置では麻酔前投薬と同様にケタミン5 mg/kg、ミダゾラム0.5 mg/kgの注腸のみで十分な場合もある（呼吸状態の把握は必要）。但し、処置が暗室で行われ、頭部を術者に明け渡し、しかも顔の向きを変えながら処置するために気管挿管は必須である。処置中は気管チューブの屈曲や事故抜管に細心の注意が必要である。

全身麻酔を行う場合のポイントは、患者の未熟性への配慮である。体温管理に留意する。セボフルラン吸入もしくは10 μg/kg以下のフェンタニルを用い

▶術後無呼吸発作　　る。NICU で治療中の未熟児は術後無呼吸発作のリスクがあるため、術前の挿管管理の有無にかかわらず一晩程度は人工呼吸管理とする方がよい。

3. 術後鎮痛

　耳鼻科手術と同様に、術前もしくは術後にボルタレン® 坐剤 1 mg/kg かアンヒバ® 坐剤 20〜30 mg/kg を挿肛、もしくはロピオン® 1〜1.5 mg/kg を静注する。酸素・亜酸化窒素・セボフルランによる麻酔維持に加えて、フェンタニル 2〜3 μg/kg または塩酸ペチジン 1〜2 mg/kg（2〜3 時間程度の手術の場合）を補助的に使用すると、術中セボフルラン使用量が節減でき、麻酔終了後も鎮痛が得られて穏やかに覚醒させることができる。但し、術前の上気道狭窄症状が強い症例では人工気道抜去後の呼吸状態に注意が必要で、適宜モニタリングの継続と酸素投与を行う。

（水野圭一郎）

7　形成外科の麻酔

比較的全身状態良好な症例が多い。

1.　口唇、口蓋裂

生後数ヵ月で手術になることが多い。哺乳の確立、言語の確立を目的としているが、外見上の問題もある。

1 麻酔導入時の注意点

片側性の場合はマスクのフィットが問題となる症例は少ないが、両側性の場合や硬口蓋まで完全に分離しているような症例では、マスク保持や気管挿管が困難なことが多い。意識消失とともに気道閉塞をきたす症例もあるため、筋弛緩薬の投与はマスクによる気道確保が確実にできることを確認した後に行う。喉頭鏡の固定が不安定になるので、挿管時はガーゼなどを丸め上顎を保護、固定した方が挿管しやすい。中には小顎症を伴い、挿管が難しい症例もあるので、術前に挿管困難を予測し、対策を考えておくことも大事である。また懸垂頭位になるので、気管チューブの深さにも注意が必要である。必ず体位をとった後に聴診し、呼吸音を確認する。開口器をかけるときも要注意である。麻酔医が患者の頭側から離れ、頭部を術者に明け渡すことになるため気管チューブの固定はしっかり行う。気管挿管チューブの固定は、下顎中央に固定するが、皮膚を引っ張り左右のバランスを崩すことがないように注意する。プレフォームドチューブ（レイチューブ：RAE、図84）、螺旋入りチューブ（スパイラルチューブ）など特殊なチューブを用い、屈曲・閉塞のないように管理する。螺旋入りチューブは外径が同じであれば内腔が狭くなるので気管が細い場合は呼吸抵抗が増大し、気管吸引も難しくなる。口腔内の手術では分泌物が多いのが常で、気管吸引困難は問題である。

▶小顎症
▶挿管困難
▶懸垂頭位

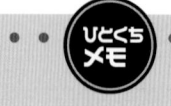

> **ひとくちメモ**　チューブの位置は、頭部伸展で浅くなり、開口器をかけると深くなる。顔を左右に向けてもチューブの深さは変化しない。

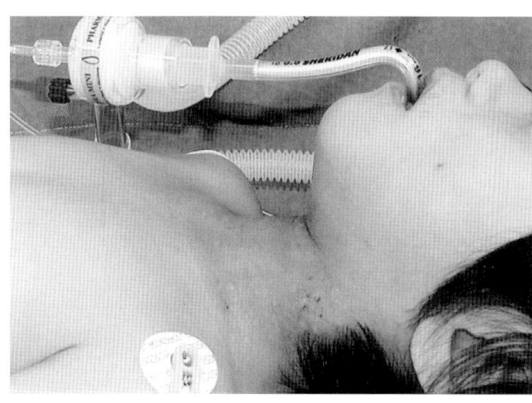

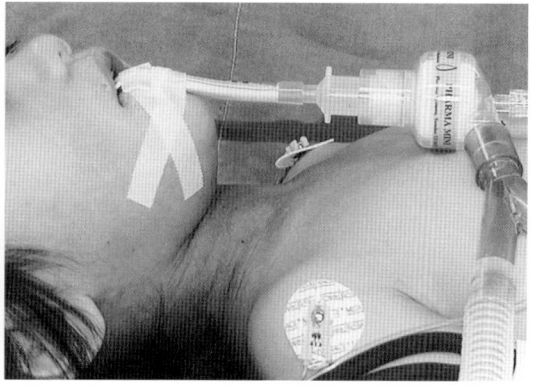

V. 各科の代表的疾患に対する麻酔法

図 84　RAE チューブ(プレフォームドチューブ)
チューブが開口器やリネンで屈曲しない形状になっている。左右対称になるように下顎正中に固定する。

2 術中の注意点

▶キシロカイン
　E®

　出血を減らすために0.5〜1.0%キシロカインE®の皮下・粘膜下注射やエピネフリンガーゼなどが用いられるが、現在小児の吸入麻酔薬の主流はセボフルランであり、不整脈を起こす危険性は少ないものの心電図モニターは必要である。また血液が気管、食道内に流れ込まないように口腔内ガーゼパックを行うので、正確な出血量の把握が難しく、血圧、脈拍の変化に注意すべきである。

3 術後の注意点

▶上気道狭窄

▶気道閉塞

　口唇裂はさほど問題はないが、口蓋裂の術後は上気道狭窄をきたすことがあるため、完全に覚醒させて抜管すべきである。また、狭窄は起こらなくても、術野からの出血で気道閉塞をきたすことがあるので、止血を十分確認し抜管する。口腔内吸引は縫合部に圧がかからないように、注意深く口腔内を確認しながら手早く行う。抜管後の吸引も、咽頭反射を誘発し嘔吐をきたす場合があるので、必要最低限に留める。せっかく止血できていたのが、大暴れをさせることで再度出血させることがないように手際よく行う。血液の胃内流入は術後嘔吐の原因となるため、覚醒前に必ず胃内容の吸引を行う。手術後は上気道の解剖学的構造がまったく異なってくるので、新しい気道に慣れるまでうまく呼吸できずにパニックになる症例がある。術後は回復室で状態を観察し、気道閉塞、出血の危険性がないことを確認して病棟へ帰し、本人がいやがるまでは酸素飽和度モニターを付けておくことが勧められる。

　疼痛で不穏状態にならないように、積極的に鎮痛を行う必要があるが、呼吸抑制の危険性が高い薬剤の使用は勧められない。アンヒバ®やボルタレン®坐剤を用いる。

2. 漏斗胸(図85、86)

▶胸骨翻転
▶胸骨挙上
▶Nuss法

▶フレイルチェスト様
▶無気肺

　術式は胸骨翻転・胸骨挙上・胸空鏡下に行うNuss法がある。いずれも気管挿管下に吸入麻酔・静脈麻酔・持続硬膜外麻酔などで行うが、術後鎮痛も考慮して持続硬膜外麻酔が推奨される。胸骨翻転・胸骨挙上では手術操作による不整脈・内胸動脈損傷による出血などがみられ、術後はフレイルチェスト様となり十分な咳ができずに無気肺をつくりやすい。侵襲が大きいわりに長期効果は期待できず、近年は胸空鏡下手術に取って代わられている。しかし、鏡視下手術も技術を要し、片肺換気が理想であるが、小児では市販の片肺換気用の気管チューブサイズに制限があり、必ずしも良好な視野を得ることができるわけではない。硬膜外麻酔下に自発呼吸で管理すれば、胸腔鏡による自然気胸状態で視野を得ることができる。この場合、気胸を残さないように十分加圧し肺を膨らませて胸腔鏡を抜去する。また、Nuss法では、バーのずれを起こさないために、術後は側臥位を避ける。いずれの術式でも術後鎮痛のために持続硬膜外麻酔が望ましく、術後約1週間留置している。十分な鎮痛で咳を促し、早期離床を可能にすることにより術後呼吸器合併症を少なくできると思われる[1]。

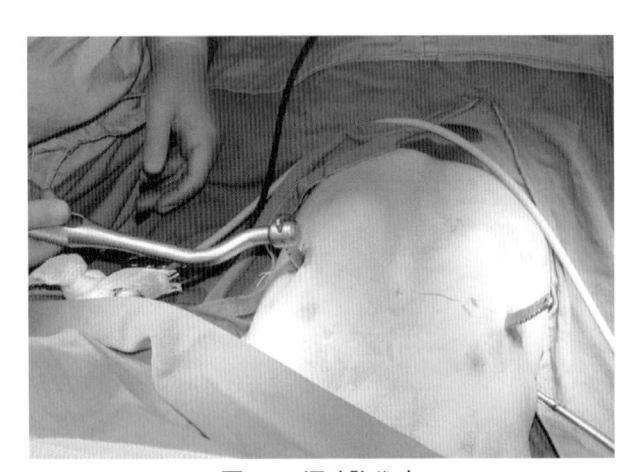

図 85　漏斗胸術中
陥凹に合わせて挿入したペクタスバーを反転する。

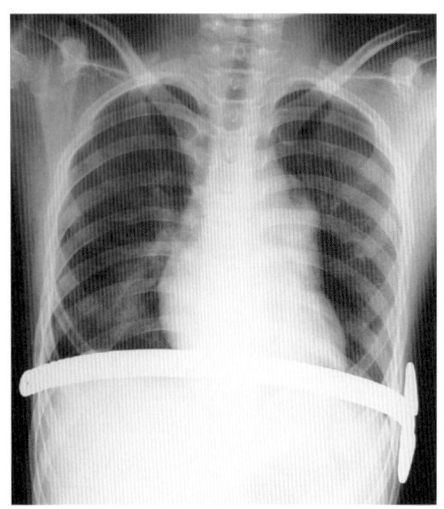

図 86　漏斗胸術後胸写

3. 瘢痕形成

術後や熱傷後の瘢痕が対象となる。熱傷の場合には気道熱傷の有無を確認し気管チューブのサイズ選択は慎重に行う。頭頸部の熱傷後瘢痕では、麻酔導入時の気道確保や気管挿管が困難になることがある（図87、88）。受傷後2〜3ヵ月の間は高カリウム血症による心停止の危険性があるために、塩化スキサメトニウム（サクシン®）の使用は禁忌である。現在、短時間作用性非脱分極性筋弛緩薬が開発されており、小児麻酔の領域での塩化スキサメトニウムの有用性はほとんどない。体表の手術にはケタミンが有用であるが、気道分泌物増加・喉頭痙攣などに注意を要する。

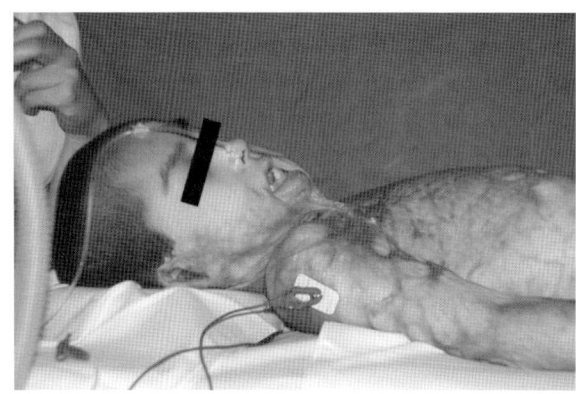

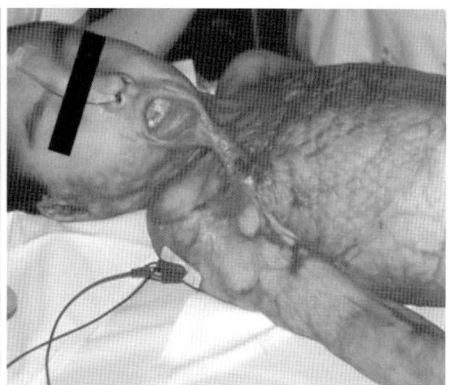

図 87 瘢痕形成
瘢痕拘縮により喉頭展開ができなかった症例。

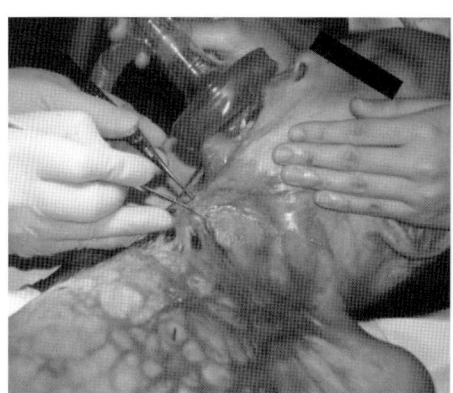

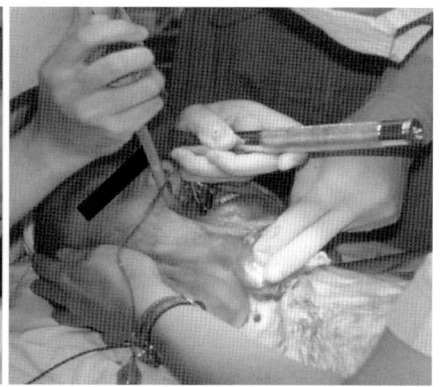

図 88 瘢痕形成
瘢痕部位を切開し喉頭展開、スタイレットを用いて挿管。

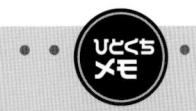

> **ひとくちメモ**
>
> ## ケタミン
>
> 　ケタミンは小児に広く用いられてきた。強い鎮痛・意識消失・強直性・健忘をもたらす。舌根沈下を起こすことが少なく気道はよく保たれるが、気道閉塞を起こすこともあり、喉頭痙攣をきたす場合もある。心機能抑制がなく、心拍・血圧はよく保たれ、ショック状態患者の麻酔導入にも用いられる。肝・腎障害の報告はなく、反復麻酔にも適している。最大の欠点は、幻覚・悪夢といった精神症状であり、ジアゼパム系トランキライザーを併用する。分泌物亢進や眼振が副作用としてみられる。注腸法では分泌物亢進は少ないが、風邪気味で鼻汁、湿性咳のある患者に投与する場合は注意が必要で、咽頭・喉頭反射が保たれているために喉頭痙攣を起こしやすい。内臓痛には効果がないとされているが、体表面の痛みに対しては著明な鎮痛効果を示し、形成外科手術には有用な薬剤である。

（森本文子）

■文　献■

1）森本文子，井口まり，秦　恒彦：漏斗胸手術の麻酔．麻酔 44：1377-1380, 1995.

Ⅴ．各科の代表的疾患に対する麻酔法

8　検査の麻酔

はじめに　成人であれば局所麻酔または無麻酔で行える検査も、協力の得られない小児では全身麻酔が必要であり、小児麻酔の領域では、検査の麻酔の占める割合は大きい。麻酔医にとって、手術室以外での全身麻酔の施行は大きな負担となる。検査の麻酔といえども、他の手術の麻酔と同様の術前検査、診察および前処置が必要である。

＜検査の麻酔の特徴＞

①造影剤投与、カテーテル操作などにより合併症を起こすことがある。

②検査の内容によっては、手術室以外の不慣れな環境で麻酔をしなければならないことがある。

③手術室以外では、介助者が麻酔の介助に慣れていない場合が多い。

④モニターに制限がある。

⑤短時間の検査で、速やかな覚醒が要求される。

⑥何よりも問題なのは、検査の麻酔ということで家族の危険性の認識が足りないことである。

1.　心臓カテーテル検査

年長児で聞き分けがよい患者であれば、局所麻酔と軽い鎮静薬の内服で、患者にビデオを見せながら施行できる。しかし、年少児や恐怖心の強い患者では、泣き叫んだり、体動が激しかったりして安全な検査ができないだけでなく、正確な検査データが得られない。思春期の患者では過換気症候群をきたすこともある。また単純なカテーテル検査だけでなくバルーンによる拡張術や不整脈治療のためのアブレーションなどの処置を行う場合は、長時間の仰臥を余儀なくされる。これは患者にとって苦痛である。麻酔は挿管吸入麻酔や自発呼吸下に静脈麻酔で行うが、カテーテルデータに影響しない麻酔が望ましい。呼吸抑制により炭酸ガスの蓄積をきたすとデータにも影響するので、調節呼吸が必要なこともある。穿刺予定箇所にペンレス®を1～2時間前に貼付しておき、さらに局所浸潤麻酔を行う。静脈麻酔薬としては、サイアミラール（5 mg/kg/hr）、プロポフォール（2～5 mg/kg/hr）またはフェンタニル（1 μg/kg　loading 後 6 μg/kg/hr 投与、入眠後 1/2 量減またはフェンタニル 2～4 μg/kg/hr にミダゾラム 0.1～0.2 mg/kg/hr 併用し入眠後漸減）を用いているが、前処置に投与

▶過換気症候群

▶ペンレス®

145

した鎮静薬との兼ね合いで適宜増減する。

2. MRI、CT 検査

　いずれの場合も、検査中は患者のそばを離れ、隣室でモニター監視下に患者を観察することになり、できるだけ浅い麻酔が望ましい。但し MRI では小さな体動でも鮮明な画像が得られず、また暗い部屋で狭い空間の中に入れられる恐怖と騒音の中で覚醒してしまうことがあり、ある程度の眠りは必要である。体動・怒責・涕泣があると正確な情報は得られない。MRI 対応のモニター、麻酔器を用いる。CT 検査も金属性部分があると、画像に悪影響を与えるので注意を要する。また一般に MRI 仕様とは非磁性体でつくられていることを示すが、モニターの MRI 対応というのは磁場に影響されにくいと解釈すべきである。磁石に引き寄せられるので 20 ガウス以内におくと凶器となり得るため極めて危険である。MRI 対応のパルスオキシメーターは持続的に使用できる。非鉄磁性の電極を用いて心電図をモニターする。吸入全身麻酔では挿管が必要になる。気管挿管は、プラスチック製喉頭鏡でも鉄を含んだ電池が入っていることがあるので、MRI 室の外で行う。長いジャクソンリース回路を用いて手押しでバギングをすることもある。静脈麻酔では、外来患者にも使用できる短時間作用性静脈麻酔薬で呼吸抑制がこない量が望ましく、ミダゾラムやプロポフォール、サイアミラールなどの持続静注を行っている。当院では、bolus 投与で入眠後体位をとり、定量筒に 30 分間の必要量を満たし滴数調節を行って維持している。化膿性関節炎などの痛みを伴う疾患では、ケタミンを併用している。その他、MRI 検査ではコード類は輪をつくらない・手を組まないなどの注意が必要であ

▶MRI仕様
▶MRI対応

> **ひとくちメモ**　小児患者では、従来無麻酔や軽い鎮静などで行われてきた検査や処置にも、安全性と医療の質の両面から麻酔科医の関与が要望されてきている。非侵襲的な検査では、検査担当医が麻酔科の関与を考えていない場合もあるが、侵襲的な検査でさえ、抑制され泣きわめきながら行われる例もある。しかし、検査を要する患者はなんらかの基礎疾患を合併していることもあり、鎮静に鎮静を重ねそれでも眠らない場合には、安全面から早い段階での麻酔科の関与が望まれる。CT や MRI 検査そのものに危険はないが、鎮静や麻酔には危険があり、鎮静の方がより危険性が高いという報告もある[1]。一定のリスクを伴う検査・処置の鎮痛・鎮静には、麻酔科医は積極的に関与し、各科の要望に対応できる体制づくりが必要である。

V. 各科の代表的疾患に対する麻酔法

る。刺青・マニキュア・アイシャドウ・マスカラも危険であり、火傷発生の恐れがある。

また造影CTなどを行う際には、造影剤によるアナフィラキシー反応の危険性も考慮すべきである。救急蘇生ができるように準備しておく。

3. 食道・胃内視鏡検査

成人では口腔内の局所麻酔に軽い鎮静薬を併用するだけで行えるが、小児では挿管全身麻酔が必要になることがほとんどである。検査に要する時間は短いので、覚醒が速やかな吸入麻酔が望ましい。乳幼児の場合、径の大きいファイバーを挿入されると、気管を圧迫して換気困難になることがあるので注意が必要である。また、口腔内でファイバーを操作する際に、気管チューブが動いて事故抜管することもあるので、操作中はチューブを手で保持する。検査中は胃内に空気を送り込むため、気管チューブ抜去前に胃内容を吸引しておく。

4. 気管支ファイバー検査

内視鏡検査と同じく、挿管吸入全身麻酔を選択する。気管チューブにファイバー挿入可能なアダプターを接続し、換気しながら検査ができるようにする(図89)。しかし、内腔の細いチューブしか入らないような小児では換気が困難になり得る。また、操作中に咳嗽を誘発すると検査ができなくなるため、ファイバー

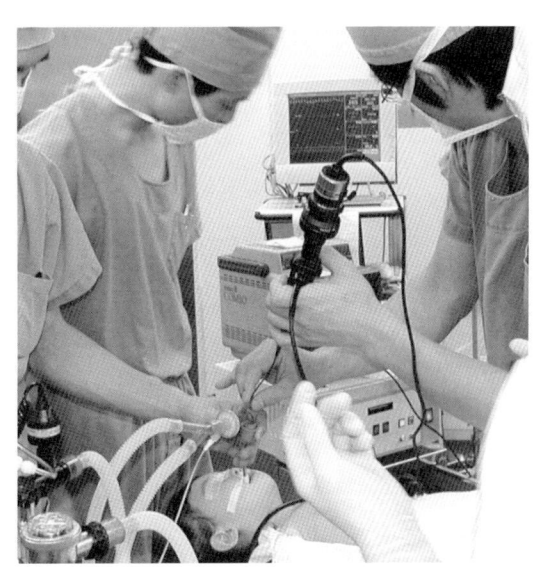

図 89　気管支ファイバー検査
吸入麻酔下にラバー付きジョイントを介してファイバー挿入。

の刺激でbuckingを起こさない麻酔深度が要求される。適正な麻酔深度の維持が困難な場合は、短時間作用性の筋弛緩薬を用いてもよいが、検査終了後に自発呼吸を確認後、筋弛緩薬をリバースする。

> **ひとくちメモ**
>
> **筋弛緩薬なし挿管**
>
> 小児の気管挿管は、吸入麻酔薬の緩徐導入により十分な麻酔深度を得た後、筋弛緩薬なしで行うことが多い。術後の覚醒遅延に筋弛緩薬の影響を考えなくて済むという利点があり、またいわゆる金縛り麻酔をせず十分な麻酔深度を得ないと手術ができないという結果になる。検査の麻酔など短時間で覚醒させ、抜管後は一般病棟へ帰室させなければならないような症例では、特に筋弛緩薬なし挿管は有用である。筋弛緩薬なしで挿管するために必要な時間を検討した報告がある[2]。60％亜酸化窒素と8％セボフルラン麻酔で95％の患者に成功するための時間は、1～4歳で189秒、4～8歳で260秒であった。当院では5％までの気化器しかなく、研修医の間では密かに5％5分という申し送りがなされているようであるが、濃度・時間だけでなく、いかに換気ができているかが重要である。各自が自分の換気条件で、どれだけの濃度・時間が必要か体得しなければならない。

5. 眼底検査

年長児では角膜表面の局所麻酔で十分に検査可能であるが、乳幼児では協力が得られないために、全身麻酔が必要である。開眼器をかけられることも恐怖である。未熟児の眼底検査では、検査後ミルクが消化できないなどのストレス反応がみられ、十分な麻酔深度を得るために挿管下に吸入麻酔を行う。検査後は十分に呼吸が確立するのを待って、抜管する。通常暗室で行われ、顔の向きを変えたりするので、チューブのずれや屈曲に注意を払う必要がある。

（森本文子）

■文 献■

1) Malviya S, Voepei-Lewis T, Eldevik OP, et al：Sedation and general anaesthesia in children undergoing MRI and CT adverse events and outcomes. Br J Anaesth 84：743-748, 2000.
2) Politis GD, Frankland MJ, James RL, et al：Factors associated with successful tracheal intubation of children with sevoflurane and no muscle relaxant. Anesth Analg 95：615-620, 2002.

VI 特殊な疾患の麻酔

▶先天奇形症候群

はじめに 小児麻酔の領域では、先天奇形症候群をはじめ、骨系統疾患や代謝疾患など特殊な疾患をもつ患児の麻酔を担当することがしばしばある。教科書で学んだことのある疾患、名前だけ聞いたことがある疾患、聞いたこともない疾患、いずれにしても日常的に遭遇することの少ない馴染みのない疾患が多い。そのような症例を担当することになったら、まずはその疾患を知ることから始めなければならない。小児科の教科書を開き知識を仕入れたら、まずは主治医に患児の状態について訊きにいこう。

しかし、小児科医や外科医は麻酔における問題点については教えてはくれないし、知らない。特殊な疾患の場合、その異常は一臓器に限らず多臓器にわたり、また気道確保困難・挿管困難・先天性心疾患の合併・精神発達遅滞などの麻酔上重要な問題点を有する。そこで今度は麻酔の教科書を紐解くこととなる。現在ではインターネットなどで文献も検索可能である。

麻酔に関しての問題点も頭に入ったら、患児のもとへいって詳細に術前評価をしよう。そして、再び主治医を交えて、必要があれば他科の協力も得て万全な術前準備をして手術に臨みたい。特殊な疾患や先天奇形症候群の患児が他の小児と同様に安全に快適に周術期を送れるように願っている。

1. 術前評価

担当する症例が既知の症候群であれば合併しやすいとされる奇形を中心に術前評価を行う。一方、新生児などで術前にまだ診断がついていない場合もあるし、既知の症候群に当てはまらない複数の奇形の合併もあり得る。このような場合、麻酔上問題となる合併奇形や病態がないか、術前に十分検索・検討しなければならない。

▶小奇形
▶大奇形

小奇形（目・耳・指趾・生殖器、例えば多合趾など）が1個であれば、大奇形（先天性心疾患など）を合併していることは少ないが、小奇形が3～4個存在している場合、大奇形を合併しなんらかの症候群である可能性が高い。

麻酔上の問題となるのは以下のような項目である。
①発育遅延・精神発達遅滞
②気道（顔面・舌・咽頭・喉頭・気管）の奇形

③胸郭・肺の奇形
④先天性心疾患の合併
⑤脳・神経・筋の異常
⑥骨格(脊椎)の異常
⑦腎機能障害
⑧内分泌障害・血液学的異常
それぞれについて要点を述べる。

1 発育遅延・精神発達遅滞

　特殊な疾患や先天奇形症候群では程度はさまざまであるが、発育の遅延や精神発達遅滞を合併していることが多い。発育年齢と精神年齢に差がある場合もある。実年齢ではなく実際の発育年齢を把握してチューブの選択や薬剤の投与量などを決定する。発育遅延も先天奇形症候群の特徴であるが、内分泌疾患やmalignancyを合併する症候群もあり、きちんとそれらの検索を行ってルールアウトを行っておくべきである。

　麻酔科医にとっては精神発達遅滞の方が重要である。年齢相応の協力が得られない場合は、通常は麻酔の必要のない手技に麻酔が必要となったり、前投薬や導入法の変更をしなければならないこともある。身体が大きくて力の強い患児にはheavy premedicationが必要となるだろう。

　しかし理解度はさまざまでも、患児は入院による環境の変化で自分が何かされるという恐怖は感じ取っていることがある。その患児の目線に立って理解できる範囲で話をし、できるだけ協力を得られるようにしたい。

2 気道(顔面・舌・咽頭・喉頭・気管)の奇形

　気道の奇形を有する場合、気道確保困難・挿管困難が麻酔上の大きな問題点となる。まず、覚醒時の呼吸状態をしっかり把握する。患児によっては覚醒時から上気道狭窄をきたしていることがあるが、その原因を把握しておく。フェイスマスクによる換気が可能であるか、開口できるかどうか、ラリンゲルマスクが挿入できるか、など顔面の奇形にも注意を払う。場合によっては術前に気管切開を行わなければならないこともある。

　多くの症候群で挿管困難が予測される。当院での調査でも挿管困難の割合は症候群を有しない患児での0.08％に比べ症候群を有する患児では12.5％と極めて高率であった。馴染みのない症候群に遭遇したらまず術前訪問の前に教科書・文献などで挿管困難の可能性があるかを調べ、訪問時その徴候がないかを疑って診察することが重要である。挿管困難の原因となる解剖学的異常として、

小顎症、小口症、巨舌、短頸、頸部可動域制限、頸椎の異常などがある。症候群によってはこれらの異常が複数存在する場合があり、その場合通常の方法で挿管するのは難しい。特に小顎症は先天奇形症候群の25％以上にみられるといわれる。

　成人では挿管困難を予測する診察法（Mallampati分類など）や各測定法があるが、小児では協力が得られず評価が難しく、また測定値に関しては年齢・体格別に調節された値がないのが現状である。ASAの気道確保困難のアルゴリズムは全年齢を対象にしているのでそのアルゴリズムに沿って計画を立てる。挿管困難が予測される場合は第Ⅳ章「術中管理」1．呼吸（62頁）で述べたような準備をしておくべきである。また症例が許せば可能な限り挿管を避けた麻酔法（マスク・ラリンゲルマスク）で行うのも1つの方法であろう。

▶Treacher Collins症候群
▶Goldenhar症候群
▶Pierre Robin症候群

　先天奇形症候群の中でもTreacher Collins症候群、Goldenhar症候群、Pierre Robin症候群などが挿管困難の確率が高い。しかし同一症候群であっても当然ながら患児によって難易度は異なり、同一患児であっても成長によって変化することがある。

　一般的に小顎症が原因である挿管困難は成長に従って軽減することが多い。一方、脊椎・骨格の異常、代謝疾患による頸部可動域制限が原因となる挿管困難は成長とともに不変あるいは悪化することが多い。

　挿管困難をきたすような解剖学的異常が存在する場合、術前、上気道感染の合併などで容易に状態が悪化し、術後にも気道閉塞をきたす可能性がある。再挿管が難しいことを考慮して慎重に抜管を行い、術後しばらくは呼吸状態を厳重に観察する必要があるだろう。

3 胸郭・肺の奇形

　肺の低形成・胸郭の奇形も先天奇形症候群や特殊な疾患に合併することがある。胸郭の低形成によって胎生後期に肺の発育が障害されることが原因の1つである。よって、椎骨や肋骨の異常を伴うことが多い。乳児早期に致命的にならなくても多くの患児が慢性の呼吸器感染症や呼吸不全に苦しんでおり、麻酔管理上問題となるのは、その重症度と合併する他臓器の奇形である。慢性呼吸不全や感染症を引き起こすのは正常肺の欠如や未熟さであり、麻酔科医は現状を改善することはほとんどできない。分泌物は多く、肺は適切に膨らまないし、過度の加圧は気胸を引き起こす。慎重で丁寧なventilationが求められる。

▶骨系統疾患

　乳児期に異常はなくても、骨系統疾患などで高度の側彎が進行して拘束性呼吸障害を呈することがある。高度の側彎がある場合は呼吸機能の評価が必要である。

151

4 先天性心疾患の合併

先天奇形症候群の1/3近くが、先天性心疾患を合併している。特に染色体異常がある場合はその確率が高い。頭蓋・顔面の奇形を伴う場合も、高率に先天性心疾患を合併することが知られている。染色体異常や先天奇形症候群が疑われたら、専門医によって必ず心奇形の有無をチェックしておいてもらった方がよいだろう。

▶先天性心疾患

心疾患の手術で手術室にやってくることもあるが、合併する奇形の手術のために麻酔を受けることもある。一言に先天性心疾患といっても実にさまざまで、同じ疾患群でも患児の循環動態は個人によってかなり異なっており、さらに術前、姑息術後、根治術後と複雑に変化する。また健康な小児ではほとんど問題にならない程度の術中の麻酔薬投与、換気条件、酸素濃度などの影響を受け血行動態は大きく変動する。術前に患児の循環動態をしっかり把握してから麻酔に臨むべきで、わからない場合は主治医である小児循環器科医にコンサルトした方がよい。患児によって目標とする血圧・脈拍・酸素飽和度は異なるわけで、使用する麻酔薬の選択・設定する酸素濃度・換気設定・陽圧換気の可否・循環作動薬の準備などを十分に検討しておく。

根治術後であっても不整脈があったり、薬剤の内服が必要であったりすることがある。術前に不整脈の重症度や、残存する心不全の程度、運動制限の有無、小児循環器科医による follow up の状況について詳しく調べておく必要がある。心抑制を有する麻酔薬の投与は慎重に行った方がよいだろう。

5 脳・神経・筋の異常

▶水頭症

大きな解剖学的な脳の欠損をもつ奇形はとても予後が悪く致命的で、麻酔管理の報告は少ない。一方、水頭症は30以上の先天奇形症候群と関連があり、骨系統疾患や頭蓋骨癒合症などでも起こり得る。シャント術の施行などのためにしばしば全身麻酔が必要となる。これらの患児では頭蓋が変形していて挿管時に頭位の保持に枕などの工夫が必要となることがあるし、骨系統疾患や頭蓋骨癒合症によるものであれば挿管困難の可能性も考えられる。意識レベルは患児によってさまざまであるので術前に把握しておき、なるべく良好で迅速な覚醒が得られるような麻酔を心がける。術後の呼吸抑制や無呼吸に注意する。

▶筋緊張の異常

多くの先天奇形症候群で筋緊張の異常がみられる。筋緊張が低下していると術中筋弛緩薬を使用していなくても術後十分な換気を維持できないことがあり注意が必要である。また乳児の場合呼吸器感染の反復、哺乳力低下などが問題となる。

6 骨格(脊椎)の異常

痙性麻痺・関節拘縮があると手術・挿管の体位をとるのが難しく枕など工夫を要する。褥瘡防止にも注意が必要である。また静脈路・動脈ラインの確保も困難である。頸部脊椎の亜脱臼・硬直がある場合は喉頭展開が難しく挿管困難が予測される。胸部脊椎の側彎による拘束性障害の可能性にも留意する。脊椎麻酔や硬膜外麻酔は困難なことがあるが不可能ではない。

▶頸部脊椎の亜脱臼
▶胸部脊椎の側彎

易骨折性・関節の不安定性を呈する骨系統疾患などでは、体位をとるときや体位変換時には細心の注意をして麻酔下に骨折や過伸展による神経障害が起こらないようにする。

7 腎機能障害

腎奇形を合併する症候群は多いが、最も問題となる症状であることも少ないし、最初に診断される症状でもない。腎機能が保たれている限りほとんど麻酔管理上は問題とならない。但し若年であっても腎機能が低下している可能性があることを考慮して術前に評価する。腎不全であれば、水分・電解質バランス、貧血、血小板機能低下、低栄養、筋力低下、易感染性、成長障害などが問題となる。術中の麻酔薬の薬物動態も変化するので慎重に麻酔薬・筋弛緩薬を投与する。

8 内分泌障害・血液学的異常

▶低血糖
▶貧血
▶免疫力低下

内分泌障害や血液学的異常もしばしば特定の先天奇形症候群に合併する。よくみられるのは低血糖や貧血・免疫力低下である。また、悪性腫瘍を合併する症候群もあるため、慎重な全身検索が必要である。

2. 前回麻酔記録の参照

先天奇形症候群の患児では奇形が多臓器にわたることもしばしばであるため、頻回に麻酔を受けていることがある。よって前回麻酔記録は重要な情報源となる。前投薬に対する反応、気道確保・気管挿管の困難度、薬物使用の安全性やその反応、覚醒の状態や術後の呼吸状態などが参考になるだろう。その患児に留まらずその症候群の麻酔を行う際の貴重なデータとなるので、上記のような項目についてなるべく客観的、詳細に記録をしておいた方がよい。

3. 成長による変化

一方、小児の場合は個々の合併する奇形、病態が成長に従い変化するので、前回の麻酔記録は参考にはなるが手術のたびの術前評価を怠ってはならない。

4. 他科とのコンサルテーション

▶先天奇形症候群

先天奇形症候群ではその合併する病態が多岐にわたるため、患児の多くは複数の科を受診しているだろうし、ずっと成長を見守っている担当医の存在もあるだろう。担当医はもちろん循環器内科医、整形外科医、耳鼻科医、口腔外科医などの専門医と協力して術前評価を行って、麻酔導入に際しては十分な準備をし(場合によっては立ち会ってもらう)周術期の管理を行っていくことは必須である。

5. 精神面での配慮

先天奇形症候群や特殊疾患では外見上明らかであるような奇形を合併していることもあり、患児や家族は非常に繊細であることも多い。頻回に手術を受けなければならない患児も多く、精神的にも多くの苦痛を強いられている。年少児では非常に怯えが強く、泣いたり暴れたり非協力的なことがある。年長児で前回の麻酔を記憶していれば、「絶対にこれはいやだ」とか「こうしてほしい」というこだわりをもっていることもある。前回麻酔記録はもちろんのこと病歴をしっかり把握し、患児と家族の信頼を得て十分に話し合い、安心して手術室へ入室してもらえるように配慮しなければならない。

6. 各論

ここでは代表的な先天奇形症候群と過去5年間(1998〜2003年)に日本における麻酔関連の雑誌で小児例の報告があった症候群について、その臨床症状と麻酔上の問題点を簡単にまとめた(表31〜36)。

表 31 染色体異常

	臨床症状	麻酔上の問題点
総論	特異な顔貌を呈し、先天性心疾患の合併が多い。程度にはかなり差があるが、精神発達遅滞を伴う。予後にも大きな差があるが、以前は手術適応でなかったものが医学の進歩によって適応になる事例も増加しつつあり、手術適応には検討が必要である	・挿管困難の可能性がある ・先天性心疾患の合併 ・筋緊張低下
13 trisomy	特異顔貌、口唇口蓋裂、精神発達遅滞、先天性心疾患、予後は不良	・挿管困難(小顎症、口唇口蓋裂) ・手術適応の検討
18 trisomy Edwards 症候群	特異顔貌、口唇口蓋裂、精神発達遅滞、先天性心疾患、腎奇形、予後は不良	・挿管困難(小顎症、口唇口蓋裂) ・筋緊張低下 ・手術適応の検討
22 trisomy cat eye 症候群	虹彩欠損(猫の目)、特異顔貌、鎖肛、先天性心疾患、精神発達遅滞	・挿管困難(下顎低形成、高口蓋)
5 p-症候群 cat cry 症候群	猫様泣き声、喉頭の異常(喉頭蓋が長くだらりとしている、喉頭は狭くて長い)小頭症、特異顔貌、精神発達遅滞、先天性心疾患	・麻酔導入時の気道閉塞(喉頭の解剖学的異常・軟弱性、声門の発育不全による) ・覚醒時も気道の状態に十分観察して経過観察 ・喉頭痙攣の可能性大 ・挿管困難(小顎症) ・筋緊張低下
21 trisomy Down 症候群	特異顔貌、精神発達遅滞、先天性心疾患(VSD・ECD)、十二指腸閉鎖、環軸椎亜脱臼	・巨舌(挿管困難は少ない) ・気管が短い(片肺になりやすい) ・一般児より肺高血圧の程度が強い(先天性心疾患を合併した場合) ・筋緊張の低下 ・麻酔から覚めにくい(逆の場合もある) ・ライン(特に動脈)が確保しにくい
22 p-症候群 Di George 症候群 CATCH 22	心血管奇形(Cardiac defects：TOF 極型、大動脈弓異常が多い) 特異顔貌(Abnormal facies)、胸腺低形成(Thymic hypoplasia)、口蓋裂(Cleft palate)低カルシウム血症(Hypo Calcemia)、上皮小体欠損	・低カルシウム血症の術前術中管理(術中の適正換気) ・挿管困難の可能性(小顎症、、高口蓋) ・細胞性免疫不全による易感染性(抗生剤投与) ・軽度の精神発達遅滞

表 32 いわゆる先天奇形症候群

	臨床症状	麻酔上の問題点
総論	顔面の奇形(特に小顎症)、先天性心疾患、精神発達遅滞を合併することが多い。他の合併奇形がないか術前に全身検索しておくこと	・小奇形のみ場合は麻酔上の問題点は少ない ・顔面・骨格の奇形がある場合はマスク保持困難・挿管困難の可能性あり ・先天性心疾患がある場合は術前の評価をきちんと行っておく
Aarskog 症候群	特異顔貌、手指・性器の異常、低身長、脊椎の異常	・挿管困難の可能性あり(下顎低形成) ・脊椎麻酔の適応に注意必要
Angelman 症候群 (Happy puppet 症候群)	重度精神遅滞、てんかん、容易に起こる笑い、失調性歩行、小頭、大きい下顎	・精神遅滞に対する術前の鎮静 ・巨舌による上気道閉塞 ・筋弛緩薬作用遷延の可能性
Apert 症候群	尖頭合指症、頭蓋骨融合症(時に頭蓋内圧亢進)、上顎骨低形成、後鼻腔閉鎖、先天性心疾患	・頭蓋・顔面の手術(出血の可能性) ・上気道狭窄(術前・術後の呼吸状態に注意) ・挿管困難(上顎骨低形成、相対的下顎突出、狭口蓋、咽頭の狭小化、相対的巨舌、頸椎癒合による頸部可動域制限、成長とともに変化するため要注意)

表 32 続き

	臨床症状	麻酔上の問題点
Beckwith Wiedemann 症候群 EMG 症候群	臍帯ヘルニア(exomphalos)、巨舌(macroglossia)、巨人症(gigantism)、新生児低血糖、先天性心疾患、悪性腫瘍の合併	・巨舌による気道閉塞・哺乳困難・誤嚥(場合によっては舌固定術・気管切開もあり得る) ・麻酔導入時・抜管後の気道閉塞に注意 ・挿管は容易であることが多い ・成長とともに口腔容積は増大するので舌は収まってくる ・周術期の血糖管理は重要(無呼吸・痙攣・神経学的後遺症の原因となる。4歳頃までは抵抗性の低血糖を起こすことあり、要注意)
Cantrell 症候群	五徴候(臍上部正中での腹壁欠損、胸骨下部欠損、横隔膜前方部欠損、横隔膜部心膜欠損、先天性心疾患)	・臍帯ヘルニア根治術では腹腔内圧上昇による呼吸・循環不全に注意 ・先天性心疾患(high flow も low flow もあり得る)の合併があると肺血流を適切に維持するのが難しい(呼吸管理が難しい) ・心臓の直接圧迫による循環不全・不整脈(完全房室ブロック・徐脈) ・内臓露出による体液・体温の喪失
Carpenter 症候群 (Pfeiffer 症候群)	Apert 症候群(尖頭合指症、頭蓋骨癒合症)+ 多指症・肥満・性腺機能不全、浅い眼窩・眼球突出	・挿管困難(上顎骨低形成・小口症・相対的巨舌) ・眼球が突出していればマスク換気困難の可能性あり ・頭蓋・顔面の手術(出血の可能性)
CHARGE 連合	眼組織欠損(Coloboma)、先天性心疾患(Heart disease)、後鼻腔閉鎖(Atresia choanae)、精神運動発達遅延(Retarded development)、生殖器低形成(Genital hypoplasia)、耳介異常・難聴(Ear anomalies)	・先天性心疾患の合併 ・精神発達遅滞・難聴・視力障害があるため意思の疎通が難しい(術前・術後、鎮静の必要性) ・挿管困難の可能性 ・経鼻挿管ができない(後鼻腔閉鎖)
Cockayne 症候群	乳児期に始まる老人様変化(動脈硬化・関節拘縮・皮膚萎縮・網膜色素変化)、慢性進行性の知能障害、頭蓋骨肥厚、頭蓋内石灰化、不随意運動、痙性四肢麻痺、日光過敏症	・挿管困難の可能性(小顎症・顎関節拘縮による開口障害・頸部可動域制限) ・心血管障害・肺障害・腎機能障害に対する術前評価(高齢者に準じて) ・体温管理(皮膚萎縮・皮下脂肪減少のため低体温に注意)
Cohen 症候群	筋緊張低下・心臓弁膜の脆弱性・小頭症・特異顔貌・低身長・体幹部肥満、中等度精神発達遅滞	・挿管困難の可能性(小頭症・大きな門歯・歯列不整・上口唇肥厚・肥満) ・心機能評価(僧帽弁異常・左室機能低下) ・筋弛緩薬の慎重投与
Coffin-Lowry 症候群	特異顔貌・骨格の異常(脊椎後側弯・漏斗胸)、精神発達遅滞、筋緊張低下	・挿管困難(特異顔貌・巨舌・脊柱側弯・気管の側方偏位) ・呼吸機能障害(側弯・胸郭変形) ・心疾患の合併(心筋症・ASD・不整脈) ・手術体位の保持困難
Cornelia de Lange 症候群	特異顔貌(濃い眉毛・長い睫・耳介低位・小顎症)、短頸(頸部可動域制限)・短肢症・先天性心疾患・精神発達遅滞・てんかん・新生児期哺乳障害・呼吸障害・消化器系・内分泌系の臓器低形成など多彩な症状	・挿管困難(小顎症・短頸) ・気道分泌物が多く気道管理が困難
Costello 症候群	乳頭腫(口周囲・鼻・喉頭)、成長・哺乳障害・特異顔貌・精神発達遅滞・皮膚弛緩症・先天性心疾患の合併率高い(特に閉塞性肥大型心筋症、突然死の可能性もあり)	・挿管困難(喉頭奇形・特異顔貌・小顎症) ・体格が小さい ・挿管チューブによる乳頭腫発生の可能性 ・心疾患を合併する場合、慎重な循環管理が必要
Crouzon 病	Apert 症候群参照	
EEC 症候群	指趾欠損(Ectrodactyly)、外胚葉形成不全(Ectodermal dysplasia)、口唇口蓋裂(Cleft lip and plate)、低栄養・貧血	・挿管困難の可能性(口唇口蓋裂) ・体温調節障害(汗腺低形成による) ・目の乾燥に注意(涙腺低形成) ・皮膚の扱いに注意(手術体位)
Ehlers-Danlos 症候群	全身性の結合織異常、皮膚の過伸展・脆弱性、関節の過可動性、易出血性・血管脆弱、動脈瘤・自然気胸	・静脈路確保が困難 ・出血傾向(凝固系チェック・筋注・硬膜外・CVの適応は慎重に) ・チューブなどの固定が困難(皮膚がずれる) ・肺を加圧し過ぎない ・動脈瘤破裂、消化管穿孔により緊急手術になり得る

表 32 続き

	臨床症状	麻酔上の問題点
Ellis-van Creveld 症候群	四肢短縮型小人症・外胚葉形成不全・多指症・先天性心疾患	・挿管困難の可能性(上顎異常・口唇口蓋裂) ・呼吸機能異常(胸郭変形) ・先天性心疾患
Freeman-Sheldon 症候群	小口症(特異顔貌・口笛吹き様)、鼻および鼻翼の低形成、先天性斜眼症、多関節拘縮、脊柱異常、筋緊張亢進	・筋緊張亢進による窒息発作 ・マスク換気困難、挿管困難(小口症、開口障害、短頸) ・静脈路確保困難(術前に確保しておいた方がよい) ・呼吸器合併症(肋間筋ミオパチーによる肺活量減少、側彎・胸郭変形による拘束性障害) ・悪性高熱との関連
Goldenhar 症候群 (第一第二鰓弓症候群)	第一・第二鰓弓組織の発育不全による顔面奇形・耳介変形、上下顎形成不全・顔面非対称(成長とともに著明)、脊柱奇形・先天性心疾患(TOF・VSD)	・挿管困難(小顎症・顔面非対称・頸椎可動域制限)の可能性が高い
Goltz 症候群	線状皮膚低形成・合指症・歯牙異常・精神発達遅滞・脊柱側彎・気道内乳頭腫・てんかん発作・無汗症	・上気道狭窄・挿管困難の可能性(口腔内・上気道の乳頭腫による) ・呼吸機能障害(側彎・胸郭変形) ・体温調節(異常高体温) ・てんかん発作のコントロール
Hallermann-Streiff 症候群	鳥様顔貌・頭蓋異常・細く尖った鼻・下顎形成不全・先天性白内障、稀毛症・低身長・歯牙異常・精神発達遅滞	・挿管困難(下顎低形成・開口障害・短頸) ・経鼻挿管が困難なこともある ・舌根沈下を起こしやすい(小顎症)
Holt-Oram 症候群	上肢の奇形(骨格の低形成・血管の走行異常)、先天性心疾患(ASD・VSD が多く比較的軽症のことが多い)・不整脈の合併	・血管確保の部位が限定される ・先天性心疾患・不整脈の術中管理
Kabuki Make-up 症候群	特異顔貌(切れ長で大きな眼裂・下眼瞼外側 1/3 が外反し充血した結膜の一部が見える。歌舞伎役者のくまどりに似ている)、精神発達遅滞、低身長、易感染性、先天性心疾患、腎泌尿器系奇形	・挿管困難の可能性(小顎症・口蓋裂・脊柱異常などあれば)
Kartagener 症候群	内臓逆位、気管支拡張症、副鼻腔炎、気道線毛運動機能障害	・喀痰喀出障害による術中気道閉塞、術後無気肺 ・周術期肺理学療法を行う
Kasabach-Merritt 症候群	巨大血管腫、血小板減少、出血傾向、血管腫からの出血・血栓・塞栓症状、貧血	・顔面・口腔内血管腫による換気・挿管困難 ・全身の血管腫検索 ・大量出血に対する対処(輸血・凝固系の補正)
Klippel-Feil 症候群	先天性頸椎癒合による短頸、頸部可動域制限、項部毛髪線低位、頸椎以外の脊柱異常も合併(側彎)	・挿管困難(頸部可動域制限・短頸・側彎により気道軸がずれているので難しい。術前に画像により評価すること) ・成人では意識下挿管が行われるが小児では難しく、LMA・ファイバーが有用 ・挿管時の頸髄損傷に注意 ・呼吸機能評価(側彎による胸郭変形)
Klippel-Trenaunay-Weber 症候群	主に下肢の静脈瘤、血管腫、骨および軟部組織の肥大、動静脈瘻、成長障害、脚長差による二次的側彎、眼病変	・口腔内・咽頭・喉頭に血管病変があれば挿管時に注意必要 ・動静脈シャントが著明であれば高心拍出性心不全の可能性 ・脊椎麻酔・硬膜外麻酔の適応は慎重に(血管病変があれば) ・血管腫からの出血 ・凝固異常
Larsen 症候群	先天性多発関節脱臼、特異顔貌(鼻根部陥凹・両眼解離)、へら状指、内反足、脊柱異常、気管軟化症	・挿管困難の可能性(頸椎異常) ・呼吸器合併症(気管軟化症・線毛欠如・喀痰喀出困難) ・手術体位保持困難(多関節脱臼)
LEOPARD 症候群	多発性黒子症(Lentigines メラニンの生成亢進)、心電図異常(ECG abnormalities)、眼間解離(Ocular hypertelorism)、肺動脈狭窄(PS)、性器異常(Abnormalities of genitaria)、発育障害(Retention of growth)、難聴(Deafness)、心筋肥大・肥大型心筋症(カテコラミン生成の亢進)	・肥大型心筋症(進行性である)に準じた管理 ・不整脈の発生

表 32 続き

	臨床症状	麻酔上の問題点
Marfan 症候群	全身の結合織異常、くも状指、長い顔、長身、長い四肢、脊柱異常(後側彎)、漏斗胸、関節不安定(頸椎を含む)、水晶体亜脱臼、青色強膜、大動脈弁閉鎖不全、解離性大動脈瘤	・挿管困難の可能性(顎骨異常、頸椎異常、側彎) ・血圧の変動や心抑制に注意(合併する心疾患に配慮) ・拘束性呼吸障害(側彎・漏斗胸による) ・関節脱臼に対し体位に留意する
Marshall-Smith 症候群	著明な骨年齢の促進と相対的成長障害、前額部・眼球突出、顔面骨発育不全、小顎症、精神発達遅滞	・挿管困難の可能性(小顎症、上気道奇形、相対的巨舌) ・巨舌による舌根沈下
Moebius 症候群	胎生6週に椎骨脳底動脈の障害によって起こる第6・7脳神経麻痺、開口障害、誤嚥	・挿管困難(開口障害、小顎症) ・呼吸器合併症 ・角膜保護
Nager 症候群	Treacher Collins 症候群に第1指あるいは、橈骨の異常を伴う	・Treacher Collins 症候群を参照
Noonan 症候群	染色体異常を伴わない Turner 症候群 特異顔貌(眼瞼下垂、眼瞼解離)、翼状頸、低身長、胸郭異常、側彎、停留睾丸、水腎症、先天性心疾患の合併率高い(特に ASD・PS・肥大型心筋症、HCM による突然死もあり得る)	・挿管困難の可能性あり(高口蓋、小顎症、短頸) ・心疾患(特に肥大型心筋症)が合併する場合、慎重な循環管理が必要
Pena-Shokeir 症候群(1型)	先天性多発性関節拘縮、特異顔貌(表情が乏しい、眼間開離、耳介変形、小顎、高口蓋)、肺低形成(出生直後に人口呼吸管理が必要なことが多い)、胎児期の運動が欠如することによって起こる	・挿管困難の可能性あり(顎関節や頸椎の拘縮による) ・肺低形成による呼吸障害の程度に応じた呼吸管理 ・易骨折性
Pena-Shokeir 症候群(2型) COFS 症候群	小頭症(cerebro-)、眼症状(oculo-、小眼球、白内障など)、特異顔貌(facio-)、先天性多発関節拘縮(skeletal)、進行性神経変性疾患(大脳の萎縮)、筋緊張低下、脊椎後彎側彎	・挿管困難の可能性あり
Pierre Robin 症候群	下顎の発育不全(小顎症、下顎後退)、小口症、舌根沈下(舌の後方偏位)、口蓋裂、これらによる上気道閉塞・哺乳困難 重症例では肺高血圧症、睡眠時無呼吸症候群、眼奇形、耳奇形、先天性心疾患の合併、側彎(拘束性肺機能障害)	・上気道閉塞による気道確保困難、挿管困難の可能性 ・重症例で気管切開術や舌前方固定術が施行される。術前慎重な気道評価を行い必要な準備を行う(経鼻エアウェイ、口蓋床、ファイバーなど) ・成長につれて挿管困難は軽減することが多い
Poland 症候群	胎生期に上腕、内胸動脈が障害されることによって起きる片側の大胸筋、上位肋骨・肋軟骨欠損、同側上肢の合指・短指症	・胸郭の動揺性による奇異呼吸 ・術前呼吸状態の評価と術後呼吸合併症に注意
Prader-Willi 症候群	筋緊張低下・哺乳力低下(生下時)、性腺発育不全、精神発達遅滞、短頸、体温調節障害、肥満、Pickwickian 症候群への移行	・筋弛緩薬慎重投与 ・挿管困難の可能性(少ない) ・術中体温管理 ・術前に体重の減量を行う ・睡眠時無呼吸症候群や上気道閉塞あれば術後呼吸状態を慎重に観察
Prune-belly 症候群	腹壁筋の欠損(程度はさまざま)、尿路系奇形、呼吸器系や尿路系の感染を繰り返す、腎機能が低下している可能性あり	・深呼吸や咳嗽ができないため無気肺などの呼吸器合併症を起こしやすい。肺理学療法を行って予防する ・前投薬・筋弛緩薬慎重投与(術前術後の呼吸抑制注意) ・腎機能の保持
Romano-Ward 症候群 Jervell-Lange-Nielsen 症候群(聾唖合併)	先天性 QT 延長、心室細動に移行する可能性あり、小児期の突然死の原因となる	・除細動器の準備 ・深い前投薬と深麻酔。交感神経系を刺激する薬物、麻酔薬を避ける ・精神的ストレスも避ける
Rubinstein-Taybi 症候群	幅広い母指趾、特異顔貌(両眼隔離、多毛)、精神発達遅滞、反復する呼吸器合併症・誤嚥、先天性心疾患(不整脈)、腎奇形、てんかん	・気道確保困難・挿管困難の可能性(下顎低形成・高口蓋) ・術中誤嚥の予防(口腔内分泌物も多い) ・術後呼吸器合併症に注意
Russel-Silver 症候群	低身長(子宮内発育不全による)、頭蓋顔面骨異形成(逆三角形の顔、下顎発育不全)、身体の左右非対称、尿路奇形、性発育異常、側彎、二分脊椎、低血糖	・挿管困難の可能性(下顎低形成) ・硬膜外、脊椎麻酔の可否(脊椎異常のある場合) ・低血糖のチェックと治療(3歳頃まで high risk)

表 32 続き

	臨床症状	麻酔上の問題点
Smith-Lemli-Opitz 症候群	血中・組織中のコレステロール低下による細胞機能異常、成長障害頭蓋・顔面の奇形、精神発達遅滞、筋緊張異常、四肢奇形、尿路奇形、先天性心疾患	・気道確保・挿管困難(顔面奇形、小顎症による) ・筋弛緩薬の慎重投与 ・悪性高熱の可能性
Sotos 症候群	脳性巨人症(巨頭症)、精神発達遅滞、先天性心疾患合併	・気道確保・挿管困難の可能性(実際には少ない)
Stickler 症候群	Pierre Robin 症候群に眼症状・関節症状を合併	・Pierre Robin 症候群を参照
Sturge-Weber 症候群	片側三叉神経支配領域の血管腫、てんかん発作、対側の麻痺・発育不全、緑内障、巨大血管腫による凝固異常	・口腔内・気道に血管腫が存在する場合、気道確保・挿管に注意
Treacher Collins 症候群	下顎低形成(小さく後退している)、小口症、頬骨弓低形成、後鼻腔閉鎖、聴覚器の低形成、先天性心疾患合併	・高率に挿管困難である(ファイバー、気管切開、逆行性挿管などを用意) ・先天性心疾患の合併も多い
VATER 連合	脊椎異常(V)、鎖肛(A)、気管食道瘻(TE)、橈骨列形成不全(R)、腎形成不全(R)のうち3種以上が存在する多発奇形、心奇形、四肢奇形も合併する	・新生児期に手術が必要であり、心奇形・呼吸器合併症の評価が重要 ・四肢奇形による動静脈ラインの確保困難、挿管困難の可能性
Werdrig Hoffmann 症候群	乳児期よりの筋力低下、哺乳困難、誤嚥、呼吸障害	・筋弛緩薬不要、麻酔薬の投与も最低限に留める ・術後呼吸不全
Werner 症候群	早期老化現象、老人様顔貌、低身長、若年性白内障、強皮症様皮膚変化、糖尿病、動脈硬化	・高齢者の麻酔に準じる ・動脈硬化(特に冠動脈)に留意して麻酔
Williams 症候群	妖精様顔貌、精神発達遅滞・発育遅延、先天性心疾患(SAS 弁上性大動脈狭窄や末梢性肺動脈狭窄など)、高カルシウム血症	・特異顔貌・小顎症による気道確保・挿管困難の可能性 ・心疾患の評価
Wilson-Mikity 症候群	低出生体重時に好発する慢性肺疾患、長期の人工呼吸管理や酸素療法が必要	・筋弛緩薬の慎重投与 ・遷延性無呼吸や呼吸抑制の原因となる麻酔薬の投与も最低限とし自発呼吸を温存する
Young Simpson 症候群	先天性甲状腺機能低下症、精神発達遅滞、先天性心疾患の合併、特異顔貌(眼瞼狭小、耳介低位、小顎症)、停留精巣、筋緊張低下	・挿管困難の可能性あり ・甲状腺機能のチェック

表 33 骨系統疾患

	臨床症状	麻酔上の問題点
総論	易骨折性や四肢の変形をきたしている、顔面・脊椎の変形や顎関節の拘縮、先天性心疾患の合併もあり得る	・体位変換に注意 ・挿管困難(成長とともに難易度が増す) ・頻回麻酔のことが多く精神面のケアが必要
先天性多発性関節拘縮症(arthroglyposis multiplex congenita)	胎生期の筋の萎縮・線維化により、四肢関節が対称に多発的に拘縮、先天性心疾患の合併	・挿管困難 ・拘縮のため体位が取りにくい ・悪性高熱との関連 ・静脈路確保困難
軟骨形成不全症(achondroplasia)	全身の内軟骨の骨化が障害され、四肢、頭蓋骨、脊椎、骨盤などの発育障害や変形、関節拘縮をきたす。四肢短縮型の小人症、大後頭孔狭窄による水頭症・延髄・脊髄障害が発生することあり	・マスク換気が困難なことあり(特異顔貌) ・気管挿管が困難(頸部後屈を避ける) ・神経学的所見の術前評価 ・術後の呼吸状態に注意(無呼吸の合併・側彎による呼吸機能低下) ・静脈路確保困難
骨形成不全症(osteogenesis imperfecta)	生下時からの易骨折性、難聴、青色強膜、骨のみならず全身の結合織に異常あり、側彎・胸郭の変形、血小板機能異常による出血傾向、代謝亢進による高体温	・体位変換時・挿管時の骨折に厳重注意(駆血帯・血圧計にも) ・暴れて骨折しないように術前の鎮静と術後の鎮痛 ・拘束性呼吸機能障害 ・凝固機能のチェック ・悪性高熱との関連
大理石骨病	軟骨性骨化障害、骨硬化の結果易骨折性、上顎骨・下顎骨の骨髄炎を引き起こしやすい(発育不全)	・体位変換に注意 ・特異顔貌による気道確保困難 ・挿管困難の可能性あり

表 34　筋疾患

	臨床症状	麻酔上の問題点
総論	筋力低下、予後不良	・悪性高熱との関連は否定できず、吸入麻酔やSCCは避けた方が無難である ・体温モニタリングは必須 ・非脱分極性筋弛緩薬は慎重投与 ・術後の呼吸抑制に注意する ・可能であれば硬膜外麻酔・仙骨麻酔を併用する ・心合併症・呼吸器合併症を術前に評価しておく
Duchene型筋ジストロフィー	伴性劣性遺伝、5歳までに発症、進行性の筋力低下・筋萎縮、心筋障害、呼吸筋力低下・側彎による呼吸障害	・悪性高熱症との関連 ・術後横紋筋融解の報告あり ・術前心機能・呼吸機能評価 ・術後の呼吸抑制に配慮して、麻酔薬・筋弛緩薬を使用する
Becker型筋ジストロフィー	Duchene型より発症が遅く進行も緩徐	・Duchene型参照
先天性筋ジストロフィー（福山型）	生下時ないし生後数ヵ月以内の筋力低下、高度の精神発達遅滞、眼症状	・筋弛緩薬の投与を避ける ・術後の呼吸不全
先天性筋緊張性ジストロフィー	筋緊張と筋肥大、新生児期に換気障害・哺乳力低下を呈す、心臓房室伝導系の異常、精神発達遅滞	・筋弛緩薬作用遷延の可能性あり ・術後呼吸不全に注意必要 ・シバリングは筋硬直を誘発するため体温管理に気をつける ・悪性高熱との関連 ・心機能の評価
先天性ミオパチー	出生時、乳児期早期から筋緊張低下・筋力低下あり換気障害・哺乳障害を呈する、心筋症の合併あり	・筋弛緩薬作用遷延の可能性あり、慎重投与 ・術前心機能の評価
ミトコンドリア脳筋症	骨格筋ミトコンドリアの形態異常、痙攣、筋力低下、高乳酸血症、心筋症や刺激伝導系障害の合併	・悪性高熱症との関連 ・筋弛緩薬の慎重投与 ・乳酸リンゲルを避ける ・心機能の評価とモニタリング

表 35　皮膚疾患

	臨床症状	麻酔上の問題点
先天性表皮水疱症	軽微な機械的刺激で全身の皮膚・粘膜に水疱・びらんを生じる、口腔内・咽頭・食道にも病変を生じ瘢痕形成、狭窄を起こす、四肢の瘢痕拘縮・関節拘縮・開口障害、体液漏出・食道狭窄による低栄養状態	・物理的接触を可能な限り避けるためモニターは最低限で ・粘着テープは使用せず、包帯やガーゼ、糸で固定、ワセリンや軟膏を使用 ・気管挿管はできれば避ける（禁忌ではない） ・挿管困難の可能性あり ・体温保持に努める ・頻回に麻酔を受けることも多くすべてにおいて愛護的に
先天性非水疱型魚鱗癬様紅皮症	全身のびまん性魚鱗癬、皮膚の脆弱化	・モニターやチューブ類の固定に配慮（軟膏を塗布してテープを使用、あるいは包帯・ガーゼ・糸を用いる） ・低体温になりやすいため体温保持
ランゲルハンス細胞組織球症（histiocytosis X）	ランゲルハンス細胞が皮膚・骨・肺・骨髄・下垂体などに浸潤、病的骨折、中枢性尿崩症、肺病変、汎血球減少	・体位変換は愛護的に。術中の体液・電解質バランスに注意 ・呼吸機能の評価 ・ステロイド内服歴あり
結節性硬化症	顔面の血管線維腫、痙攣発作、精神運動発達遅延（脳内に石灰化を伴う結節）、肺病変・心病変（横紋筋腫など）を伴うことあり	・抗痙攣薬の内服続行 ・痙攣を誘発しない麻酔管理 ・心・肺・腎病変の術前評価 ・気胸が発生しないように気道内圧を低く保つ
Von Recklinghausen病	多発性のカフェオレ斑、多発性神経線維腫、後側彎、精神発達遅滞、褐色細胞腫の合併	・気道内腫瘍や側彎により挿管困難の可能性 ・頭蓋内・肺内・脊髄内腫瘍を術前に検索 ・呼吸機能の評価 ・硬膜外・脊椎麻酔の適応慎重に

表 36 内分泌・代謝・腎疾患

	臨床症状	麻酔上の問題点
Hurler 症候群 (ムコ多糖症 I H 型)	ムコ多糖の分解に関与する酵素の欠損により各臓器にムコ多糖が沈着する、特異顔貌(ガーゴイズム様)、短頸・骨格異常(後側弯・胸郭変形)、精神発達遅滞、肝脾腫、心病変(弁膜症・心肥大)	・高率に挿管困難(小顎症・巨舌・短頸・顎関節頸部可動域制限) ・成長につれて難しくなる(舌・咽頭・喉頭蓋・喉頭軟部組織の肥大化) ・換気困難もあり得る。術前に十分な気道の評価と気道確保困難に備えた準備が必要(ラリンゲルマスク挿入困難なことも) ・呼吸機能・心機能も術前に評価する
Scheie 症候群 (ムコ多糖症 I S 型)	知能はほぼ正常、角膜症状、関節硬直、睡眠時無呼吸、大動脈閉鎖不全症の合併	・心疾患の精査 ・無呼吸発作に注意
Hunter 症候群 (ムコ多糖症 II 型)	Hurler 症候群と同様だが、やや軽症、上気道感染の反復により 2〜4 歳でみつかる、鼠径ヘルニアの合併多い、心病変では弁膜症が多い	・Hurler 症候群参照
Sanfilippo 症候群 (ムコ多糖症 III 型)	精神発達遅滞・痴呆・情動障害が問題となる	・非協力的であるので介助者・家族の同伴を考慮
Morqio 症候群 (ムコ多糖症 IV 型)	特異顔貌(前額部突出・両眼解離・短頸)、骨格の異常(不安定環軸椎・後側弯・胸郭変形・関節拘縮・小人症)、心弁膜症、知能は正常	・気道確保困難(特異顔貌・巨舌) ・挿管困難(顎関節拘縮・頸部伸展不能) ・頸髄損傷に注意 ・呼吸機能の精査(胸郭変形による拘束性障害) ・心機能の評価 ・体位取りをするときに配慮
Von Gierke 病 (糖原病 I 型:肝型)	グリコーゲン分解系の酵素欠損により主に肝・腎に糖原が蓄積、肝腎腫大、発育障害、高度の低血糖、乳酸アシドーシスを呈す	・周術期の低血糖の防止(術前・術中のブドウ糖投与) ・酸塩基平衡の調節 ・血液ガス(血糖を含む)の測定 ・代謝亢進(高体温・浅麻酔を避ける) ・乳酸リンゲルは避ける
Pompe 病 (糖原病 II 型:全身型)	糖原が全身に蓄積、心臓や筋肉、中枢神経系にも蓄積するため心不全、筋緊張低下、痙攣などの神経症状を呈す	・巨舌による上気道閉塞 ・筋弛緩薬は投与しない ・心不全・呼吸不全に対する治療
Forbes 病 (糖原病 III 型:肝型)	Von Gierke 病と同様だが、程度が軽い	・Von Gierke 病参照
Andersen 病 (糖原病 IV 型:肝型)	Von Gierke 病と同様だが、肝不全・凝固能低下あり	・Von Gierke 病参照
McArdle 病 (糖原病 V 型:筋型)	易疲労性、筋力低下あり、横紋筋融解が起こることあり	・周術期の低血糖の防止 ・駆血帯を使用しない ・脱分極性筋弛緩薬を使用しない
Menkes 病	先天性銅代謝異常、中枢神経障害、痙攣、皮膚毛髪色素量の低下、骨異常(脆弱)、血管脆弱、体温調節異常、筋緊張低下	・挿管困難の可能性(小顎症・骨脆弱のため頸部が後屈できない) ・易骨折性、体位変換に注意 ・血管確保困難 ・体温管理 ・筋弛緩薬の慎重投与
Fanconi 症候群	腎近位尿細管アシドーシス、循環血液量低下・電解質異常(低カリウム・低カルシウム血症)、低血糖、易骨折性、糖尿病・糖原病の合併あり	・術前の脱水・低血糖に注意(術前・術後の絶飲食をできるだけ短く) ・術中電解質・酸塩基平衡の測定と補正
溶血性尿毒症症候群 (HUS)	溶血性貧血、血小板減少、急性腎不全、前駆症状(急性腹症様)に続いて起こる、緊急透析となることあり(全麻下 CAPD チューブ挿入)	・full stomach として扱う ・輸液・電解質管理が重要 ・腎毒性のある麻酔薬を避ける

個々の症候群の詳細については小児科の専門書を参照されたい。また麻酔関連事項に関してもインターネットで最新の情報を得ることをお勧めする。

(北村英恵)

VII 術後鎮痛

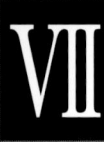

MANUAL OF PEDIATRIC ANESTHESIA

はじめに 近年、新生児や乳児にも痛み刺激に対する反応があり、この刺激はその後の精神的、身体的悪影響を及ぼすことが知られている[1]。したがって、小児においても術後鎮痛は重要な課題となっている。しかし、成人と違って小児では、鎮痛・鎮静は呼吸抑制と気道閉塞を起こしやすい。そのため安全重視で、鎮痛・鎮静が十分に行われていないのが現状である。ここでは、われわれが実際に行っている方法を紹介する。

▶呼吸抑制
▶気道閉塞

＜術後鎮痛の目的＞

▶無気肺
　①術後痛のために咳や深呼吸が十分にできないと無気肺や肺炎の原因となり得る。
　②痛みによる血圧上昇により術後出血増加の危険性がある。
　③痛みのために、かんしゃく・啼泣・興奮・不穏がみられ術後の安静が保てない。

▶早期離床
　以上のような不利益を除き、早期離床を促す。

＜術後痛の特徴＞

　①術直後から3〜6時間までが最も強い。
　②表在性の鋭い限局性の痛み(皮膚や粘膜の痛み)と深部性の遅い鈍い痛み(骨、骨膜、関節、結合組織、筋肉、腹膜組織障害、炎症・皮下血腫など)がある。
　③アシドーシスが進行する。
　④鎮痛は最初が肝心である。

＜鎮痛法＞

▶硬膜外鎮痛
▶持続静注
▶皮下注
▶坐剤

硬膜外鎮痛、持続静注、皮下注、坐剤

1. 硬膜外鎮痛

1 適応

手術に持続硬膜外麻酔を選択するすべての症例が対象となる。特に、術後疼痛が強いと思われる整形外科手術、開腹手術、開胸手術(開心術は除く)が適応となる。

表 37　プロトコール

<table>
<tr><td rowspan="4">手術中</td><td>穿刺</td><td colspan="2">18 G 6 cm または 4 cm 硬膜外針、0.8 mm カテーテル</td></tr>
<tr><td>薬液</td><td>1〜2%メピバカイン</td><td>0.2%ロピバカインまたは0.25%ブピバカイン</td></tr>
<tr><td>投与量</td><td>初回量
追加量
追加間隔</td><td>0.5〜0.8 m*l*/kg
初回量の 1/4〜1/3
45 分</td></tr>
<tr><td colspan="2"></td><td>0.5〜0.8 m*l*/kg
初回量の 1/4〜1/2
60〜90 分</td></tr>
<tr><td rowspan="2">術後</td><td>適応</td><td>乳幼児・疼痛領域の狭い手術(尿道下裂手術・虫垂切除・内反足手術など)</td><td>年長児・痛みの強い手術(矯正骨切り・漏斗胸手術など)・要求される鎮痛領域が広い手術(膀胱尿管逆流防止など)</td></tr>
<tr><td>投与量</td><td>0.2%ロピバカイン 0.2 m*l*/kg/hr(Max 5 m*l*/hr)
48 時間持続投与</td><td>0.2%ロピバカイン、フェンタニル 1〜2 μg/m*l* 混注 0.2 m*l*/kg/hr(Max 5 m*l*/hr)
最低 48 時間持続投与</td></tr>
</table>

2 方法(表 37)

▶PCAポンプ
▶簡易持続注入器具
▶微量持続注入器(輸注ポンプ)

　器具は PCA ポンプや簡易持続注入器具などもあるが、高価である・流量が規定される、などのために、通常の微量持続注入器(輸注ポンプ)を用いている。

1) 穿刺部位

　1歳以下の乳児では仙骨部より胸・腰部まで容易に硬膜外カテーテルを進めることができるといわれているが[2]、原則的に手術野に硬膜外チューブの先端がくるようにする。下肢の手術では腰部椎間穿刺、開腹術では胸腰部椎間穿刺、開胸術では胸部椎間穿刺、外陰部手術では仙骨部穿刺を行う。

3 手技

▶硬膜穿刺
▶神経損傷
▶抵抗消失法

　小児の場合、覚醒状態で硬膜外穿刺を行うには、急激な体動などにより硬膜穿刺や神経損傷の危険性が高い。全身麻酔下に側臥位をとり、清潔操作のうえ穿刺を行う。2 m*l* のガラス注射器を使用して、生食水による抵抗消失法を用いている。ディスポ注射器を使用してもよいが、2 m*l* くらいで十分内筒を湿らせ滑りをよくして用いる。また、18 G 長さ 6 cm(全長 8 cm)または 4 cm(全長 6 cm)の硬膜外針を使用している。

4 固定

　手術後穿刺部位の包交を行い、仙骨硬膜外麻酔では便や尿で汚染される恐れがあるのでドレープ付きガーゼを、胸腰部硬膜外麻酔では注射絆を刺入部に貼り、チューブは腹側前面に固定する(図 90)。

1) 薬液

　術中は 1〜2%メピバカインを主に用いているが、術後鎮痛には 0.2%ロピバカインを用いている。広範囲の鎮痛を必要とする症例や、0.2%ロピバカインで

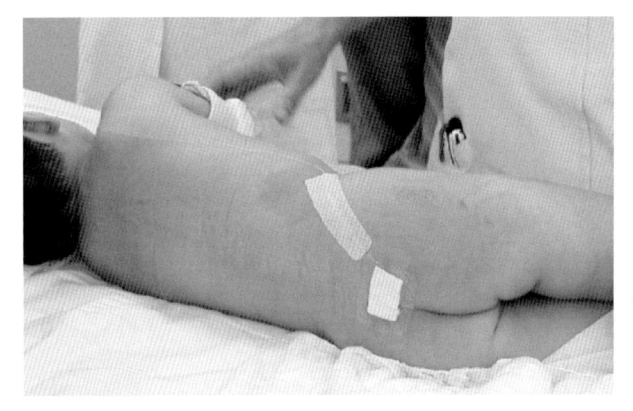

図 90 術後持続仙骨硬膜外鎮痛の固定法
便や尿による汚染の可能性があるため、ドレープ付きガーゼで固定し、腹側にチューブを出しておく。

は鎮痛が不十分な強い疼痛を伴う手術では、フェンタニルを混注している。

5 合併症

▶硬膜穿刺
▶神経損傷
▶局所麻酔薬中毒
▶硬膜穿刺後の頭痛

　硬膜外麻酔に関連した合併症が起こり得る。硬膜穿刺・神経損傷・局所麻酔薬中毒などである。われわれが経験した硬膜穿刺後の頭痛は1例のみである。また、局所麻酔薬中毒もロピバカインに変更してから経験していない。フェンタニルによる呼吸抑制はこの濃度・投与量ではみられない。嘔吐の頻度も高く

ひとくちメモ　硬膜外麻酔の合併症

▶アレルギー反応

①アレルギー反応：投与後に全身性紅斑、眼瞼浮腫、喉頭浮腫（挿管を必要とすることもある）、低血圧、頻脈（輸液で対応）

▶硬膜穿刺

②硬膜穿刺
・穿刺針や硬膜外カテーテル（体位変換、カテーテル挿入時）により起こり得る。
・生後2カ月以下での仙骨麻酔時に起こりやすい。
・誤って薬液を注入すれば全脊麻（血圧低下、呼吸停止、散瞳）になり得る。
・L2以上では脊髄損傷の可能性もある。

▶局麻中毒

③局麻中毒
・症状：頻脈、不整脈、高血圧、痙攣、過呼吸、不安、不穏、昏睡。持続硬膜外注入や長時間手術、新生児では注意が必要である。

④その他：血圧低下（脱水）、徐脈、嘔気、術後運動神経麻痺、尿閉など

▶瘙痒
▶尿閉

はないが、年長児では腹満・食思不振がみられることがある。術後にテープを痒がったり、尿バルーンが留置されているために瘙痒・尿閉の頻度ははっきりしない。尿閉に関しては、胸部硬膜外鎮痛ではみられず、腰部でも上位であれば問題にならないと思われる。

2. 麻薬持続皮下注

1 適応

硬膜外麻酔ができない症例を対象としている。心臓外科手術（主に開心術）・脊椎後方固定術など。

2 方法（表38、図91）

前胸壁または大腿前面など皮下組織に富み観察しやすい部位に、25Gまたは27Gの翼状針を穿刺する。

文献的には、小児の術後鎮痛に必要な塩酸ペチジンの持続注入量は100〜400 μg/kg/hrであるといわれている[3]。術直後が痛みは最も強いが時間とともに軽

表38 プロトコール

	脊椎手術	心臓外科手術
術中麻酔	酸素・笑気・セボフルラン フェンタニル 5 μg/kg	酸素・笑気・セボフルラン フェンタニル 25〜30 μg/kg
方法	前胸部に25または27G翼状針を刺入、シリンジポンプで希釈した塩酸ペチジンを持続皮下注	大腿部に25または27G翼状針を刺入、シリンジポンプで希釈した塩酸ペチジンを持続皮下注
投与量	300〜400 μg/kg/hrで開始 100〜150 μg/kg/hrで維持	50〜100 μg/kg/hr
その他	NSAIDsやドロレプタン®・クロルプロマジンなどの鎮静薬を必要に応じて併用する	

図91 心臓外科術後患者の麻薬持続皮下注による疼痛管理
心臓外科手術では、大腿部皮下に穿刺している。皮下からの吸収には限界があるため、誤って大量投与される危険性が少ない。

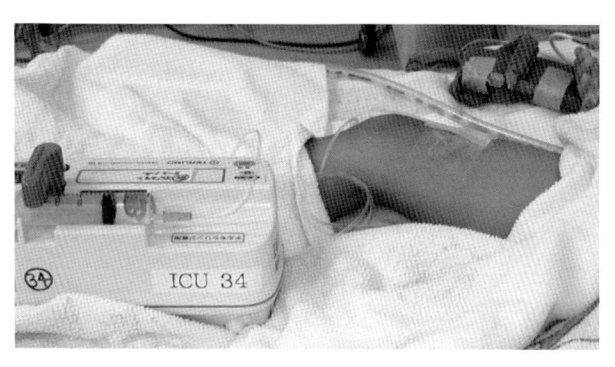

減するため、投与量も漸減していく。術翌日には 50〜150 μg/kg/hr 程度に減量でき、症例に応じて 3〜5 日続けている。但し皮下からの吸収には限界があり、注入量が 1 ml/hr を超えないように濃度の調整を行う。

3 合併症

われわれの経験ではこれらの投与量で呼吸抑制はみられず、抜管後自発呼吸下に投与している。嘔気・嘔吐の消化器症状もほとんどみられないが、腹満・食思不振を訴えることはある。一番多いのは穿刺部位の発赤・硬結である。注意深い観察が必要で、局所所見があれば穿刺し直す。

3. 持続静注

PCA ポンプは高価であり、われわれは保有していないため通常の輸注ポンプを使用している。PCA ポンプを使用すれば、痛みがあればいつでも自分で鎮痛薬を投与できるという安心感から、麻薬の使用量が減ずるといわれている。

1 適応

われわれは、硬膜外麻酔や麻薬持続皮下注ができない症例を対象にしている。新生児・乳児の開腹手術など。

2 方法

フェンタニルは、作用発現が早く持続時間が短いために調節性に富むという利点があり、新生児に最も多用されている[4]。0.5〜1 μg/kg/hr の投与量で持続静注を行う。

3 合併症

対象となるのは新生児・乳児が多いということもあり、呼吸抑制がみられることがある。酸素飽和度モニターを必ず装着する。

以上の方法で術後疼痛管理を行った場合、術後鎮痛カードを作成し効果・合併症の判定に用いている(図 92)。カードを作成することにより、術後頻回に病棟へ足を運び患者観察を行うという目的も果たしている。

術後鎮痛カード　EPID·SC·IV　Fukuoka-CHMC

科名　SURG・ORTH・GU　手術日　I D　生年月日

氏名　M・F　年令　才　ヵ月　身長　cm　体重　kg

診断　術式

穿刺·刺入部位　手術時間　°　′　麻酔時間　°　′　術中麻薬

局麻剤　%　麻薬　(濃度) mg・μg/mℓ　速度 mℓ/hr　時間 hr　術　中 局麻剤　%　mℓ

mg・μg/mℓ

mg・μg/mℓ

mg・μg/mℓ

吸入麻酔薬　%

N2O　%

合併症(発生時刻·状況)　けいれん・嘔吐・掻痒・便秘・液もれ・事故抜去　その他

担当者

追加薬剤	量	投与時刻	使用目的
		月　日　時　分	鎮痛・鎮静（　）
		月　日　時　分	鎮痛・鎮静（　）
		月　日　時　分	鎮痛・鎮静（　）
		月　日　時　分	鎮痛・鎮静（　）
		月　日　時　分	鎮痛・鎮静（　）
		月　日　時　分	鎮痛・鎮静（　）
		月　日　時　分	鎮痛・鎮静（　）
		月　日　時　分	鎮痛・鎮静（　）
		月　日　時　分	鎮痛・鎮静（　）
		月　日　時　分	鎮痛・鎮静（　）

病棟帰室時刻　月　日　時　分

Epi中止　月　日　時　分

Epi抜去　月　日　時　分

フェイス·ペインスケール（親・本人・Ns）

1日目

2日目

3日目

4日目

総合評価　著効・有効・無効・不要

コメント:

フェイス・ペインスケール

1 痛み(−) 穏やかな表情　2 痛み(±) やや固い表情　3 痛み(+) 他のことで気が紛れる　4 痛み(++) がまんしている　5 痛み(+++) がまんできない

図 92　術後鎮痛カード

4. 非ステロイド性抗炎症薬(NSAIDs)

経口、経腸投与されるが、術直後はほとんど経腸投与である。手術により傷害を受けた組織にみられる発痛物質に対する感受性を増大させる。また、視床・

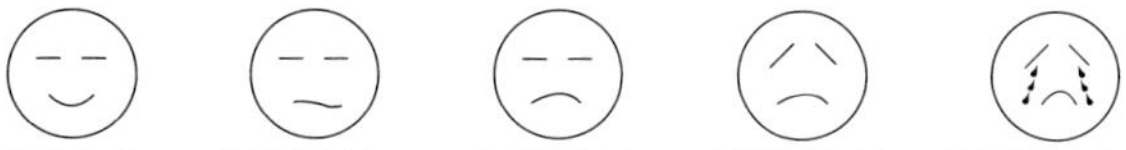

大脳皮質の痛覚閾値の上昇効果や脊髄における中枢性感作の抑制など、中枢性の機序もあるため、強い痛みには硬膜外鎮痛や麻薬との併用も考慮する。アスピリンをウイルス性疾患患者の解熱目的で使用する際はReye症候群を発症する危険性が知られているが、他のNSAIDs(ジクロフェナクナトリウムなど)でも報告があり、注意を要する。気管支喘息患者には原則禁忌である。また、出血傾向にも注意が必要である。

▶Reye症候群

▶気管支喘息
▶出血傾向

<よく使われている薬剤：ジクロフェナクナトリウム(ボルタレン®)>

強い鎮痛作用を有するので術後鎮痛には有用である。末梢体性痛によく効く。

- 副作用：年少児では特に過度の低体温、血圧低下などがみられることがある。ウイルス性疾患ではReye症候群誘発の危険性がある。経口投与では胃腸障害(胃潰瘍、頻回の投与で下痢や軟便)、腎障害、抗凝固作用、喘息、頭痛、ショックなどもみられる。
- 禁忌：インフルエンザ(脳炎)、ピリン系喘息、胃潰瘍、腎機能低下症例、PDA依存性心疾患患者
- 投与量：経口、経直腸投与ともに1 mg/kg(8〜12時間ごと)、1日の上限は3 mg/kgである。年少時には注意が必要。

5. その他の鎮痛薬

❶アセトアミノフェン(アンヒバ®)

抗炎症作用のない鎮痛解熱薬である。作用機序は明らかではないが、中枢性の作用と考えられている。鎮痛作用はあまり強くはないが、比較的安全性が高く新生児にも投与できる。胃腸障害や凝固障害のある患者にも投与できるが、過量投与による肝障害には注意が必要である。経直腸内投与では、初回20〜40 mg/kg、追加は4〜6時間ごとに約半量投与し、上限を90 mg/kg/dayとする。経口投与の場合は、10〜20 mg/kgを投与し、4〜6時間間隔で、1日量は90 mg/kgとする[5]。新生児では、1日の投与量の上限を60 mg/kgとする[6]。

❷ケタミン(ケタラール®)

グルタミン酸受容体の一種であるN-methyl-D-aspartic acid(NMDA)受容体の拮抗薬であり、脊髄後角における痛覚情報伝達を抑制することで鎮痛作用を発現する。自発呼吸や血圧が比較的よく保たれ、肝・腎毒性がなく比較的安全性の高い鎮痛薬である。新生児は肝の解毒作用が未熟なために、作用が延長する。排泄半減期は3ヵ月未満で184分、4〜12ヵ月で65分である。唾液分泌亢進や喉頭の過敏性がみられ、喉頭痙攣には注意を要する。脳圧亢進作用もあり、水頭症がある場合は禁忌である。また、幻覚・悪夢・興奮などの精神症状

▶喉頭痙攣
▶脳圧亢進作用
▶水頭症

がみられるが、鎮静薬の併用で大幅に減少させることができる。経直腸投与では5 mg/kg、静脈内投与では0.5 mg/kgを必要に応じて反復投与する。

❸フルルビプロフェンアキセチル（ロピオン®）

静注用非ステロイド性鎮痛薬である。1〜2 mg/kg/回投与。作用発現時間約6分、半減期5〜6時間。卵アレルギーには禁忌。

❹ペンタゾシン（ペンタジン®・リセゴン®）

0.2〜0.5 mg/kg静注で使用している。効果はモルヒネの1/4で、フェンタニルより作用時間は長い。副作用は弱いが呼吸抑制、嘔吐がみられる。拮抗性オピオイドであるため、呼吸抑制がみられたときは、まず麻薬拮抗薬のナロキソンを投与するが、不十分であれば呼吸中枢刺激薬であるドキサプラムを静注する。いずれも血圧上昇作用があり注意が必要である。

▶ナロキソン
▶ドキサプラム

硬膜外麻酔主体で挿管せずに管理できる症例では、術後の不穏・啼泣は少ない。しかし眼科や耳鼻科では覚醒時興奮が多くみられ、検査の麻酔でもみられることから、必ずしも疼痛とは関連しないと考えられる。

われわれは覚醒時興奮を抑える目的でオピスタン®（1回量0.5 mg/kg）を用いている。その効果は個人差が大きく、0.5 mg/mlの術後投与のみで十分な鎮静が得られる症例もあるが、術中術後の患児の様子、呼吸状態に応じて1〜2 mg/kgまで静注投与している。

（森本文子）

■文　献■

1) Taddio A, Katz J, Ilersich AL, et al：Effect on pain of neonatal circumcision on pain response during subsequent routine vaccination. Lancet 349：599-603, 1997.
2) Boesenberg AT, Bland BAR, Schlte-Steinberg O, et al：Thoracic epidural anesthesia via caudal route in infants. Anesthesiology 69：265-269, 1988.
3) Ragg PG：Opioids in children. Manual of Acute Pain Management in Children, McKenzie IM, Gaukroger PB, Ragg PG, et al(eds), pp 25-38, Churchill Livingstone, New York, 1997.
4) Anand KJS, Shapiro BS, Berde CB：Pain in Neonates. Anand KJS and McGrath PJ(eds), pp 180-181, Elsevuer Science BV, Amsterdam, 1995.
5) Lloyd-Thomas AR：Modern concepts of paediatric analgesia. Pharmacology & Therapeutics 83：1-20, 1999.
6) Goldschneider KR, Mancuso TJ, Berde CB：Pain and its management in children. Bonica's Management of Pain, pp 797-812, Lippincott Williams & Wilkins, philadelphia, 2001.

MANUAL OF PEDIATRIC ANESTHESIA

VIII 小児の救急蘇生

▶PALS

はじめに 小児に対する救命処置は、American Heart Association と American Academy of Pediatrics によって策定された Pediatric Advanced Life Support(PALS)が標準的なプロトコールとして北米で採用されている。本章では"PALS Provider Manual"の記載をもとに小児の救急蘇生について概説するが、小児麻酔を担当する麻酔科医は同書を通読し、PALS Provider Course を受講することで PALS の知識を身につけ、確実に実践することが求められる。

▶Chain of Survival

成人の Chain of Survival の第一番目のリンクは通報(Phone First)であり、早期除細動を可能とすることが念頭におかれている。これに対して小児の Chain of Survival(図93)の第一番目のリンクは「予防:Prevention of injury or arrest」である。小児の心停止はショックや呼吸不全などが先行していることが多く、不整脈などを原因とする心原性心停止は少ないとされている。呼吸不全やショック、または心停止に至っていない呼吸停止の段階で、異常を認識し、素早く適切な治療を開始することで、心停止を未然に防ぐ余地が残ってい

ひとくちメモ

PALS の到達目標

1. 小児一次救命処置(Basic Life Support;BLS)の実施
2. 悪化しつつある呼吸不全とショックの認識
3. 初期治療の開始
    ・気道確保
    ・酸素投与と換気確保(人工呼吸)
    ・血管確保
    ・輸液療法の開始
4. 外傷患者の状態安定化と評価
5. 不整脈の診断と治療
6. 蘇生(一次および二次救命処置)の最初の10分間を主導
7. より高度な治療が必要な患者のトリアージ(選別)
8. 患者や家族、同僚への支援

Ⅷ. 小児の救急蘇生

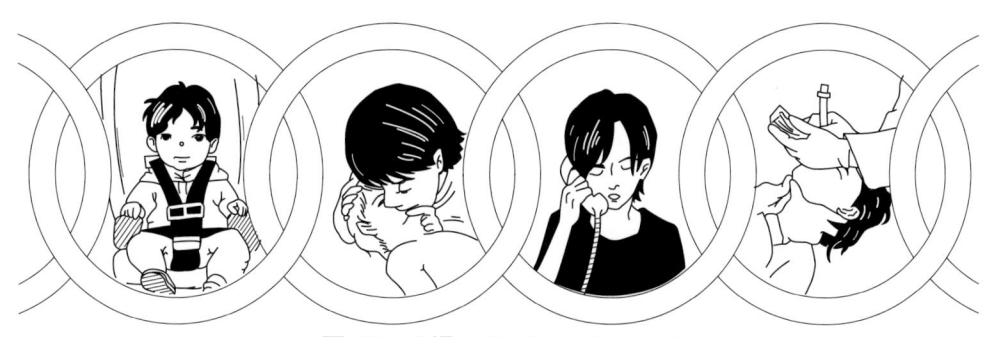

図 93　小児の Chain of Survival
(American Heart Association：PALS Provider Manual. 2002 より引用)

る。心停止に至れば予後が悪くなることは自明であり、予防的な観点から呼吸・循環の生理と病理を理解することが大切である。

1. 早期介入を必要とする対象の見極め

心停止前の治療開始を可能とするための第一歩は、心停止リスクの認識に始まる。患児が次のような状態の場合は、呼吸と循環の評価を素早く行い(Rapid Cardiopulmonary Assessment)、治療の優先順位を判断する必要がある。

▶Rapid Cardiopulmonary Assessment

1 早期介入を必要とする状態

＜ざっと見た目の評価＞
・全身の色(顔色、生気、具合などの良否)
・意識状態、反応性
・活動性、自発運動、筋緊張
・児の年齢相当の反応(両親や医療従事者、痛みを伴う手技への反応)→痛み刺激に対する反応の減退は異常

次のような所見があれば直ちに対応する。
・多呼吸(呼吸数＞60 回/min)
・心拍数
　　5 歳以下：80 bpm 以下、または 180 bpm 以上
　　5 歳以上：60 bpm 以下、または 160 bpm 以上
・呼吸仕事量の増大(陥没呼吸、鼻翼呼吸、呻吟などの努力性呼吸)
・チアノーゼ、パルスオキシメーターによる血液酸素飽和度(SpO_2)の低下
・意識状態の異常(不穏、無気力、親に反応しない、疼痛刺激への無反応)
・痙攣

- 点状出血を伴う発熱
- 外傷
- 体表面積の10%を超える広範熱傷

2. 迅速な呼吸循環の評価：Rapid Cardiopulmonary Assessment

　危機的状況では手早く(30秒以内を目標)呼吸と循環の状態を評価する。患児の状態が呼吸不全や循環ショック、またはその前段階であるとの認識なくして早期の治療開始は不可能である。検査データは有用だが、初期評価で検査に依存し過ぎると時期を逸してしまう。基本的にはベッドサイドで診察可能な項目で評価する。

1 呼吸の評価

1）気道
- 開存
- 非侵襲的補助(体位、吸引、バッグマスク換気)によって維持可能。
- 侵襲的介入や気管挿管によらなければ維持できない。

2）呼吸
- 呼吸数
- 呼吸努力の有無と呼吸運動の様子
  - 陥没呼吸、呻吟、鼻翼呼吸、胸郭の動き
  - エア入り・1回換気量
    吸気時のハイピッチのヒュー音(stridor：胸腔外気道閉塞を疑わせる)
    呼気時の狭窄音(wheezing：胸腔内気道閉塞、特に細気道の閉塞)
- 皮膚の色(パルスオキシメトリー)

ひとくちメモ　　呼吸不全の分類

- 上気道閉塞：呼気時よりも吸気時に症状が強く出る
- 下気道閉塞：吸気時よりも呼気時に症状が強く出る
- 肺実質疾患：低酸素、多呼吸、呼吸努力の増大
- 呼吸中枢異常：無呼吸や「おかしな呼吸」（異常な呼吸リズム）

VIII. 小児の救急蘇生

2 循環の評価

1）心拍数
- 心拍数の正常値は年齢とともに減少する。
- 頻拍は状態不良の非特異的な兆候かも知れない［洞性頻脈と上室性頻拍（SVT）の心拍数はオーバーラップする］。

▶毛細血管再充満（capillary refill）

2）脈の触れ、毛細血管再充満（capillary refill）時間の遅延の有無、皮膚循環
- ショックでは末梢の脈が減弱している場合がある。
- 手指の温度や capillary refill、皮膚の色を観察する。

3）血圧
- 下限は5パーセンタイル
- 1～10歳までの収縮期血圧の下限：70 mmHg＋（2×年齢）

4）臓器機能・臓器灌流

▶AVPU
- 脳：刺激に対する反応（AVPU）
- 皮膚：皮膚温、capillary refill、皮膚の色
- 腎：正常尿量は1～2 ml/kg/hr（腎血流が不足すると尿量は減少）

ひとくちメモ　意識レベル：刺激に対する反応を評価（AVPUスケール）

A：alert　　覚醒
V：voice　　声に対して反応
P：pain　　 痛みに対して反応
U：unresponsive　反応しない

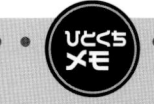

ひとくちメモ　循環状態の分類

- ショック：組織血流と基質運搬（特に酸素）が不足している状態
  代償性（早期）：頻脈、循環不良（低血圧を伴わない）
  非代償性（晩期）：中枢の脈が弱い、意識状態の変化、低血圧
- 敗血症性ショック：熱もしくは低体温、頻脈と頻呼吸、白血球増多もしくは減少または桿状球の増多
  病態別に、循環血液量不足性、心原性、分布性に分けることもできる。

3 特別な蘇生の状況の評価

1）外傷

- 気道と呼吸のトラブルがしばしば認められる。
- PALS のアプローチに加えて
  - 気道：頸部をニュートラルポジションに保持しつつ気道の評価と補助を行う
  - 呼吸：しばしば気胸への対処が求められる
  - 循環：しばしば出血のコントロールが必要となる
- 生命を脅かす外傷を特定して治療する。

2）中毒

- 気道閉塞や呼吸抑制、循環不全が認められることが多い。
- PALS のアプローチに加えて
  - 気道：嚥下・咳反射などの防御反射の抑制に注意
  - 呼吸：呼吸抑制に注意
  - 循環：不整脈、低血圧、冠虚血に注意
- 回復し得る合併症を特定して治療する。
- 毒物を特定して中和薬を投与する。

3. 呼吸不全の治療

1 呼吸窮迫の初期治療

- 患者にとって最も楽な姿勢をとらせる。
- こどもが嫌がらない限り酸素を吸入させる（いやがるのに無理に酸素を与えようとすると、泣いたり暴れたりして酸素需要が増えて、状態が却って悪くなる場合がある）。
- パルスオキシメーターや心電図のモニタリングを考慮。
- 状態が悪い場合は絶食とする。
- 上気道閉塞の場合にはステロイドやエピネフリンの吸入を考慮する。
- 下気道閉塞の場合にはステロイドと β_2 アゴニストの投与を考慮する。

2 呼吸不全の初期治療

- 気道確保
- 100％酸素を投与

- 換気補助もしくは人工呼吸
- パルスオキシメーターと心電図のモニタリング
- 血管確保
- 絶食

3 呼吸状態が改善しない場合や、陽圧人工呼吸時の状態急変の要因

- 1回換気量の不足。
- 気管チューブ周囲からの多量のリーク。
- 1回換気量や呼吸数の設定が多過ぎる→エアートラッピングと心拍出量の低下。
- 用手換気時のポップオフバルブ閉鎖不良。
- 蘇生バッグや呼吸器回路のリークや接続不良。
- DOPE：不適切なPEEP設定、配管・ボンベからの酸素流量の不足。

> **ひとくちメモ　挿管患者の呼吸急変時の初期対応**
> - 胸郭の動きを観察
> - 呼吸音の聴診
> - 呼気CO_2の検出
> - 必要に応じて喉頭展開して視認する

> **ひとくちメモ　挿管患者の急変時のチェック項目：DOPE**
> - Displacement：気管チューブの位置異常
>   事故抜管、気管支挿管（片肺挿管）
> - Obstruction：気管チューブの閉塞、屈曲、喀痰、その他
> - Pneumothorax：気胸、緊張性気胸
> - Equipment failure：機器異常、設定異常など

4. 一次救命処置：Basic Life Support(BLS) (表39、179頁)

小児を診療対象とする医療施設の医療従事者にとって、小児一次救命処置は必須の手技である。単に方法を知っているというだけではなく、定期的にマネ

キンを用いた実技演習を行って身体を動かせることが大切である。すべての医療従事者が小児一次救命処置に習熟するためにも、麻酔科医は小児科医と連携してリーダーシップをとることが期待されている。

1）手早く評価

　救急蘇生の端緒は、患者の状態がおかしい、という「気づき」である。第一発見者はつき添い家族や同室者であったり、巡回中の看護師であったりする。患者の状態が異常であることを認識した場合は、呼びかけや刺激に対する反応で意識の有無を確認する。

2）救助者と患者の安全確保

　院内ではあまり問題とならないが、院外で処置を行う場合には、救助者と患者の安全確保が必須である。医療従事者が処置を行う際は標準予防策に従い、血液をはじめとする体液との接触を避けるために手袋などの適切なバリアデバイスを用いる。口対口人工呼吸による感染リスクは最小限と考えられているが、フェイスマスクや蘇生用バッグを院内適所に常備しておき、緊急時に速やかに使用可能にしておくことが望ましい。

3）刺激への反応の評価

　優しく患者を刺激しながら大きな声で呼びかけて反応の有無を確認する。頭部や頸部の外傷が疑われる場合は、脊髄損傷を増悪させる可能性があるため患者を強く揺すらない。救助者が1人だけの場合は、大声で助けを呼び、心肺蘇生の手順に進む。自分以外に誰もおらず、応援を呼ぶために患者から離れることを余儀なくされる場合であっても、小児では最低1分間は心肺蘇生の実施を優先する。但し、患者の虚脱の様子が突然であったり、心疾患や不整脈の病歴があるなど、心原性心停止の疑いがある場合は、小児であっても通報を優先して早期除細動を目指す。救助者が複数いる場合は蘇生と通報を同時に進める。

4）患児の体位

　患児に意識がなければ、頭部と体幹を一体として仰臥位にして堅く平坦な場所に寝かせる（患児が仰臥位でない場合）。頸損が疑われる場合は、やむを得ない場合を除き、できるだけ患児を動かさない。

1 蘇生のABC

A：気道のサポート

▶頭部後屈
▶頤挙上
▶下顎挙上

・頭部後屈・頤挙上（頸損の疑いがあるときは禁忌）（図94）
・下顎挙上（頸損の疑いがあるときは頸部の用手固定を併用）（図95）

B：呼吸のサポート

・呼吸の確認（見て聴いて感じる）（図96）

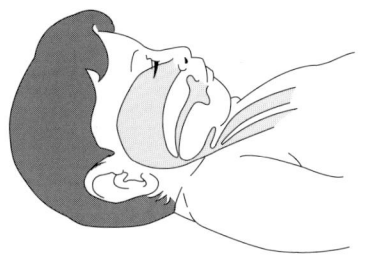

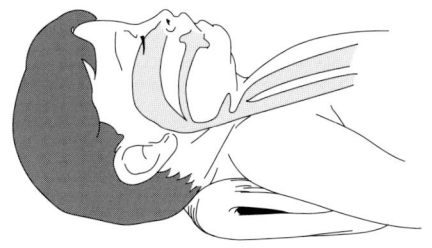

図 94 頭部後屈・頤挙上
後頭部の発達した乳児では、仰臥位で頸部屈曲や舌根沈下により上気道閉塞を生じる。肩枕を入れることにより、気道が開通する。

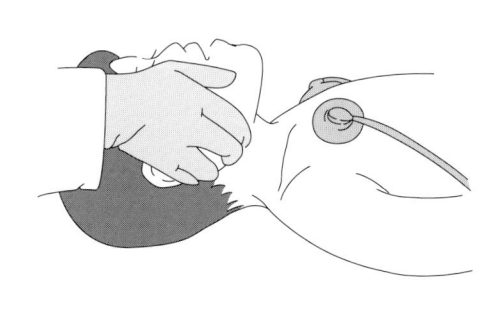

図 95 下顎挙上
下顎角を前上方に持ち上げることにより、頸部を伸展させずに気道を開通させる。

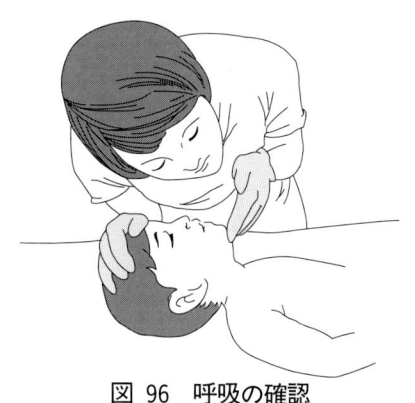

図 96 呼吸の確認
一方の手で頸部を伸展し、他方の手で顎を持ち上げて気道を開通させる。見て聴いて感じて、呼吸の有無を確認する。

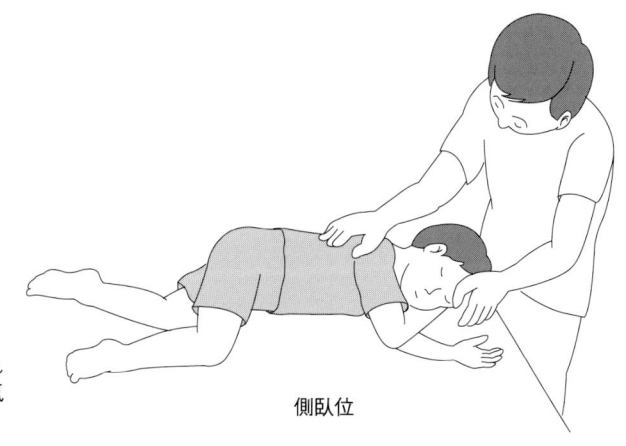

図 97 回復体位
呼吸が十分で、外傷がなければ側臥位をとることにより気道を開通させる。

側臥位

・回復体位(有効な自発呼吸がある場合)(図 97)

・人工呼吸(有効な自発呼吸がない場合):ゆっくりと2回、息を吹き込み、胸部が挙上することを確認する。

　　胸部が挙上しない場合→もう一度気道確保をやり直して息を吹き込む。それでも胸部が挙上しない場合は気道異物として対処する。

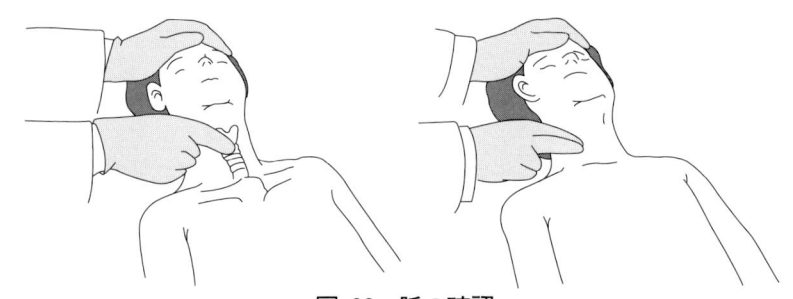

図 98　脈の確認
小児では2・3指で、胸鎖乳突筋と喉頭の間で頸動脈を触れる。

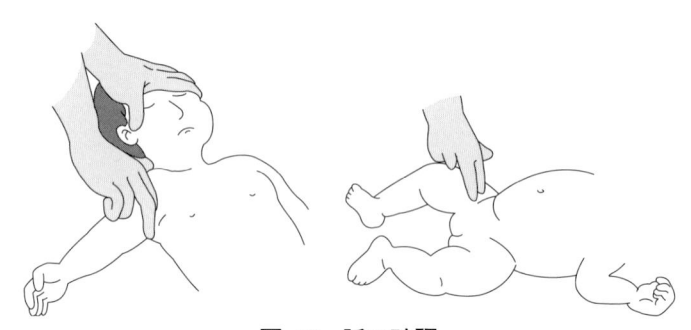

図 99　脈の確認
新生児・乳児では上腕動脈や鼠径部の大腿動脈を触れる。

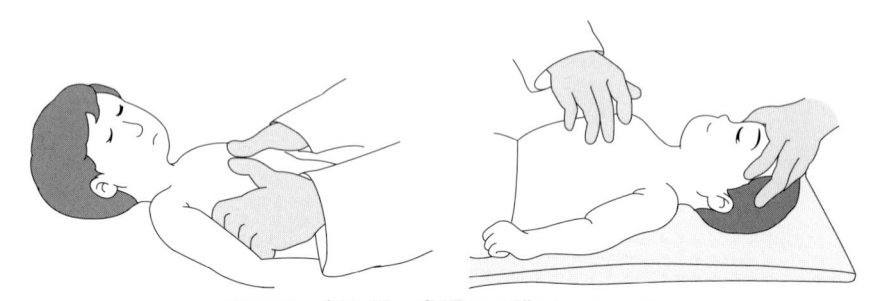

図 100　新生児・乳児の心臓マッサージ
2人の場合は両手で胸を抱いて両方の親指で胸骨を押す。1人の場合は気道確保しながら、他方の手の指2本で胸骨を押す。

C：循環のサポート

- 循環のサイン（自発呼吸、咳、体動、脈拍触知）の有無
  脈の確認(10秒以内)：頸動脈(乳児では上腕動脈か大腿動脈)(図98、99)
- 循環のサインがなければ胸骨圧迫による心臓マッサージ開始(図100)
  胸骨圧迫(100回/min)5回：息吹き込み1回の割合

VIII. 小児の救急蘇生

表39 年齢別一次救命処置一覧表

心肺蘇生・ 人工呼吸法	成人、年長児	小児(1〜8歳)	乳児(1歳未満)	新生児
反応を確認 救急システムに通報				
気道確保	頭部後屈・頤挙上 外傷：下顎挙上	頭部後屈・頤挙上 外傷：下顎挙上	頭部後屈・頤挙上 外傷：下顎挙上	頭部後屈・頤挙上 外傷：下顎挙上
呼吸の確認：見て聴いて感じる 患者が呼吸をしていたら：回復体位をとる 呼吸をしていなければ：2回息を吹き込む				
初回	1回に2秒かけて、2回の有効な呼吸	1回に1〜1.5秒かけて、2回の有効な呼吸	1回に1〜1.5秒かけて、2回の有効な呼吸	1回に1秒程度かけて、2回の有効な呼吸
初回以後	約12回/min	約20回/min	約20回/min	約30〜60回/min
気道異物	腹部突き上げ	腹部突き上げ	背部叩打・胸骨圧迫(腹部突き上げはしないこと)	背部叩打・胸骨圧迫(腹部突き上げはしないこと)
循環のサインの確認：呼吸、咳、体動、脈拍の確認 循環のサインがあるとき：気道を確保し呼吸を補助 循環のサインがないとき：心臓マッサージを開始	脈拍確認 頸動脈	脈拍確認 頸動脈	脈拍確認 上腕・大腿動脈	脈拍確認 臍帯動脈
胸骨圧迫の部位	胸骨の下半分	胸骨の下半分	胸骨の下半分 乳頭線から1横指下	胸骨の下半分 乳頭線から1横指下
胸骨圧迫の方法	両手：手のひらの根元を使い、もう一方の手を添える	片手：手のひらの根元	救助者が2人のとき：両手親指を使って胸郭に手を回す、または2本の指	救助者が2人のとき：両手親指を使って胸郭に手を回す、または2本の指
胸骨圧迫の深さ	約4〜5cm	胸郭の厚みのおよそ1/3〜1/2	胸郭の厚みのおよそ1/3〜1/2	胸郭の厚みのおよそ1/3
胸骨圧迫の頻度	約100回/min	約100回/min	最低100回/min	胸骨圧迫と人工呼吸を約120回/min(胸骨圧迫90回、人工呼吸30回)
胸骨圧迫/人工呼吸の割合	15：2(救助者数を問わず、挿管されるまで) 5：1(救助者2人で挿管後)	5：1(救助者数を問わない)	5：1(救助者数を問わない)	3：1(救助者数を問わない)

(文献1)より引用)

2 気道異物による窒息（乳児）

1）体位

うつぶせに患児を抱きかかえ、救助者の前腕に患児の身体をのせる。患児をのせた腕は自分の膝で支える。喉を圧迫しないように気をつけて患児の下顎を手でしっかりと持って頭部を支える。患児の頭は身体よりやや低くする。

▶背部叩打

2）背部叩打

患児の肩甲骨の間を手のひらの根元で力を込めて5回叩く。異物をずらすつもりで毎回しっかりと叩くこと。

5回背部を叩いたら、叩いた方の手で患児の後頭部をつかんで両腕で挟み込む形にする。そのまま腕を使って患児を仰向けにする。頭は身体よりも低くする。

▶胸骨圧迫

3）胸骨圧迫

胸骨の下1/3（乳頭線の1横指下＝心臓マッサージと同じ場所）で、胸骨を素早く5回圧迫する。人工的な咳をさせて異物をずらすつもりで、およそ1秒間に1回の割合で圧迫する。

異物を吐き出すか患児が意識を失うまで、背部叩打と胸骨圧迫を交互に繰り返す（図101）。

4）意識消失後の対応

1．患児の意識がなくなったら、患児の舌と下顎を挙上して口の中を観察する。異物があれば取り除くが、盲目的に指でさらってはならない。
2．頭部後屈・頤挙上で気道を確保し、人工呼吸を試みる。有効な人工呼吸ができなければ、頭の位置をとり直して再度人工呼吸を試みる。

▶背部叩打
▶胸骨圧迫

3．それでも人工呼吸ができないときは、背部叩打を5回、胸骨圧迫を5回行う。
4．1〜3のステップを、異物がずれて気道が開通するか、およそ1分間が経過するまで繰り返す。1分間の処置後も患児の意識が戻らない場合は、救助システムに通報する。

人工呼吸が有効にできたら、循環のサインを確認し、必要に応じてCPRを行

ひとくちメモ

人工呼吸とバリアデバイス

・バリアを用いない人工呼吸：口対口、口対鼻、口対口鼻
・バリアを用いた人工呼吸：フェイスシールド、ポケットマスク
・バッグ・バルブ・マスク、ジャクソンリースなどを用いた人工呼吸

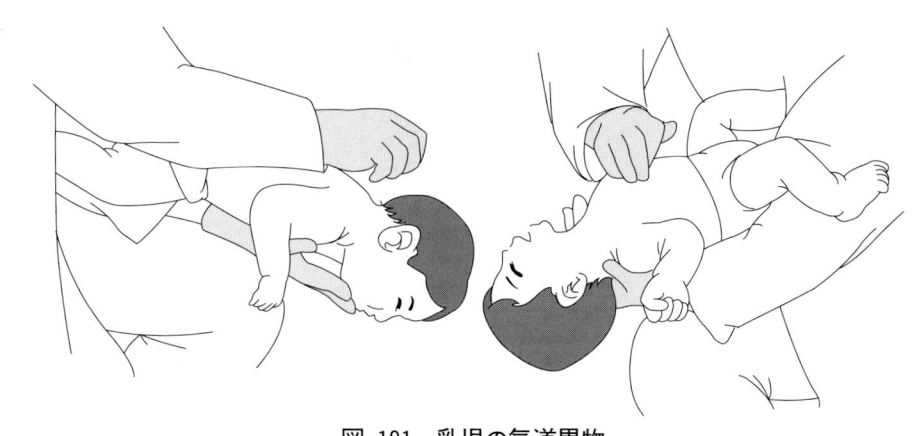

図 101 乳児の気道異物
膝に乗せ片手で頭部低位に支え5回背部叩打した後、5回胸骨を押し心臓マッサージ。これを繰り返す。

うか、十分な自発呼吸があれば回復体位をとる。

3 気道異物による窒息(幼児・小児)

　患児の背後に回って立つかひざまずき、両手を患者の両脇から回して胸部を抱え込む。握り拳の親指側を患児のみぞおちに当てる。もう一方の手でみぞおちに当てた握り拳をつかんで、手前やや上方に向けて5回素早く突き上げる。内臓を傷つけるといけないので、剣状突起や肋骨下縁を圧迫しないように気をつける。

　突き上げる際は閉塞を解除するつもりで1回1回しっかりと動かす。

　異物を吐き出すか、患児の意識がなくなるまで、連続して5回までの突き上げを繰り返す。

1) 意識消失後の対応

1. 患児の意識がなくなったら、患児の舌と下顎を挙上して口の中を観察する。異物があれば取り除くが、盲目的に指でさらってはならない。
2. 頭部後屈・頤挙上で気道を確保し、人工呼吸を試みる。有効な人工呼吸ができなければ、頭の位置をとり直して再度人工呼吸を試みる。
3. それでも人工呼吸ができないときは、患児の横にひざまずくか患児の腰のあたりにまたがって、次の手順でハイムリック法(図102)を試みる。

▶ハイムリック法

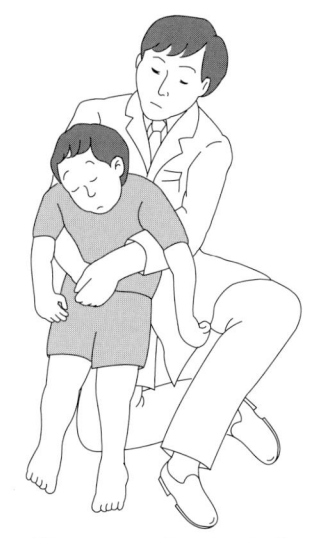

図 102 ハイムリック法
意識がある場合。

3-a．患児の腹部正中、肋骨下縁と剣状突起から十分に距離をとりつつ、臍よりやや頭側に自分の手のひらの根元を当てがい、もう一方の手を重ねる。

3-b．両手で素早く腹部を突き上げる。毎回、左右にぶれずに正中を突き上げること。必要であれば5回まで連続して突き上げる。突き上げる際は閉塞を解除するつもりで1回1回しっかりと動かす。

4．1〜3のステップを、異物がずれて気道が開通するか、およそ1分間が経過するまで繰り返す。1分間の処置後も患者の意識が戻らない場合は、救助システムに通報する。

5. 二次救命処置：Advanced Life Support(ALS)

1 酸素投与

酸素マスク、酸素フード、酸素テント、経鼻カニューラの使用。

2 エアウェイ

1）経口エアウェイ

完全に意識がない患児で使用する。咳や嘔吐反射がある患児では、嘔吐を誘発する可能性があるため使ってはならない。サイズは、患者の横顔で唇から下顎角までの距離を目安にする。

2）経鼻エアウェイ

経口エアウェイと異なり、意識がある患児でも使用できる。経鼻エアウェイが手元にないときは気管チューブを短く切って代用できる。気管チューブは経鼻エアウェイよりも硬いので、内腔が潰れにくいという長所と軟部組織を傷つけやすい短所がある。長さは患児の横顔で鼻尖部から耳珠までの距離を目安にする。潤滑剤をつけて愛護的に挿入する。暴力的に挿入すると出血して気道閉塞を増悪させる。分泌物で内腔が閉塞することがあるので、適宜エアウェイ内を吸引する。

3 吸引

分泌物や血液、吐物、胎便(新生児の場合)を口腔・鼻腔・気管から吸引して気道をクリアにするために必要。陰圧は通常−80〜−120 mmHg の範囲で設定する。強い陰圧がかかって気道を傷つけるのを避けるために、吸引装置には陰圧調整が可能なレギュレーターが付いているものを選ぶ。開口部が大きく陰圧

VIII. 小児の救急蘇生

で虚脱しない吸引チューブを吸引装置に接続しておく。粘稠な分泌物や血液、異物などを有効に吸引するためにはヤンカーカテーテルなどの硬質塩化ビニール製の吸引嘴管を用いる。

▶ヤンカーカテーテル

バッグマスク換気、ラリンゲルマスクエアウェイ（LMA）の挿入、気管挿管については、第IV章「術中管理」1．呼吸（54頁）を参照のこと。

4 輸液

1．循環血液量不足や血液体内分配異常などによるショック状態時に循環血液量を速やかに補填する。
2．出血性ショック時に酸素運搬能を取り戻す。
3．循環血液量不足による代謝バランスの異常を補正する。

循環性ショックでは循環血液量の早期補正がその後の治療抵抗性ショックや心停止への進行を防ぎ、回復後の臓器障害リスクを軽減するためにとても重要である。下痢や嘔吐による脱水、糖尿病性ケトアシドーシス、熱傷や外傷による体液喪失などでhypovolemiaをきたす。敗血症やアナフィラキシー、神経性などの体液再分布によるショックでは必ずしも体液の喪失を伴わないが、相対的な体液不足をきたしているため、hypovolemic shockとして扱う。心原性ショックでは輸液に際して注意が必要だが、すべてのショックで輸液負荷を考慮する必要がある。

▶hypovolemic shock

ショックの徴候（頻脈、顔色不良、皮膚冷感、末梢脈拍減弱、意識状態の変化、乏尿、温暖環境下での毛細血管再充満の遅延など）を認める場合が急速輸液負荷の適応である。血圧が正常でもショック状態が隠れていることがある。70＋年齢×2 mmHgを1〜10歳までの小児の血圧の正常下限として、代償性ショックと非代償性ショックを鑑別する。

1）輸液の基準

- 外傷や出血、高度脱水などで重度のhypovolemic shockの徴候を示しているときは、晶質液（生食水か乳酸リンゲル液）20 ml/kgを5〜10分間で急速投与する。
- ショックの徴候がそれほど重篤ではないが、心機能の低下があると考えられるときは、晶質液10 ml/kgを投与する。
- 心機能低下が高度に低下している患児では、さらに少量（5〜10 ml/kg）を様子をみながら投与する。
- カルシウムチャンネルブロッカーやβブロッカーの中毒では心機能が低下していることが多いので、低血圧の治療には、通常より少ない量（5〜10 ml/kg）を緩徐に（10〜20分かけて）投与する。

183

- 2、3回のボーラス投与(40〜60 ml/kg)でも改善しない外傷患児では輸血(濃厚赤血球を10〜15 ml/kg)を考慮する。
- 輸液をボーラス投与するごとに患児の状態を再評価する。

5 心停止に対する薬剤投与

1．冠動脈と脳への灌流圧を上げて血流を確保する。
2．自己心拍を再開させたり心筋収縮力を増強させる。
3．心拍数を増加させる。
4．代謝性アシドーシスを補正する。
5．不整脈の治療。

薬剤投与ルート：中心静脈、末梢静脈(IV)、骨髄(IO)、気管内(TT)

▶骨髄内輸液
- 緊急時は小児では骨髄内輸液がよい(図103〜105)。

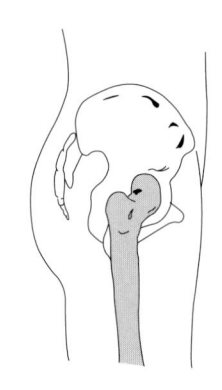

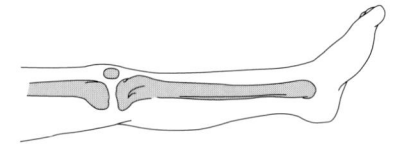

図103 小児の骨髄針穿刺部位
腸骨・脛骨が用いられる。

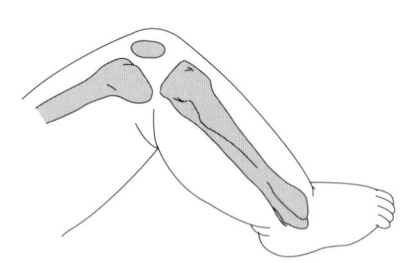

図104 乳児の骨髄針穿刺部位
脛骨結節下1〜3 cm 脛骨前面中央部が最も触れやすく、平坦で皮下直下にあり穿刺しやすい。

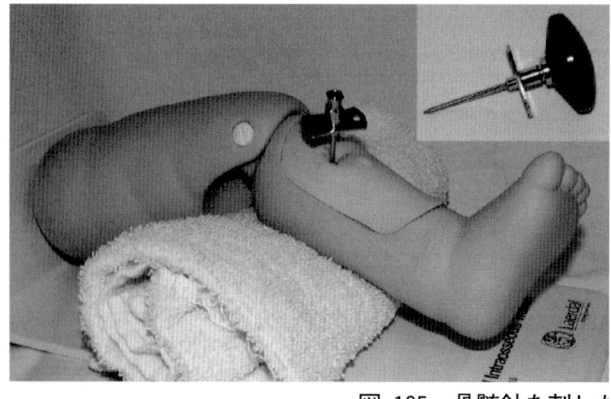

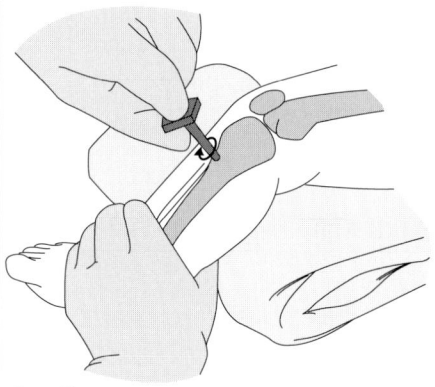

図105 骨髄針を刺したところ

VIII．小児の救急蘇生

▶LEAN
・薬剤投与時は必ず 5 ml 以上の生食水でフラッシュする。
・気管内投与が可能な薬剤[LEAN（または LANE）]：リドカイン、エピネフリン、アトロピン、ナロキソン

6. 各論

1 病態別の PALS 治療アルゴリズム

表 40〜43 参照。

2 救急蘇生で用いる薬剤

表 44 参照。

1）エピネフリンの投与量

・IV/IO：0.01 mg/kg＝ボスミン® 注 1 A（1 mg/ml）を生食水で 10 倍に希釈して 0.1 ml/kg）

表 40　心停止の治療アルゴリズム

1．BLS アルゴリズム ・ABC の評価と必要に応じて補助 ・酸素投与 ・心電図モニターまたは除細動器を装着 2．心電図の評価 ・VF/VT（除細動の適応あり）か、そうでない（除細動の適応なし・脈なし電気活動と心静止を含む）か 3．CPR 中の留意事項 ・気管挿管・血管確保を試みる ・心電図電極の位置と接触の確認 ・除細動パドルの位置と接触の確認 ・エピネフリンを 3〜5 分ごとに投与（2 回目以後は高用量投与を考慮） ・反応が悪い場合は、エピネフリン以外の薬剤を考慮：昇圧薬、抗不整脈薬、緩衝薬（メイロン® など） ・原因検索と治療（4 H's and 4 T's） 　Hypoxemia（低酸素） 　Hypovolemia（循環血液量不足） 　Hypothermia（低体温） 　Hyper-/hypokalemia and metabolic disorders 　（高/低カリウム血症と代謝異常） 　Tamponade（心タンポナーデ） 　Tension pneumothorax（緊張性気胸） 　Toxins/poisons/drugs（毒素・毒物・薬物） 　Thromboembolism（血栓塞栓症）	＜VF/VT の場合＞ 4．除細動の実施 ・必要あれば 3 回まで実施 ・初回 2 J/kg、以後 2〜4 J/kg、4 J/kg 5．エピネフリン ・IV/IO：0.01 mg/kg（1 A を 10 ml に薄めて 0.1 ml/kg） ・TT：0.1 mg/kg（原液を 0.1 ml/kg） 6．4 J/kg で除細動 ・薬剤投与から 30〜60 秒以内に実施する ・CPR-除細動を繰り返す、または薬剤投与-CPR-除細動を連続で 3 回まで 7．抗不整脈薬投与 ・リドカイン：1 mg/kg を IV/IO/TT ・マグネシウム：Torsades de Pointes、低マグネシウム血症に対して、25〜50 mg/kg を IV/IO（最大 2 g まで） 8．4 J/kg で除細動 ・薬剤投与から 30〜60 秒以内に実施する ・CPR-除細動を繰り返す、または薬剤投与-CPR-除細動を連続で 3 回まで ・2 の心電図評価に戻る ＜除細動の適応なしの場合：not VF/VT＞ 9．エピネフリン ・IV/IO：0.01 mg/kg（1 A を 10 ml に薄めて 0.1 ml/kg） ・TT：0.1 mg/kg（原液を 0.1 ml/kg） 10．上限を 3 分として CPR を継続し、2 の心電図評価に戻る

（文献 1）より引用）

表 41　徐脈の治療アルゴリズム

1. BLS アルゴリズム
   - ABC の評価と必要に応じて補助
   - 酸素投与
   - 心電図モニターまたは除細動器を装着
2. 徐脈が呼吸循環に重篤な悪影響を与えているか？
   - 末梢循環不全、低血圧、呼吸困難、意識レベルの変化など
3. 悪影響がない場合
   - 経過観察
   - ABC の補助
   - 高次施設への転送を考慮
4. 心臓マッサージを開始
   - 徐脈による呼吸循環不全を認め、酸素投与と呼吸補助によって改善しない場合
   - 心拍数 60/min 未満で循環不全を認める場合
5. CPR 中の留意事項
   - 気管挿管・血管確保を試みる
   - 心電図電極の位置と接触の確認
   - 除細動パドルの位置と接触の確認
   - エピネフリンを 3〜5 分ごとに投与し、エピネフリンまたはドパミンの持続静注を考慮する
   - 原因検索と治療
     - Hypoxemia（低酸素）
     - Hypothermia（低体温）
     - Head injury（頭部外傷）
     - Heart block（心臓ブロック）
     - Heart transplant（心臓移植後：特別な状況）
     - Toxins/poisons/drugs（毒素・毒物・薬物）
6. エピネフリン
   - IV/IO：0.01 mg/kg（1 A を 10 ml に薄めて 0.1 ml/kg）
   - TT：0.1 mg/kg（原液を 0.1 ml/kg）
   - 3〜5 分ごとに同量を反復投与してもよい
7. アトロピン
   - 0.02 mg/kg（最小量：0.1 mg）
   - 1 度だけ反復投与してもよい
8. 心臓ペーシングを考慮
9. 脈のない心停止に進行すれば、心停止アルゴリズムに従う

(文献1)より引用）

- TT：0.1 mg/kg＝ボスミン® 注原液を 0.1 ml/kg

2）血糖値

　昏睡やショック、呼吸不全の小児患者では血糖を測定すること。低血糖を認めた場合は 0.5〜1 g/kg のグルコースを投与。50％のブドウ糖は浸透圧が高いため、末梢血管から投与する際は注射用蒸留水で希釈して 25％以下の濃度に調整する。新生児では 12.5％以下に調整する。

3）塩化カルシウム投与の適応

- 低カルシウム血症、特にイオン化カルシウム濃度の低下
- 高カリウム血症

表 42 頻脈の治療アルゴリズム

1．脈の有無の確認
　脈(−)→心停止アルゴリズムに進み、CPR 開始
　脈(＋)→酸素を投与し、必要に応じて換気を補助、心電図モニターを装着

2．心電図評価：QRS 波形の幅
　評価のポイントは 3 つ
　①脈の有無の確認
　②心電図評価：QRS 波形の幅
　　a．幅が狭い場合(QRS 幅≦0.08 秒)＝上室性
　　　洞性頻脈と上室性頻脈を鑑別：病歴、P 波の有無と波形、心拍数変化の様子、心拍数などから判断
　　a-1．洞性頻拍が最も疑わしい場合→原因除去・治療
　　a-2．上室性頻拍が最も疑わしい(伝導異常を伴う上室性頻拍の可能性もあり、乳児では 220 bpm 以上、小児全般では 180 bpm 以上の心拍数は SVT を疑う)場合→カルディオバージョン(0.5〜1 J/kg)、ATP(0.2〜0.4 mg/kg)、迷走神経反射手技(ice bag)、専門家への相談、12 誘導心電図を取る
　　　　＊ 循環が安定している場合は、迷走神経刺激を試みてもよい。静脈路を確保して ATP 投与(0.2 mg/kg、無効の場合は倍量も可)を考慮する。効果がない場合は、専門家に相談する。循環が安定しているので、カルディオバージョンは強行しないことが多いが、実施する際は鎮静する。12 誘導心電図を取る。循環不全を認める場合は、直ちにカルディオバージョンか ATP 投与。準備する間に迷走神経刺激を試みてもよいが、そのために通電や ATP 投与が遅れてはならない。
　　b．幅が広い場合(QRS 幅＞0.08 秒)＝心室頻拍が最も疑わしい
　　　　→プロカインアミド投与、リドカイン投与、カルディオバージョン(0.5〜1 J/kg：鎮静を考慮)
　　　　＊＊ 循環不全を認める場合は直ちにカルディオバージョン。鎮静を考慮するが、そのために通電が遅れてはならない。無効または再発するときは、プロカインアミド(15 mg/kg、30〜60 min かけて)、リドカイン(1 mg/kg)投与を考慮。専門家に相談する。12 誘導心電図を取る。循環が安定している場合は薬剤(プロカインアミド、リドカイン)投与を考慮する。効果がない場合は、専門家に相談する。カルディオバージョンは強行しないが、通電する際は鎮静する。12 誘導心電図を取る。
　③処置中の留意点
　　・酸素投与と必要に応じて換気のサポート
　　・ABC のサポート
　　・モニターの接続を確認
　　・専門家へのコンサルト
　　・カルディオバージョンの準備(鎮静を考慮)
　　・原因検索と治療(4 H's and 4 T's plus P)
　　　　Hypoxemia(低酸素)
　　　　Hypovolemia(循環血液量不足)
　　　　Hypothermia(低体温)
　　　　Hyper-/hypokalemia and metabolic disorders(高/低カリウム血症と代謝異常)
　　　　Tamponade(心タンポナーデ)
　　　　Tension pneumothorax(緊張性気胸)
　　　　Toxins/poisons/drugs(毒素・毒物・薬物)
　　　　Thromboembolism(血栓塞栓症)
　　　　Pain(疼痛)

3．注意
　・ATP 投与の方法：静脈ラインの患者に近いところに投与する ATP を入れた注射器を、別にその末梢側にフラッシュ用の生食水 10〜20 ml を入れた注射器を接続する。ATP 投与に引き続いて生食水を素早くフラッシュし、ラインを確保している腕を挙上する。
　・ATP の禁忌：喘息の既往、高度房室ブロック、洞不全症候群、薬剤性・中毒性頻脈

(文献 1)より引用)

・高マグネシウム血症
・カルシウムチャンネルブロッカーの過量や中毒

　10％塩化カルシウム 0.2 ml/kg を 10〜20 秒かけて緩徐に静注。必要であれば 10 分後に再度投与する。8.5％グルコン酸カルシウムであれば 0.6〜0.8 ml/kg。

表 43　敗血症性ショックの治療アルゴリズム

1. 最初の5分間で
   - 意識レベルと循環の異常を認識する
   - 気道を維持し、血管アクセスを確保する
2. 次の10分間(5分後～15分後まで)で
   - 晶質液(生食水または乳酸リンゲル液)もしくは膠質液を 20 ml/kg ずつボーラスで急速投与(上限 60 ml/kg まで)する
   - 低血糖や低カルシウム血症があれば補正する
3. 急速輸液に対する反応を評価
   - 状態が安定すれば小児集中治療室に収容して経過を観察する
   - 反応に乏しければ輸液不応性ショックと判断し、中心静脈ルート確保・ドパミン投与を開始、さらに直接動脈圧をモニタリングする
4. 輸液にもドパミンにも反応しない場合、血圧が正常だが末梢血管が収縮している cold shock に対してはエピネフリン、血圧が正常下限を下回って末梢血管が拡張している warm shock に対してはノルエピネフリンの投与を開始する。
5. 副腎機能不全のリスクがあればヒドロコルチゾンを投与する。安定すれば小児集中治療室に収容して経過を観察する。リスクがなければステロイドは投与しない。
6. ①cold shock で中心静脈血の酸素飽和度が 70％に満たないとき：輸液負荷をしながら血管拡張薬かホスホジエステラーゼ阻害薬を投与する
   ②cold shock で血圧が正常下限を下回って、中心静脈血の酸素飽和度が 70％に満たないとき：輸液負荷を滴定しながらエピネフリンを投与
   ③warm shock のとき：輸液負荷を滴定しながらノルエピネフリンを投与する。低用量バゾプレッシンやアンギオテンシンの投与を考慮する
7. 遷延性のカテコラミン不応性ショック
   - 肺動脈カテーテルを挿入して、動脈圧と中心静脈圧が正常範囲となり、心係数が 3.3～6 l/min/m² の範囲になるように、輸液、inotrope、血管収縮薬、血管拡張薬、ホルモン療法を行う。
8. それでも反応しないときは、ECMO を考慮する。

(文献1)より引用)

4）重炭酸ナトリウム

　代謝性アシドーシスの治療では、換気補助と酸素投与および循環維持を優先する。呼吸(有効な人工呼吸)と循環(効果的な心臓マッサージとエピネフリン投与)を確保した後に重炭酸ナトリウムの投与を考慮する。三環系抗うつ薬の過量や中毒では pH が 7.45 以上になるまで 1～2 mEq/kg をボーラス投与する。

❶適応

- 高カリウム血症
- 高マグネシウム血症
- 三環系抗うつ薬中毒
- ナトリウムチャンネルブロッカー中毒

❷投与量

- 初回投与量：1 mEq/kg(8.4％メイロン® 注で 1 ml/kg)
- 追加量は血液ガス測定のデータで量を決めるが、蘇生中 10 分ごとに 0.5～1 mEq/kg を投与してもよい。
- 新生児、特に未熟児では注射用蒸留水で倍に希釈する(いわゆるハーフメイロ

ン®）。
- 投与前後に生食水でフラッシュする。
- カテコラミンやカルシウム製剤と同一のルートから投与しない。
- 輸血と同一のルートから投与しない。

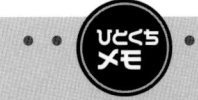

ひとくちメモ カテコラミンの調整

当院の希釈方法は濃度を一定に決めて調整しているが、ドパミン、ドブタミン、エピネフリンは体重で薬剤濃度を数段階に分けている。調整は慣れれば簡便で使いやすいが、慣れないと投与速度の計算に少し手間取るので一概には勧められない。実情に応じて、施設として統一した希釈方法を診療科の枠組みを超えて採用することが望ましい。

＜参考＞

①ドパミンやドブタミンを3〜20 μg/kg/min で投与する場合：1 ml/min が3〜5 μg/kg/min となるように希釈。

　例：6〜10 kg では3 mg/ml とする［イノバン® 注3 ml（60 mg）を生食水17 ml で希釈］

3 mg/ml の濃度に調整した薬剤を体重8 kg の患児に1 ml/hr で投与すると、

　3×1,000/(60×8)＝6.25（μg/kg/min）となる。

この患児に5 μg/kg/min で投与したいときは、上記の値で投与速度を割ればよいので、

　5/6.25＝0.8（ml/hr）で投与すればよい。

②エピネフリンを0.05〜1.0 μg/kg/min で投与する場合：50 μg/ml［ボスミン® 注1 ml（1 mg）を生食水19 ml で希釈］が基本。10 kg 未満の患児は50 μg/ml 溶液をさらに希釈して調整する。

　6 kg：10 μg/ml［ボスミン® 50 μg/ml 液4 ml（200 μg）を生食水16 ml で希釈］

　6〜10 kg：20 μg/ml［ボスミン® 50 μg/ml 液8 ml（400 μg）を生食水12 ml で希釈］

　10〜25 kg：50 μg/ml

　25 kg＜：100 μg/ml［10倍希釈＝ボスミン® 注2 A（2 ml：2 mg）を生食水18 ml で希釈］

③イソプロテレノールを0.01〜0.1 μg/kg/min で投与する場合：10 μg/ml［プロタノール® 注（1 ml：0.2 mg）を生食水18 ml で希釈］

④ニトログリセリンは原液（0.5 g/ml）を用いる。

表 44 救急蘇生で用いる薬剤

薬剤	小児投与量	適応	備考
グルコン酸カルシウム	0.5〜1 ml/kg(8.5%製剤)	低 Ca 血症(Ca^{2+}濃度) 高 K 血症 高 Mg 血症 Caブロッカー過量・中毒	緩徐に静注
塩酸ドパミン	2〜20 μg/kg/min		
塩酸ドブタミン	2〜20 μg/kg/min		
エピネフリン（徐脈）	IV/IO：0.01 mg/kg （ボスミン® 注10倍希釈液 0.1 ml/kg） 気管内：0.1 mg/kg （ボスミン® 注原液 0.1 ml/kg）		
エピネフリン（心停止）	IV/IO：0.01 mg/kg （ボスミン® 注10倍希釈液 0.1 ml/kg） 気管内：0.1 mg/kg(量を3〜5 ml に調整) （ボスミン® 注原液 0.1 ml/kg） 蘇生中は3〜5分ごとに同量を反復		
エピネフリン持続静注	0.1〜1 μg/kg/min		
ブドウ糖	0.5〜1 g/kg 50%ブドウ糖：1〜2 ml/kg 20%ブドウ糖：2.5〜5 ml/kg 10%ブドウ糖：5〜10 ml/kg 5%ブドウ糖：10〜20 ml/kg		昏睡やショック、呼吸不全の小児患者は血糖を測定すること 末梢投与：25%以下に調整 新生児：12.5%以下に調整（注射用蒸留水で希釈）
ミルリノン	初期負荷投与量：50〜75 μg/kg 維持量：0.5〜0.75 μg/kg/min		初期負荷時の低血圧に注意 初期負荷の省略も可
ナロキソン	5歳未満または20 kg以下：0.1 mg/kg 5歳以上または20 kg以上：2 mg		
ノルエピネフリン	0.1〜2 μg/kg/min		
プロスタグランジン E_1	0.05〜0.1 μg/kg/min		無呼吸、低血圧、低血糖に注意
重炭酸ナトリウム	1回あたり1 mEq/kg (8.4%メイロン® 注 1 ml/kg)		
ニトロプルシドナトリウム	1〜8 μg/kg/min(生食水と混注しない)		

（水野圭一郎）

■文　献■

1) American Heart Association：PALS Provider Manual. 2002.

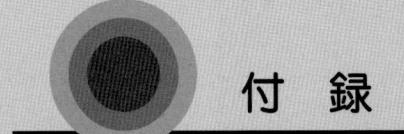

付　録

1. 小児の薬用量

　当院で採用されている医薬品でさえ、添付文書に小児の薬用量が明記されているのは約25％に過ぎない。小児、成人の別が明記されていないものが約23％、成人のみ記載されているものが約52％である。小児と成人では薬剤の分布も、解毒能力も異なる。薬剤のクリアランスは生後2～3ヵ月で増加し始め、2～3歳で成人より大となり、その後減少して思春期には成人並みになるといわれている。体重比、年齢比による用量決定は実情に合わず、体表面積法も新生児には過剰になりやすい。また、添付文書の注意書きに、小児の安全性は確立されていないと書かれているものが約40％あり、現場の医師の責任で使用せざるを得ないのが現状である。したがって、文献や臨床使用経験などから、当院で用いている小児の薬用量を紹介する。

1 麻酔科関連の内服薬（表1）

表 1

薬 品 名	容 量	小児薬用量	成 人 量
アスピリン末		［リウマチ性心炎］ 70～130 mg/kg/day、分3 経過みながら漸減 ［解熱・鎮痛］ 7.5～15 mg/kg/day ［抗リウマチ］ 80～100 mg/kg/day ［川崎病］ 急性期：30～50 mg/kg/day 解熱後：5～10 mg/kg/day 10～30 mg/kg/day、冠動脈異常のある場合：10 mg/kg/day を続ける ［血栓形成抑制］ 1 mg/kg/day で使用するときあり	［リウマチなどの鎮痛］ 0.5～1.5 g/回、1～4.5 g/day ［急性上気道炎の解熱・鎮痛］ 0.5～1.5 g/回 1日2回まで頓用（1日最高4.5 g）
インテバンカプセル	25 mg/C	3～12歳：1～2.5 mg/kg/day ［動脈管収縮］ 0.2 mg/kg、12～24時間ごとに3回 ［バーター症候群］ 1～5 mg/kg/day	25 mg/回、1日1～3回 ［急性上気道炎］ 25 mg/回を頓用
カロナール細粒	200 mg/g	10 mg/kg/回、1日3～4回 1歳未満：50 mg/day 1～2歳：50～100 mg/day 3～5歳：100 mg/day 6～12歳：100～200 mg/day 心臓手術の手術後 15 mg/kg/回で使うことがある。	［疼痛時］ 300～500 mg/回、900～1,500 mg/day ［急性上気道炎の解熱・鎮痛］ 300～500 mg/回を頓用 原則として1日2回まで、1日最大1.5 g

193

表 1 続き

薬 品 名	容 量	小児薬用量	成 人 量
セルシン錠	5 mg	3歳以下：1〜5 mg/day 4〜12歳：2〜10 mg/day、分1〜3	[筋痙攣] 1回2〜10 mg、1日3〜4回
セルシン細粒	10 mg/g	[抗てんかん] 0.05〜0.5 mg/kg/day [抗不安] 0.04〜0.2 mg/kg/回、1日3〜4回	[麻酔前] 5〜10 mg/回
トリクロリールシロップ	100 mg/ml	0.2〜0.8 ml/kg/回、総量20 mlまで	10〜20 ml/回
ナウゼリンドライシロップ(錠)	10 mg/g (5 mg/T)	1〜2 mg/kg/day、分3食前、1日量は30 mgを超えない 6歳以上：1日最高量は1 mg/kgを限度	30 mg/day、分3食前 レボドパ製剤投与時は1回5〜10 mgを1日3回食前
バイアスピリン錠	100 mg/T	[リウマチ性心炎] 70〜130 mg/kg/day、分3経過みながら漸減 [解熱・鎮痛] 7.5〜15 mg/kg/day [抗リウマチ] 80〜100 mg/kg/day [川崎病] 急性期：30〜50 mg/kg/day 解熱後：5〜10 mg/kg/day 10〜30 mg/kg/day、冠動脈異常のある場合：10 mg/kg/dayを続ける [血栓形成抑制] 1 mg/kg/day で使用するときあり	[リウマチなどの鎮痛] 0.5〜1.5 g/回、1〜4.5 g/day [急性上気道炎の解熱・鎮痛] 0.5〜1.5 g/回 1日2回まで頓用(1日最高4.5 g)
フェノバールエリキシル	4 mg/ml	[催眠鎮静] 2〜4 mg/kg/day [抗てんかん] 2〜5 mg/kg/day	30〜200 mg/回、1日1〜4回
フェノバール散(錠)	100 mg/g (30 mg/T)	分1〜2	[不眠症] 30〜200 mgを就寝前に
ベンザリン細粒(錠)	10 mg/g (2 mg、5 mg/T)	[鎮静睡眠] 1/2歳：1.3〜2.5 1歳：1.5〜3.0 3歳：2〜4 7.5歳：3〜6 12歳：4〜8 mg/day [抗痙攣] 0.2〜1 mg/kg/day、分2	[不眠症・麻酔前投薬] 5〜10 mg/day、分1 [抗てんかん] 5〜10 mg/day、適宜分割投与
抱水クロラール(院内)	(内服)5% (注腸)20%	1 ml/kg/回、最高40 ml 0.3 ml/kg/回、最高7.5 ml	
ポララミンシロップ	0.4 mg/ml	0.15 mg/kg/day、0.2 ml/kg/回	1回2 mg(5 ml)、1日1〜4回
ポンタールシロップ	32.5 mg/ml	[解熱鎮痛] 0.2 ml/kg/回、1日2回まで(4時間以上あけて) [PDA] 2 mg/kg/回、8時間ごと	1回500 mg、その後6時間ごとに250 mg
ポンタール錠	250 mg	6.5 mg/kg/回、1日3回(4時間以上あけて)	[急性上気道炎] 1回500 mg頓用、1日2回まで

表 1 続き

薬品名	容量	小児薬用量	成人量
ユーロジン散（錠）	10 mg/g (2 mg/T)	［術前鎮静］ 0.1 mg/kg/回	［不眠症］ 1〜4 mg/回 ［手術前夜］ 1〜2 mg/回 ［麻酔前］ 2〜4 mg/回
ラボナ錠	50 mg	1/2歳：10 mg 1歳：12 mg 3歳：20 mg/day 7.5歳：30 mg 12歳：40 mg/day	［不眠症］ 50〜100 mg を就寝前 ［麻酔前］ 手術前夜 100〜200 mg、手術前 1〜2 時間に 100 mg ［不安緊張状態の鎮静］ 25〜50 mg/回、1 日 2〜3 回

2 麻酔科関連の外用薬（表2）

表 2

薬品名	容量	小児薬用量	成人量
アンヒバ	100、200 mg	1歳未満：50 mg 1〜3歳未満：50〜100 mg 3〜6歳未満：100 mg 6〜12歳未満：100〜200 mg、1 日 1 回	
インテバン坐剤	25 mg	1/2〜1歳：1 回 1/3〜1/2 個、1 日 1〜3 回 3〜12歳：1 回 1/2〜1 個、1 日 1〜3 回	1 回 25〜50 mg、1 日 1〜2 回
エスクレ坐剤	250、500 mg	30〜50 mg/kg/回、総量 1.5 g まで	
セニラン坐剤	3 mg	［抗痙攣］ 0.15〜0.3 mg/kg/回、頓用 1 日 1〜2 回 ［神経症・心身症］ 0.1〜0.3 mg/kg/日、分 3	1 回 3 mg、術前夜または麻酔前
ナウゼリン坐剤	10 mg、30 mg	3歳未満：10 mg/回、1 日 2〜3 回、7 日まで 3歳以上：30 mg/回、1 日 2〜3 回	60 mg/回、1 日 2〜3 回
ボルタレンサポ	12.5、25 mg	0.5〜1 mg/kg/回、1 日 1〜2 回	1 回 25〜50 mg、1 日 1〜2 回
ワコビタール坐剤	15、50 mg	4〜7 mg/kg/day	

（森本文子）

2. 小児に多い感染症とその対策

小児に多い感染症とその対策を**表3**に示す。

表3

感染予防策	疾患名	潜伏期	感染可能時期	症状	その他
標準予防策 ・手洗い	突発性発疹	10日間？		3〜4日持続した発熱が解熱後に体幹から始まる斑状丘疹性発疹	水平感染 乳児に好発
	しらみ		効果的治療開始後24時間まで	側頭部から後頭部にかけて痒み	集団発生 熱処理で成虫・卵ともに死滅
	ぎょう虫		4時間	肛門周囲の痒み	集団発生
	伝染性軟属腫（水疣）				破れたら消毒・被覆
	口唇ヘルペス				
接触感染予防策 ・手洗い ・手袋 ・エプロン	流行性角結膜炎（はやり目）	1〜2週間	感染後症状発現以前	目の異物感・充血・涙目・眼脂・眼瞼腫脹	
	嘔吐下痢症（ロタ）	2〜3日間	下痢便中	嘔吐・白っぽい下痢・発熱	経口感染
	帯状疱疹			三叉神経または脊髄後根からの知覚神経支配領域に小水疱を伴う小丘疹	濃厚接触のみ感染リスク
	伝染性膿痂疹（とびひ）		効果的治療開始後24時間まで	湿疹・虫刺され・引っかき傷などに感染	重症例はブドウ球菌熱傷様症候群（SSS）
	腸管出血性大腸菌感染症（O-157）	4〜8日間	便中に大腸菌を排泄している間	激しい腹痛・頻回の水様便、さらに著しい血便 溶血性尿毒症	経口感染 早期患者隔離・ガウンテクニック
	MRSA				保菌者の隔離・治療は不要
飛沫感染予防策 ・手洗い ・手袋 ・マスク ・ガウン	ジフテリア	2〜5日間	抗生剤中止後・連続2日間培養陰性になるまで	発熱・咽頭痛・嚥下痛で初発。毒素による神経炎・心筋炎	
	百日咳	1〜2週間	抗生剤治療開始後2〜3日で排菌（－）、5〜7日で感染力がなくなる	特有な痙咳を主訴とする急性呼吸器感染症。通常3期に分けられ合計6〜8週間	接触感染 2歳以下に多い
	マイコプラズマ肺炎	1〜3週間		発熱・頑固な咳	家庭内感染が多い
	溶連菌感染	1〜3日間	効果的治療開始後24時間まで	上気道感染（発熱・咽頭痛・嚥下困難）	
	インフルエンザ	1〜3日間	罹病期間中	高熱・咳・腰痛頭痛・全身倦怠感	空気感染
	伝染性紅斑（りんご病）	1週間	風邪症状発現から顔に発疹が出るまで	風邪症状の後に顔面頬部にびまん性紅斑、四肢のレース状・網目状紅斑	学童期に好発

表 3 続き

感染予防策	疾患名	潜伏期	感染可能時期	症状	その他
	風疹（三日ばしか）	2〜3週間	発疹出現前1週間から出現後1週間まで	発熱・リンパ節腫脹・発疹	5%以上は1年以上ウイルス排泄、組織内には約3年間存在
	流行性耳下腺炎（おたふくかぜ）	2〜3週間	耳下腺腫脹前1週間から腫脹後9日くらいまで	有痛性耳下腺腫脹・発熱	接触感染
	手足口病	2〜7日間	罹病期間中、咽頭から1〜2週間、便から3〜5週間	口腔粘膜・四肢末端の水疱性病変	水疱内容からの接触・糞口
	アデノウイルス	呼吸器感染症は4〜5日間、流行性角結膜炎は4〜24日間	罹病期間中	肺炎を中心とした感染症	早期に患者隔離・ガウンテクニック
	咽頭結膜炎（プール熱）	5〜7日間	咽頭から2週間、糞便から数週間排泄され、感染源になる可能性あり	発熱・咽頭発赤・粘膜充血	
空気感染予防策 ・手洗い ・手袋 ・マスク ・ガウン ・換気	麻疹（はしか）	10〜14日間	発疹1〜2日前から発疹出現後3日までが感染力が強い	発熱・発疹・咳	
	水痘	10日〜3週間	発疹出現1〜2日前からすべての発疹が痂皮化するまで（通常7〜10日間）	発熱・発疹（体幹に多く、頭髪部にも出現、新旧・大小不同の発疹が混在）	接触感染
	結核	1〜2ヵ月間ツベルクリン反応陽転期間	塗沫標本陽性期間（連続3日間塗沫陰性になるまで）	咳・喀痰・軽度発熱で発症、約2週間以上遷延	飛沫感染

表 4

疾患名	平均潜伏期間	感染していないことを確認するのに必要な期間
麻疹（はしか）	11日	2週間
水痘（水ぼうそう）	2週間	3週間
流行性耳下腺炎（おたふくかぜ）	3週間	4週間
風疹（三日ばしか）	2週間	3週間
インフルエンザ	2〜3日	1週間

・病気治癒後予定手術可能な時期の明確な基準はない。
・重症のウイルス感染では免疫力低下を考慮して、回復後1ヵ月くらいあけた方がよい。

本人に免疫がなく、感染者との接触などにより感染した危険性が高いと思われる場合、また最長潜伏期に相当する期間は、予定手術は見合わせる（表4）。

（森本文子）

3. 輸 血

　以前は、麻酔および手術合併症を減少させるために、Hb 10 mg/dl 以下は術前に補正すべきであるといわれていた。しかし、多少の貧血であっても合併症は増加しない、人は慢性貧血であればかなりの貧血にも耐え得るということがわかってきた。また最近では輸血による合併症、副作用の危険性が大きな問題となっており、必要最低限の輸血が求められている。そこで、同種血輸血に変わるものとして、自己血輸血や代用血漿輸液など種々の試みがなされている。小児の分野でも、新生児手術では出血量を全血輸血で補うというようなことは、昔話になっている。厚生労働省企画の輸血インフォメーション2000を参考に、当院で行っている輸血について紹介する。

▶輸血インフォメーション2000

1 輸血の適応

1) 外科的適応

＜術前投与＞
　持続する出血がコントロールできない場合、またはその恐れがある場合のみ（患者の心肺機能、原疾患、年齢、体重、特殊な病態など全身状態を評価して輸血の是非を決定）

＜術中投与＞
　①循環血液量の 15～20％の出血（細胞外液補充）→細胞外液系輸液（乳酸リンゲル液など）を出血量の 2～3 倍輸液
　②循環血液量の 20～50％の出血（赤血球不足による組織への酸素供給不足防止）→細胞外液系輸液薬＋赤血球濃厚液投与
　③循環血液量の 50～100％の出血（血清アルブミン低下による肺水腫や腎不全の防止）→細胞外液系輸液薬＋赤血球濃厚液＋人工膠質液または等張アルブミン製剤投与

＜術後投与＞
　急激に貧血が進行する術後出血の場合→外科的止血処置＋緊急輸血

2) 未熟児への適応

＜使用指針＞
　Hb 10 g/dl 以下は輸血の対象となり得る。但し、貧血によると考えられる下記の臨床症状が認められる場合、輸血の適応となる。
・持続性の頻脈
・持続性の多呼吸・無呼吸・周期性呼吸

- 活動性低下
- 哺乳時の易疲労
- 体重増加不良
- その他

<投 与 量>

1回の輸血量は10〜20 ml/kg、1〜2 ml/kg/hrの速度で輸血。うっ血性心不全がある場合は、その程度により量・速度を考慮する。

2 投与量(図1)

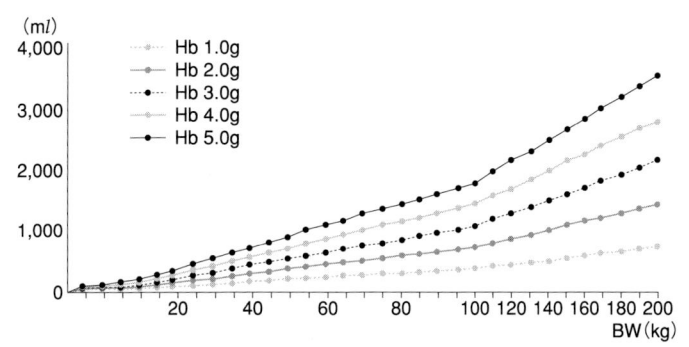

図1 赤血球濃厚液の輸血量(ml)と上昇Hbの体重別相関

予備上昇Hb値(g/dl)=投与Hb量(g)/循環血液量(dl)
循環血液量(dl)=体重(kg)×70 ml/kg/100
赤血球濃厚液の投与により改善されるHb値
(厚生労働省企画:輸血インフォメーション2000(CD-ROM). 血液製剤調査機構(編), 日経BP社より引用)

3 輸血を行う際の注意点

<輸血中> 患児観察

輸血開始後5〜15分間、患児のそばで観察(顔色、チアノーゼ、胸内苦悶、嘔気、嘔吐、蕁麻疹、悪寒、戦慄など)、バイタルサインチェック(血圧、脈拍、体温、呼吸数など)。その後は、15〜30分ごとに観察。

<輸血後>

記録(輸血開始・終了時間、使用製剤名・製剤番号、輸血量、副作用の有無、施行者名)、検体保存(遅発性副作用の原因究明のため、輸血前患児血液を2週間、4°Cで保存)

- HIV・HBV・HCV抗体検査(輸血後約2ヵ月後のHIV抗体検査を行う…保険適応)

4 副作用

1）ABO血液型不適合輸血

<症　状>　輸血直後にみられる。
- 静脈に沿った熱感・顔面紅潮・発熱・蕁麻疹
- 腰背部痛・胸部絞扼感・呼吸困難
- 血圧低下・ショック
- 播種性血管内凝固症候群（DIC）・出血傾向
- 腎不全

<治　療>　直ちに不適合血の輸血中止。

ひとくちメモ　輸血について

　照射濃厚赤血球は時間経過とともに製剤中のカリウム濃度が上昇する。高カリウムが問題となる場合はカリウム除去フィルターを用いる。体外循環を使用する手術では出血を回収して返血するシステムを用いるので、赤血球濃厚液を回収システムに通せばカリウムをほとんど含まない洗浄赤血球を容易に作成することができる。

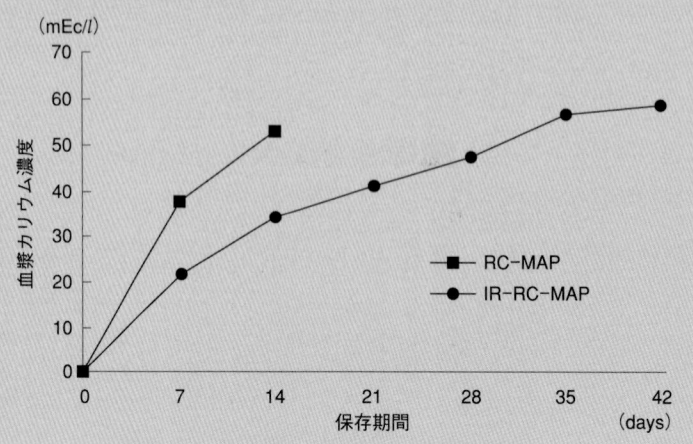

図2　放射線照射の血漿カリウム濃度の変化
RC-MAP：MAP加赤血球濃度液
IR-RC-MAP：放射線照射MAP加赤血球濃度液
（柴　雅之，村　　徹，増山哲也，ほか：MAP加濃厚赤血球の製造と長期保存試験．日本輸血学会雑誌 37(3)：404-410，1991，山田尚友，南雲文夫，川崎誠司，ほか：保存日数が異なるMAP加濃厚赤血球（RC-MAP）へのX線照射；照射の影響と再利用について．日本輸血学会雑誌 41(6)：622-625，1995 より引用）

・DIC に対する治療…血圧維持：血管内容量を保つための輸液
　　　　　　　　　　　　カテコラミン投与
　　　　　　　　　尿量維持：十分な輸液、利尿薬投与
　　　　　　　　　ヘパリン投与
　　　　　　　　　新鮮凍結血漿投与(凝固因子減少の場合)
　　　　　　　　　AT Ⅲ投与：AT Ⅲ＜50％の場合投与する
　　　　　　　　　副腎皮質ホルモン剤投与(血管透過性亢進を抑制・免疫反応抑制)：
　　　　　　　　　　　　ヒドロコルチゾン 100～150 mg/kg/day
　　　　　　　　　透析：心室ブロック・QRS 延長・BUN＞40 mg/dl・
　　　　　　　　　　　CO_2^-＜12 mEq/l
　　　　　　　　　　　K^+＞7.5 mEq/l になれば透析開始
・その他…ヘモグロビン血症改善：ハプトグロビン投与
　　　　　　抗ヒスタミン薬投与

2）遅発性溶血性輸血反応

＜症　状＞　輸血後 5～20 日頃にみられる。
・貧血、黄疸、直接クームス試験陽性、ハプトグロビン減少、稀に DIC、発熱

5 自己血輸血

1）貯血式自己血輸血

＜適応患児＞
1．全身状態良好で、緊急を要しない待機的手術患児
2．術中出血量が循環血液量の 15％以上とされ、輸血が必要と考えられる患児
3．稀な血液型や、特殊な抗体を有する患児
4．患者および保護者が自己血の利点を理解し、協力できる患児
5．基本的には年齢制限なし(6歳以下、70歳以上には慎重に対処)。但し実際には年齢の低い患児では協力が得られない
6．基本的には体重制限なし(40 kg 以下では慎重に対処)

＜採血計画＞
　貯血量は過去の手術出血量を考慮して決定する。採血間隔は 1 回/1 週間が原則とされているが、県外の患児が多いこともあり、1 回/1ヵ月行い日本赤十字病院に依頼して凍結保存している。手術当日に解凍後配送された血液は、再度クロスマッチを行っている。院内保存血に関しては、使用直前のクロスマッチは行っていない。また、手術予定日の 1 週間以内の採血は行っていない。1 回の採血量は循環血液量の 10％以内、または 400 ml を上限とする。

▶凍結保存
▶クロスマッチ
▶院内保存血

表 5　血管迷走神経反射(VVR)の診断と処置

I．VVR の判定基準

度	症状	
	必須症状・所見	ほかの症状
I 度	血圧低下 除脈(脈指数＞40/min)	顔面蒼白、冷汗、悪心
II 度	I 度に加えて、意識喪失 除脈(脈拍数≦40/min) 血圧低下(収縮期血圧＜90 mmHg)	嘔吐
III 度	II 度に加えて、痙攣、失禁	

II．処置

脈拍、血圧測定に時間を無駄にせずに速やかに対処し I 度より重度にしないこと。
（i）仰臥位にして両足を頭の高さより上に挙上する。
（ii）失神したときは気道確保が必要である。
（iii）低血圧が続くとき
　・生食水または乳酸加リンゲル液 200～300 ml/2～3 分以内点滴静注。
　・改善しない場合は
　　　塩酸エチレフリン 1/10～1/5 A（1～2 mg）静注。
　　　塩酸エフェドリン 1 A（40 mg）皮下注。
　　　硫酸アトロピン 1/2～1 A（0.25～0.5 mg）皮下注、筋注、静注。

体重 50 kg 以下の患児に対しては次式を目安とする。

　　採血量＝400 ml×患児体重/50 kg

MAP 液保存有効期間は 21 日間である。

▶鉄剤　　原則として採血前から鉄剤の経口投与を開始する。

　　　小児：3～6 mg/kg/day

▶造血因子製剤（エリスロポエチン）　造血因子製剤(エリスロポエチン)は、適応、使用上の注意に留意し適正に使用する。

また、血管迷走神経反射(VVR)の診断と処置については表 5 に示す。

2）回収式自己血輸血

＜適応患者＞

心臓血管外科、脊椎手術を対象としている。脊椎手術に関しては術後出血も問題となるので、術後回収も行っている。局所感染の認められる患児は除外する。

＜実 施 法＞

心臓外科手術では、ヘパリン添加生食水を滴下しながら吸引し、回収血を洗浄後フィルターを通して返血する。脊椎手術では、術中に返血することもあるが、主に術後出血回収専用のドレーンを介しての回収が多い。6 時間以内に 40 μ マイクロフィルターを通して返血する。

▶40μマイクロフィルター

＜利点と問題点＞　（表 6）

・利　点

①術中回収法を用いた場合、手術中の急激な大量出血に対し対処可能である。
②術前貯血の手間・労力がない。

・問題点

▶洗浄式回収装置　①洗浄式回収装置は高価であるにもかかわらず、回収し得るものは赤血球だけで凝固因子や血小板が含まれていない。

②回収血に細菌混入の危険がある。

③凝固・線溶系の亢進。

④溶血による遊離Hbの上昇。

▶肺塞栓　⑤骨髄操作後の脂肪球混入による肺塞栓。

洗浄式では通常2,000 mlの生食水で洗浄するため③～⑤の危険性は減少する。

＜実施上の注意点＞

取り違え防止のために、回収血のラベルに日付・患児氏名を記入する。回収血に細菌混入の危険性がある場合は、返血しない。赤血球成分のみの回収であり、大量出血の場合は血漿成分または血小板輸血も考慮する。脂肪球混入による肺塞栓予防のためにフィルターを使用する。

3）希釈式自己血輸血

＜適応患者＞

採血前に貧血がない患児。心機能、止血機能に異常のない患児。

＜方　法＞

全身麻酔下に行う。大きい輸液ラインを確保後に、別ルートの静脈または動脈ラインより採血する。この際、観血的動脈圧モニターを行う。等量の代用血漿または十分血圧が維持できる量の細胞外液輸液を行う。採血した血液は、手術室内で室温保存し、止血効果に優れた新鮮血であるため、手術終了後に返血する。

▶新鮮血

＜利点と問題点＞　（表6）

・利　点：①患児の血液は希釈されており、手術時出血量を軽減できる。

②室温保存した新鮮血を使用できるため、術後出血に対する止血効果が期待できる。

③外傷などでHb値が低下している場合を除き、緊急手術に対応できる。

・問題点：①急激な循環動態の変動が起こる可能性があり、用意できる血液量は自ずと制限される。

②全身麻酔導入後に採血するために、麻酔時間が長くなる。

表 6 各方式の利点と問題点

		利　点	問題点
貯血式自己血輸血	a．冷凍保存法	・長期保存が可能 ・十分な量の貯血が可能 ・患者の状態に合わせた貯血が可能 ・赤血球のほか、凝固因子の保存がよい	・分離、凍結、解凍、洗浄操作が煩雑 ・人手間、経費がかかる ・保存場所の確保、管理が問題 ・洗浄後は速やかな使用が必要
	b．液状保存法 ・単純貯血法 ・戻し輸血法（スイッチバック、蛙跳び）	・特別な手技、装置が不要で最も容易 ・戻し輸血法により多くの血液の準備も可能 ・スイッチバック法では、採血1週間以内の保存血の使用が可能	・期間内に目標貯血量に達しない場合がある ・保存に伴い凝固因子活性の低下、血小板機能の低下、生化学的性状の変化が生ずる
回収式自己血輸血		・術中に喪失する自己血液の有効利用	・大量出血が予想される術式に限られる ・装置が高額 ・血液の回収率がせいぜい75％ ・感染の危険
希釈式自己血輸血		・新鮮血として使用できる ・必要なら直ちに行える ・患者の精神的、肉体的負担の軽減 ・実質的な血液の喪失の削減 ・宗教的に輸血を拒否する患者への適応	・患者の循環動態が安定していることが必要 ・採血量の限界 ・熟練した麻酔医が必要 ・血液希釈による酸素運搬能、止血能の低下

（森本文子）

和文索引

あ
アスピリン	193
アセトアミノフェン	79, 87, 168
アデノイド切除	131, 133
アルトログリポーシス患児の手術	119
アレルギー反応	164
アンヒバ®	195
亜酸化窒素	78

い
いびき	128
イソプロテレノール	67
インテバン®	193, 195
インフォームド・コンセント	49, 50
胃・食道異物	87
胃管	79
胃瘻造設	75
意識下挿管	80, 130
一次救命処置	175
——一覧表	179
一酸化窒素(NO)吸入	78, 104
咽後膿瘍	134
——切開	131
咽頭直達鏡	131
咽頭弁形成	134
院内保存血	201
陰嚢水瘤	126

う
右心バイパス手術	104
運動感覚機能発達	25

え
エーテル	1
エスクレ®	195
エピネフリン	67, 68
液状保存法	204
腋窩神経ブロック	114
遠城寺式乳幼児分析的発達検査表	27, 28
塩酸ペチジン	105

お
オピスタン®	169
悪心・嘔吐	6

か
頤挙上	176
カテーテルサイズ	91
カテコラミン	67
——の調整	189
カロナール®	193
下顎挙上	176
下肢の手術	110
下部食道括約筋機能	33
風邪	48
——症候群	34
過換気症候群	145
過期産児	13
回収式自己血輸血	202, 204
回復体位	177
開窓	135
外頸静脈穿刺	72
覚醒試験	115
褐色脂肪組織	29
——の分布	29
肝肺症候群	84
患児の取り違え防止	52
間質液	31
感染症	196
感染性心内膜炎	36
管腔期	16
環軸椎亜脱臼	119
簡易持続注入器具	163
眼圧	138
眼科の麻酔	137
眼球心臓反射	138
眼瞼下垂	137
眼底検査	148

き
キシロカインE®	141
気管支ファイバー検査	147
気管支ファイバースコープ	62
気管食道瘻	74, 75
気管切開	135
気管挿管	54, 57, 91, 131
気管チューブ	130, 131
——固定ワイヤー	59, 60
——の種類	60
気管軟化症	77
気道異物	180, 181
——摘出	134
気道確保	54
——困難	62
気道内圧	93
気道の奇形	150
気道のサポート	176
気道閉塞	141, 162
希釈式自己血輸血	e, 203
吸入麻酔ガスモニター	40
急性虫垂炎	83
救急蘇生	170
——で用いる薬剤	190
胸郭・肺の奇形	151
胸骨圧迫	180
胸骨切開	93
胸部脊椎の側彎	153
胸壁聴診器	40
局所浸潤麻酔	87
局所脳酸素飽和度	38, 43
局所麻酔薬中毒	164
筋緊張の異常	152
筋弛緩モニター	41
筋疾患	160
緊張性気胸	134

く
クラシックLMA	58
クロスマッチ	201
クロルプロマジン	94, 105
駆血帯	111
空気感染予防策	197

け
ケタミン	144, 168
——・ミダゾラム注腸法	52
形成外科の麻酔	140
経口エアウェイ	182
経鼻エアウェイ	118, 182
痙攣	49
頸嚢胞切除	131
頸部脊椎の亜脱臼	153
血管迷走神経反射(VVR)	202
結節性硬化症	160
検査の麻酔	145
懸垂頭位	87, 140
言語精神心理発達	25
言語発達	27
限外濾過	96
原始反射	25

i

こ

コンサルテーション	154
呼吸	54
——器系の発達	16
——窮迫	174
——障害チェックリスト	34,35
——のサポート	176
——抑制	162
呼吸不全	172,174
——の治療	174
——の分類	172
股関節手術	111
鼓室形成	131,136
鼓膜切開	131,136
鼓膜チュービング	131,136
口蓋形成	131
口蓋扁桃切除	131
口蓋扁桃摘出	133
——術後出血	133
口腔内持続吸引	77
口唇、口蓋裂	140
抗体	32
後脛骨動脈	68
喉頭蓋囊胞摘出	134
喉頭痙攣	6,7,168
喉頭血管腫	134
喉頭浮腫	135
硬膜外鎮痛	162
硬膜外麻酔	76,123
——の合併症	164
硬膜穿刺	163,164
——後の頭痛	164
極低出生体重児	13
骨格(脊椎)の異常	153
骨形成不全症	159
——患児の手術	117
骨系統疾患	151,159
——患児の手術	118
骨折の手術	110

さ

サブクラビアンフラップ法	102
左浅側頭動脈	106
鎖骨下静脈穿刺	70
再灌流障害	95
砕石位	126
細胞性免疫	32
臍過長症	84
臍帯ヘルニア	85
臍ヘルニア	84

榊原の式	11
酸素解離曲線	21
酸素ヘモグロビン解離曲線	21
——の出生後変化	24

し

ショック	66
ジェネレーター交換	107
ジクロフェナクナトリウム	168
視覚	26
耳鼻科の麻酔	128
自己血回収装置	115
自己血採血	115
自己血輸血	201
事故抜管	87
持続硬膜外注入	81
持続硬膜外鎮痛	83
持続硬膜外麻酔	123
持続静注	166
斜頸	119
斜視	137
受動免疫	32
周術期合併症	4,5
術後鎮痛	162
術後無呼吸発作	139
術前検査	44
術前準備	44
術中管理	54
循環	66
——器系の発達	19
——のサポート	178
——の評価	66
徐脈の治療アルゴリズム	186
小顎症	140
小奇形	149
小児外科の麻酔	74
小児の薬用量(外用薬)	193
——(内服薬)	193
消毒法	72
睫毛内反	137
上気道感染	48
上気道狭窄	141
上肢の手術	113
情動反応	50
静脈管	20
食道・胃内視鏡検査	147
食道異物	77
食道聴診器	40
食道直達鏡	131
食道吻合	75
褥瘡	115,118
——対策	117

——予防	126
心機能予備力	89
心血管作動薬	67,99
心室中隔欠損閉鎖術	103
心臓カテーテル検査	145
心臓外科の麻酔	89
心停止	184
——の治療アルゴリズム	185
心内膜床欠損症根治術	103
心不全チェックリスト	34,36
心房中隔欠損閉鎖術	102
侵襲的モニター	90
神経損傷	163,164
真性包茎	126
新生児循環	23
新生児遷延性肺高血圧症	7
新鮮血	203
人工気道	131
人工呼吸	180
腎盂尿管移行部(PUJ)狭窄	125
腎機能障害	153
腎血流量	31
腎結石	125

す

スパイラルチューブ	60,131
水頭症	152,168
睡眠時無呼吸	128

せ

セニラン®	195
セルシン®	193
セントラルシャント	100
正期産児	13
生理的体重減少	14
精神的外傷	8
精神面の管理	8
整形外科の麻酔	108
脊髄虚血	102
接触感染予防策	196
舌小帯切除	131
絶飲食	51
仙骨硬膜外麻酔	87
仙骨麻酔	126
仙骨裂孔	127
先天奇形症候群	149,154,155
先天性横隔膜ヘルニア	78
先天性筋緊張性ジストロフィー	160
先天性筋ジストロフィー (福山型)	160
先天性食道閉鎖	74

索　引

先天性心疾患	152
——の合併	152
先天性多発性関節拘縮症	159
先天性白内障	137
先天性非水疱型魚鱗癬様	
紅皮症	160
先天性表皮水疱症	160
先天性ミオパチー	160
浅側頭動脈	69
洗浄式回収装置	203
染色体異常	155
船底状陥凹	78
腺様期	16
喘息	49

【そ】

鼠径ヘルニア	86
蘇生のABC	176
早期介入	171
早期新生児期	13
早期離床	162
早産児	13
相当体重児	13
挿管困難	140
——症	65
——症を示す特殊疾患	64
総肺静脈還流異常症根治術	104
総排泄腔外反症	124
瘙痒	165
臓器発育パターン	16
足背動脈	68
側彎	118
——症の手術	113

【た】

多血症	23
体液調節	30
体温管理	122
体温調節	27
——異常	29
体内温度勾配	29
体肺シャント形成術	100
体表外気温度勾配	29
胎児エコー法	11
胎児循環	19, 20
——遺残	78
胎児心筋	21
胎児身長発育曲線	11
胎児体重発育曲線	10
胎児頭囲発育曲線	11
胎児のヘモグロビン	21
胎児発育曲線	10

大奇形	149
大血管転位症根治術	105
大腿静脈穿刺	72
大動脈縮窄症根治術	102
大動脈吊り上げ術	77
大動脈離断根治術	105
大理石骨病	159
第一呼吸	18
第一第二鰓弓症候群	157
第一啼泣	18
胆道閉鎖症	83

【ち】

知能発達テスト	27
遅発性溶血性輸血反応	201
窒息	180, 181
中心静脈圧モニタリング	92
中心静脈ライン	42
中枢神経系の発達	24
注腸投与	129
貯血式自己血輸血	201, 204
超巨大児	13
超早産児	13
超低出生体重児	13
腸重積症	81
腸閉鎖症	80
聴覚	26
直接吻合法	102

【つ】

通仙散	2, 4

【て】

手洗い	72
低クロール・低カリウム性	
代謝性アルカローシス	79
低血圧麻酔	111, 115, 116
低血糖	153
低酸素発作	103, 104
低酸素療法	106
低出生体重児	13
低体温	86, 117
抵抗消失法	163
停留精巣	125
適切なチューブサイズ	57

【と】

トリクロリール®	194
ドパミン	67
ドブタミン	67
ドレッシング法	73
凍結保存	201

頭部後屈	176
橈骨動脈	68
——穿刺	69
動脈圧モニタリング	91
動脈圧ライン	68
動脈貫通法	114
動脈管	20
——開存症結紮術	101
動脈ライン	42
独立型小児病院	1

【な】

ナウゼリン®	194, 195
内頸静脈穿刺	71
内分泌・代謝・腎疾患	161
内分泌障害・血液学的異常	153
軟骨形成不全症	159

【に】

二期的胸骨閉鎖術	107
二次救命処置	182
二分脊椎	110
乳汁栄養	33
尿道下裂	126
尿閉	165

【の】

ノーウッド手術	106
ノルエピネフリン	67
脳・神経・筋の異常	152
脳圧亢進作用	168
脳の可塑性	25
膿腎	125

【は】

ハイムリック法	181
ハイリスクベビー	13
バイアスピリン®	194
バニラエッセンス	8
バリアデバイス	180
背部叩打	180
肺気腫	134
肺血管抵抗	22
肺血流減少型	100
肺血流増加型	99
肺高血圧発作	103
肺サーファクタント	17
肺静脈閉鎖病変 (PVO)	104
肺塞栓	203
肺動脈絞扼術	101
肺胞液	18
肺胞期	17

iii

肺容量	19	噴水様嘔吐	79	――（対象別）	37
敗血症性ショックの治療				モニタリング	37
アルゴリズム	188	**へ**		毛細血管再充満	173
発育遅延・精神発達遅滞	150	ヘパリン	69,90	盲目的挿管	119
発熱	48	ベンザリン®	194		
抜管の基準	98	ペースメーカー植え込み	107	**や**	
華岡青洲	4	ペンタゾシン	169	ヤンカーカテーテル	183
瘢痕形成	143	ペンレス®	145		
				ゆ	
ひ		**ほ**		ユーロジン®	195
ヒルシュスプルング病	82	ボスミン希釈液	99	輸血	198
皮膚感覚	27	ボルタレンサポ®	195	――インフォメーション	
皮膚疾患	160	ポララミン®	194	2000	198
泌尿器科の麻酔	123	ポンタール®	194	――の適応	198
肥厚性幽門狭窄症	79	保温	76	幽門筋層切開術	79
非侵襲的モニター	90	抱水クロラール	194		
非ステロイド性抗炎症薬		泡沫分泌物	74	**よ**	
（NSAIDs）	132,167,168	房室中隔欠損症根治術	103	予防接種	48
飛沫感染予防策	196	傍臍ブロック	85	溶血性尿毒症症候群	161
鼻粘膜レーザー焼灼	131	膀胱外反症	124		
鼻涙管閉塞	137	膀胱尿管逆流（VUR）	125	**ら**	
光凝固	137,138			ラテックス	112
――療法	138	**ま**		――アレルギー	112
標準予防策	196	マスク吸入麻酔	40	――フリー	112
貧血	153	マスク全身麻酔	40	――－フルーツ　シンド	
頻回手術	108	マッコイ喉頭鏡	61	ローム	113
頻脈の治療アルゴリズム	187	麻酔合併症	2	ラボナ®	195
		麻酔中の死亡	5	ラリンゲルマスク（LMA）	
ふ		麻酔導入	109		56,130,131
ファロー四徴症根治術	103	麻薬持続皮下注	165	――プロシール	58
フェイスマスク	54,130,131			ランゲルハンス細胞組織球症	
フェノバール®	194	**み**			160
フェンタニル	77,81	ミトコンドリア脳筋症	160	卵円孔	20
フォンタン手術	104	未熟児網膜症	7,138		
フルモニタリング	42			**り**	
フルルビプロフェンアキ		**む**		リドカイン	69
セチル	169	無気肺	142,162	梨状窩瘻孔切除	131
フレイルチェスト様	142			両方向性グレン手術	104
ブラード喉頭鏡	61,62,119	**め**			
プレフォームドチューブ		メッケル憩室	82	**れ**	
	131,133,141	メトヘモグロビン濃度	105	レイチューブ	60
プロスタグランジン	23	迷走神経反射	23	レルトンフレーム	115
――E_1	106	免疫力低下	153	冷凍保存法	204
不感蒸泄	30				
不当軽量児	13	**も**		**ろ**	
不当重量児	13	モニター	37,68,109	漏斗胸	113,142
部分肺静脈還流異常根治術	102	モニターの分類（開始時期別）			
副耳切除	131		38	**わ**	
腹壁ヘルニア	85	――（侵襲度別）	38	ワコビタール®	195

iv

欧文索引

1回投与法		123
5 p-症候群		155
13 trisomy		155
18 trisomy		155
21 trisomy		155
22 p-症候群		155
22 trisomy		155
Ⅰ型上皮細胞		17
Ⅱ型上皮細胞		17

A

Aarskog 症候群		155
ABO 血液型不適合輸血		200
Advanced Life Support(ALS)		182
Andersen 病		161
Angelman 症候群		155
Apert 症候群		155
ASA のリスク分類		53
Atrial Septal Defect(ASD)		102
Atrioventricular Septal Defects(AVSD)		103
AVPU スケール		173

B

Basic Life Support(BLS)		175
Becker 型筋ジストロフィー		160
Beckwith Wiedemann 症候群		156
BIS モニター		38
Bi-directional Glenn(BDG)		104
Blalock-Taussig shunt(BTS)		100
Bochdalek 孔ヘルニア		78

C

Cantrell 症候群		156
capillary refill		173
Carpenter 症候群		156
CATCH 22		155
cat cry 症候群		155
cat eye 症候群		155
Chain of Survival		170
CHARGE 連合		156
Coarctation of the Aorta		
(CoA)		102
——複合		102
Coarctectomy and End-to-End Anastomosis(EAA)		102
Cockayne 症候群		156
Coffin-Lowry 症候群		156
COFS 症候群		158
Cohen 症候群		156
Cormack の分類		62
Cornelia de Lange 症候群		156
Costello 症候群		156
Crouzon 病		156
CT		146

D

difficult airway		62
Di George 症候群		155
DOPE		175
Down 症候群		120, 155
Duchene 型筋ジストロフィー		160

E

EC クランプ法		55
Edwards 症候群		155
EEC 症候群		156
Ehlers-Danlos 症候群		156
Ellis-van Creveld 症候群		157
EMG 症候群		156
Endcardial Cushion Defect (ECD)		103
external gradient		29

F

Fanconi 症候群		161
FIS スコア		1, 3, 4
Forbes 病		161
Freeman-Sheldon 症候群		157
full stomach		81, 83, 87

G

Goldenhar 症候群		151, 157
Goltz 症候群		157

H

Hallermann-Streiff 症候群		157
Halo-Best		119
Happy puppet 症候群		155
Hasse の式		11
Hering-Breuer 反射		19
Holt-Oram 症候群		157
Hunter 症候群		161
Hurler 症候群		161
hypovolemic shock		183

I

internal gradient		29
Interrupted Aortic Arch(IAA)		105

J

Jatene 手術		105
Jervell-Lange-Nielsen 症候群(聾啞合併)		158

K

Kabuki Make-up 症候群		157
Kartagener 症候群		157
Kasabach-Merritt 症候群		157
Klippel-Feil 症候群		65, 121, 157
Klippel-Trenaunay-Weber 症候群		157

L

Larsen 症候群		157
LEOPARD 症候群		157
LMA		56, 130, 131

M

Mallampati の分類		62
Marfan 症候群		113, 158
Marshall-Smith 症候群		158
McArdle 病		161
Menkes 病		161
modified ultra-filtration (MUF)		96
Moebius 症候群		158
Morqio 症候群		161
MRI		146
——仕様		146
——対応		146

N

Nager 症候群		158
Noonan 症候群		158

v

NSAIDs	132, 167, 168	
Nuss 法	142	

O

oculo-cardiac reflex	138

P

Partial Anomalous Pulmonary Venous Drainage (PAPVD)	102
Patent Ductus Arteriosus (PDA)	101
PCA ポンプ	163, 166
Pediatric Advanced Life Support (PALS)	170
——治療アルゴリズム	185
——の到達目標	170
Pena-Shokeir 症候群 (1 型)	158
——(2 型)	158
persistent fetal circulation (PFC)	78
Pfeiffer 症候群	156
Pierre Robin 症候群	65, 151, 158
Poland 症候群	158
Pompe 病	161
Prader-Willi 症候群	158
Prune-belly 症候群	158
Pulmonary Artery Banding (PAB)	101
pulmonary hypertensive crisis (PH crisis)	103
PVO	104

R

RAE チューブ	141
Ramstedt 手術	79
Rapid Cardiopulmonary Assessment	171, 172
Reye 症候群	168
Romano-Ward 症候群	158
rSO_2	38, 43
Rubinstein-Taybi 症候群	158
Russel-Silver 症候群	158

S

Sanfilippo 症候群	161
Scammon の臓器別発育曲線	16
Scheie 症候群	161
SEP	42
small-for-dates infant	13
Smith-Lemli-Opitz 症候群	159
Sotos 症候群	159
Sprengel 変形	121
Stickler 症候群	159
Sturge-Weber 症候群	159
Subclavian Flap Aortoplasty (SFA)	102

T

TCD	38
Tetralogy of Fallot (TOF)	103
Total Anomalous Pulmonary Venous Drainage (TAPVD)	104
Total Cavo-Pulmonary Connection (TCPC)	104
Transposition of the Great Arteries (TGA)	105
Treacher Collins 症候群	65, 151, 159

V

VACTERL (VATER) 連合	74, 159
ventilation bronchoscope	134
Ventricular Septal Defect (VSD)	103
Von Gierke 病	161
Von Recklinghausen 病	160
VVR	202

W

Werdrig Hoffmann 症候群	159
Werner 症候群	159
Williams 症候群	159
Wilson-Mikity 症候群	159

Y

Young Simpson 症候群	159

よくわかるこどもの麻酔
ISBN4-8159-1722-1 C3047

平成17年5月15日　第1版発行

編集責任 ──── 森 本 文 子
発 行 者 ──── 松 浦 三 男
印 刷 所 ──── 三 報 社 印 刷 株式会社
発 行 所 ──── 株式会社 永 井 書 店
　　　　　〒553-0003 大阪市福島区福島8丁目21番15号
　　　　　　電話(06)6452-1881(代表)/Fax(06)6452-1882
　　　　東京店
　　　　　〒101-0062 東京都千代田区神田駿河台2-10-6(7F)
　　　　　　電話(03)3291-9717(代表)/Fax(03)3291-9710

Printed in Japan　　　　　　© MORIMOTO Ayako, 2005

・本書の複製権・翻訳権・上映権・譲渡権・公衆送信権(送信可能化権を含む)は
　株式会社永井書店が保有します。
・JCLS ＜㈱日本著作出版権管理システム委託出版物＞
　本書の無断複写は著作権法上での例外を除き禁じられています。複写される場合
　には，その都度事前に㈱日本著作出版権管理システム(電話03-3817-5670, FAX
　03-3815-8199)の許諾を得て下さい。